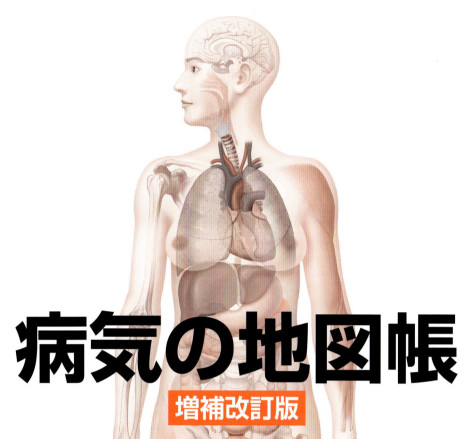

病気の地図帳

増補改訂版

The Atlas of Human Diseases

監修／矢﨑義雄
学校法人東京医科大学理事長

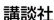

監修／解説者一覧

監修／矢﨑義雄──東京医科大学理事長

解説／

五十嵐正広──公益財団法人がん研究会 有明病院下部消化管内科顧問
伊佐山浩通──順天堂大学大学院医学研究科 消化器内科学教授
石川隆俊──元東京大学名誉教授
伊藤幸治──元東京大学大学院医学研究科 アレルギー・リウマチ学教授
岩﨑真一──名古屋市立大学大学院医学研究科 耳鼻咽喉・頭頸部外科教授
上村直実──国立国際医療研究センター国府台病院名誉院長・
東京医科大学消化器内視鏡学講座特任教授
沖坂重邦──防衛医科大学校名誉教授・眼病理教育研究所所長
門野夕峰──埼玉医科大学大学院臨床医学研究系 整形外科学教授
川口正二郎──医療法人社団総生会 麻生総合病院 脳神経外科部長
河野博隆──帝京大学医学部 整形外科学講座主任教授
神田善伸──自治医科大学内科学講座 血液学部門教授
木村　哲──東京医療保健大学名誉学長
黒川　仁──医療法人社団優仁会 黒川歯科クリニック理事長
五味朋子──西銀座診療所
坂本穆彦──日本赤十字社 大森赤十字病院顧問
杉山温人──中部国際医療センター病院長・
国立国際医療研究センター病院名誉院長
戸塚康男──医療法人社団東山会 調布東山病院元院長
中川　匠──帝京大学医学部 整形外科学講座教授
中村耕三──医療法人社団大坪会 東和病院病院長・東京大学名誉教授
原田和俊──東京医科大学皮膚科学分野主任教授
正木尚彦──医療法人財団健和会 四ツ木診療所所長
松下正明──東京大学名誉教授
矢﨑義雄──東京医科大学理事長
山口健哉──日本大学病院泌尿器科診療教授・科長
吉野谷定美──医療法人キレンゲ会 泉南新家クリニック理事長
和田洋一郎──東京大学アイソトープ総合センター・
先端科学技術研究センター教授

●イラストレーション
今﨑和広／小野澤篤人／金井裕也／佐伯克介／宍田利孝／千田和幸／
中野朋彦／二階堂聰明／本庄和範／松永えりか／山内傳

＊本書のために新しく作成したもののほか，『新版 病気の地図帳』より改変のうえ再掲載したもの，『医科学大事典』『人体器官の構造と機能』『ナースが視る人体』『皮膚科診断治療大系』『健康の地図帳』『こどもの病気の地図帳』『細胞と組織の地図帳』『くすりの地図帳』『新版 からだの地図帳』(以上，講談社刊)より転載・改変したものがあります．
また，『新版 病気の地図帳』よりイラストレーションを再掲載するにあたりましては，下記の先生方にご協力いただきました．ご尽力に感謝いたします．
飯沼壽孝／岡田清己／茅野照雄／川島眞／志賀淳治／長野昭／原田昭太郎／武藤徹一郎(五十音順，敬称略)

• 作成協力
イラストレーション(p.36 ❶副鼻腔の構造)の資料提供：片瀬七朗
イラストレーション(p.124 ❶骨粗鬆症の病態)の資料提供：下出真法

●ブックデザイン：若菜　啓(WORKS)
●カバーイラストレーション：今﨑和広
●編集協力：大貫未記／中野恭子／河野真理子

監修のことば

　高齢化社会を迎えた現在，だれしもが健康そして病気について深い関心をもつようになってきました．しかし，今は情報の時代といっても，自分のからだのしくみはもとより，からだの痛みや不調などに気づいたときに，どのような原因でその症状が生じているのかを正確に知り，理解することはきわめて難しいのが現状です．たとえ医療機関を受診して医師の説明を聞いても，基本的な知識がなければ，それを十分に理解することが困難であることは，多くの方々が経験するところです．

　そこで，『病気の地図帳』では，「どうしてこのような病気になるのだろうか」「病気になったときに，からだにはどのような変化がおこっているのか」「その変化がどのような症状をもたらすのか」などの疑問に対し，はじめに，知識の基本となるからだのしくみを，解剖学，生理学，病理学などの医学の正確な知見をもとに，写実的で精緻に，さらに立体的に図解してわかりやすく解説いたしました．

　そのうえで，病気のおこり方や，病気により侵されたからだの器官の病変の様相をそのまま描写して図の中に示すことにより，読者の皆さんが病気の実態を，あたかも地図を見るように，一見して理解いただけるように工夫を重ねました．

　このような画期的な趣旨のもとに企画編集を行い，1992年に初版が刊行された『病気の地図帳』は，その後，2000年に医学の進歩に即して改訂が行われ，幸いにして広く多くの読者に受け入れられ，今日に至っております．

　一方，病気の成り立ちが，最近の医学の飛躍的な進歩により，分子レベル，遺伝子レベルで明らかになりつつあり，本書も最近の知見をもとに，根本的に改訂することが求められました．そこで，初版の編集方針を遵守しつつ，新しい知見を重点的に取り入れ，最新版の『病気の地図帳 増補改訂版』を編集し刊行いたしました．

　日頃の健康維持のため，さらには，診療を受けた際に，病気の理解のために参考として活用していただければ大変幸甚に存じます．また，看護をはじめとする医療系の学部・学校で学んでおられる方々にも，日々の学習において参考書として手に取って参照していただければ，理解が格段に進むことが期待されます．

　なお，普遍的で重要な病気について，基本的な特徴を病態に即して図示いたしましたが，病気の進展度により，病変に変化が生じることがありますので，その点を念頭に置かれて利用いただきますようお願い申し上げます．

　本書の刊行にあたり，病気の解説を担当された先生方，医学の病理解剖書や写真を参考に，正確で精緻な図を立体的に描かれたイラストレーターの方々，さらには講談社のスタッフの皆様に深甚の感謝を申し上げます．

　　2024年10月

　　　　　　　　　　　　　　　　　　東京医科大学理事長　矢﨑義雄

旧版の監修のことば

「どうしてこのような病気になるのだろうか？」
「病気になったときには，からだのどこに，どんな変化がおこってくるのか？」
「その変化はからだにどんな影響をおよぼし，どんな症状をもたらすのか？」
「病気の見通しはどうなのだろうか？」

　病気になれば，だれでもこういう疑問をもつことと思います．これらの疑問に答える目的で，『からだの地図帳』(1989年刊)の姉妹編として企画されたのが『病気の地図帳』でした．解剖学，生理学，病理学など，医学の基礎的な知識をベースに，病気のおこり方や病気におかされた患部の状態(病変)をできるだけ写実的に，立体的に図解して解説すれば，病気の特徴をより多くの読者に実感をもって理解してもらえるのではないか，と考えたからです．

　幸い本書は，1992年の初版刊行以降，〈わかりやすい病気の概説書〉として読者に広く迎えられ，今日までに多くの版を重ねることができました．しかし，既に8年の歳月が過ぎ，この間の医科学の進歩はめざましく，その成果を取り込む必要性が出てきました．また，読者からは「病気の特徴をもっとわかりやすく表現してほしい」，あるいは「病気の数をふやしてほしい」「図版や写真をもっとたくさん入れてほしい」との指摘や要望を，数多くいただきました．

　『新版 病気の地図帳』では，このような要望に応えるために，この間に明らかになった知見を織り込んで全体的な見直しをはかり，関心の広まってきた病気を追加するとともに，従来のカラーイラスト・図版をより端的で正確なわかりやすい内容に描き直しました．また，見開き単位の紙面構成をより見やすく，読みやすくすることで，病気の原因や病態生理，病理像，症状，予後，合併症，類似の病気とのちがいなどが要領よく理解できるよう工夫を重ねました．

　とはいえ，一般の人がいちばん関心をもつ治療については新版でもあまりふれていません．まず，普遍的で重要な病気の基本的な特徴を，図解によって実感的に理解してもらうことを第一のねらいとしたからです．ただし，同じ病気であっても，その現れ方はさまざまであり，いつも定ったものではありません．本書で表現された病気の姿は，もっとも典型的でかつカラーイラスト・図版・写真で表現しやすいものとなっています．病気には個人差，男女差，年齢差があり，また視覚的に表現しきれないことがあることを念頭において，本書を利用していただければ幸いです．

　モルガーニ(1682～1771．イタリアの解剖学者，病理学者)以来，〈病気の座(病変)と原因〉を明らかにするのが病理学の使命でした．本書がこの意味でさらに一段とわかりやすい病気の概説書になることを願っています．

　解説を担当された先生方，写真を提供してくださった先生方，カラーイラストや図版の制作にあたったデザイナー，イラストレーターおよび講談社学術局のスタッフなど，関係者の労を讃えたいと思います．

　　　2000年10月　　　　　　　　　　　　　　　　　　　山口和克

目次

監修のことば————3
旧版の監修のことば————5
本書の利用にあたって————10

1 頭部と頸部の病気
Head and Neck

脳梗塞————12
脳出血，くも膜下出血，硬膜下血腫
————14
脳腫瘍————16
認知症————18
心の病気————22
顔面神経麻痺————24
白内障，緑内障————26
網膜静脈閉塞症，糖尿病網膜症————28
網膜剥離————30
中耳炎————32
アレルギー性鼻炎————34
副鼻腔炎————36
むし歯，歯周病————38
口内炎，舌がん————40
扁桃炎，アデノイド増殖症————42
バセドウ病，橋本病————44
● 頭部と頸部のその他の病気————46

2 胸部の病気
Chest

狭心症，心筋梗塞————48
心不全，心筋症————52
気管支喘息，気管支炎————54
肺炎————56
慢性閉塞性肺疾患(COPD)————58
肺がん————60
胃食道逆流症————62
食道がん————64
乳腺炎，乳腺症————66
乳がん————68
● 胸部のその他の病気————70

3 腹部の病気
Abdomen

胃炎——*72*
消化性潰瘍——*74*
胃がん——*78*
大腸ポリープ——*80*
大腸がん——*82*
虫垂炎——*84*
痔核，痔瘻，裂肛——*86*
肝炎——*88*
肝硬変，肝がん——*92*
胆石症，胆道感染症，胆道がん——*94*
膵炎，膵がん——*96*
糸球体腎炎（腎炎）——*98*
腎不全——*100*
尿路結石症——*102*
腎細胞がん，膀胱がん——*104*
前立腺肥大症，前立腺がん——*106*
子宮筋腫，子宮腺筋症，子宮内膜症——*108*
子宮頸がん，子宮内膜がん——*110*
卵巣腫瘍——*112*
●腹部のその他の病気——*114*

4 全身の病気
General

骨折——*116*
脱臼，靱帯損傷——*118*
スポーツ障害——*120*
肩の痛み，頸椎症——*122*
骨粗鬆症——*124*
椎間板ヘルニア，脊柱管狭窄症——*126*
変形性関節症——*128*
関節リウマチ，腱鞘炎——*130*
骨腫瘍——*132*
高血圧——*134*
動脈硬化——*136*
動脈瘤，静脈瘤——*138*
白血病——*140*
悪性リンパ腫——*142*
HIV感染症——*144*
湿疹・皮膚炎——*146*
蕁麻疹——*148*
単純ヘルペス，帯状疱疹——*150*
脱毛症——*152*
糖尿病——*154*
脂質異常症——*158*
痛風——*162*
内分泌腺の病気——*164*
アレルギー，自己免疫疾患——*168*
がんの発生と転移のしくみ——*172*
●全身のその他の病気——*176*

参考文献——*178*
さくいん——*180*

診療科別目次

本書で取り上げた疾患項目を診療科別に分類した．項目によっては，症状や手術の有無などの関係で重複して分類されている．なお，ここに掲げた診療科をどの病院でも備えているわけではない．

内科

【循環器内科】
狭心症――48
心筋梗塞――48
心不全――52
心筋症――52
高血圧――134
動脈硬化――136
動脈瘤――138
静脈瘤――138

【消化器内科】
胃食道逆流症――62
食道がん――64
胃炎――72
消化性潰瘍――74
胃がん――78
大腸ポリープ――80
大腸がん――82
虫垂炎――84
肝炎――88
肝硬変――92
肝がん――92
胆石症――94
胆道感染症――94
胆道がん――94
膵炎――96
膵がん――96

【血液内科】
白血病――140
悪性リンパ腫――142

【呼吸器内科】
アレルギー性鼻炎――34
気管支喘息――54
気管支炎――54
肺炎――56
慢性閉塞性肺疾患(COPD)――58
肺がん――60

【脳神経内科】
認知症――18
顔面神経麻痺――24

【腎臓・内分泌・代謝内科】
バセドウ病――44
橋本病――44
糸球体腎炎（腎炎）――98
腎不全――100
高血圧――134
糖尿病――154
脂質異常症――158
痛風――162
内分泌腺の病気――164

【感染症内科】
HIV感染症――144

精神科
認知症――18
心の病気――22

婦人科
子宮筋腫――108
子宮腺筋症――108
子宮内膜症――108
子宮頸がん――110
子宮内膜がん――110
卵巣腫瘍――112

皮膚科
湿疹・皮膚炎――146
蕁麻疹――148
単純ヘルペス――150
帯状疱疹――150
脱毛症――152

アレルギー，自己免疫疾患――168
がんの発生と転移のしくみ――172

外科

【循環器外科】
狭心症──48
心筋梗塞──48
心筋症──52
動脈硬化──136
動脈瘤──138
静脈瘤──138

【消化器外科】
胃食道逆流症──62
食道がん──64
消化性潰瘍──74
胃がん──78
大腸ポリープ──80
大腸がん──82
虫垂炎──84

痔核──86
痔瘻──86
裂肛──86
肝がん──92
胆石症──94
胆道感染症──94
胆道がん──94
膵炎──96
膵がん──96

【呼吸器外科】
肺がん──60

【脳神経外科】
脳梗塞──12
脳出血──14

くも膜下出血──14
硬膜下血腫──14
脳腫瘍──16
顔面神経麻痺──24

【泌尿器科】
尿路結石症──102
腎細胞がん──104
膀胱がん──104
前立腺肥大症──106
前立腺がん──106

【乳腺外科】
乳腺炎──66
乳腺症──66
乳がん──68

耳鼻咽喉科

顔面神経麻痺──24
中耳炎──32
アレルギー性鼻炎──34
副鼻腔炎──36
舌がん──40
扁桃炎──42
アデノイド増殖症──42

眼科

白内障──26
緑内障──26
網膜静脈閉塞症──28
糖尿病網膜症──28
網膜剥離──30

歯科・口腔外科

むし歯──38
歯周病──38
口内炎──40
舌がん──40

整形外科

骨折──116
脱臼──118
靭帯損傷──118
スポーツ障害──120
肩の痛み──122

頸椎症──122
骨粗鬆症──124
椎間板ヘルニア──126
脊柱管狭窄症──126
変形性関節症──128

関節リウマチ──130
腱鞘炎──130
骨腫瘍──132
痛風──162

本書の利用にあたって —— からだの区分，面と方向，各部の名称

●からだの区分

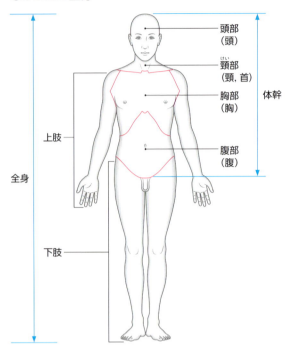

●からだの面と方向

＊本書の図の説明や部位名で用いられている〈左〉〈右〉は，紙面に向かってではなく，からだにおける〈左〉〈右〉を意味する．

[面]
正中面：からだを縦の中心線（矢が正面からからだを前後につらぬく矢状の方向）で左右に等分した面．正中矢状面ともいい，この面に平行な面を矢状面という．
前額面：からだを腹側と背側に分割した面．前頭面，冠状面ともいう．
水平面：からだを水平に分割した面．地面に平行な面で，横断面ともいう．

[方向]
上方：頭に近いほう．頭側ともいう．
下方：下肢に近いほう．尾側ともいう．
前方：胸や腹のがわ．腹側，前ともいう．
後方：背中のがわ．背側，後ろともいう．
内側：からだの正中線（縦の中心線）に近いほう．
外側：からだの正中線（縦の中心線）から遠いほう．
深　：体表よりからだの中心部に近いこと．深部．
浅　：からだの中心部より体表に近いこと．浅部．
近位：体幹の中心や四肢（上肢と下肢）の付け根に近いこと．
遠位：体幹の中心や四肢の付け根から遠いこと．

●からだの各部の名称

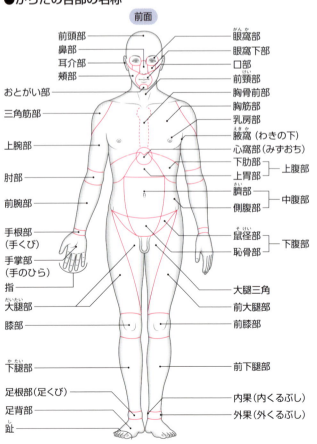

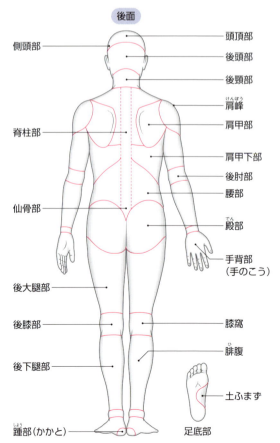

10

1 頭部と頸部の病気
Head and Neck

脳梗塞
脳出血, くも膜下出血, 硬膜下血腫
脳腫瘍
認知症
心の病気
顔面神経麻痺
白内障, 緑内障
網膜静脈閉塞症, 糖尿病網膜症
網膜剥離
中耳炎
アレルギー性鼻炎
副鼻腔炎
むし歯, 歯周病
口内炎, 舌がん
扁桃炎, アデノイド増殖症
バセドウ病, 橋本病

cerebral infarction

脳梗塞

●関連のある病気：
不整脈➡70ページ　高血圧➡134ページ　動脈硬化➡136ページ
糖尿病➡154ページ　脂質異常症➡158ページ　血管炎➡176ページ
ショック➡176ページ

1 脳の構造

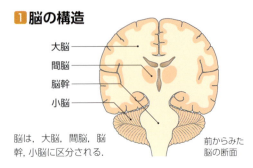

脳は，大脳，間脳，脳幹，小脳に区分される．

前からみた脳の断面

2 発症のしかたによる脳梗塞の分類

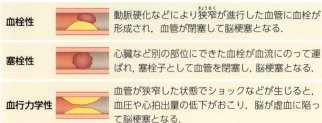

血栓性	動脈硬化などにより狭窄が進行した血管に血栓が形成され，血管が閉塞して脳梗塞となる．
塞栓性	心臓など別の部位にできた血栓が血流にのって運ばれ，塞栓子として血管を閉塞し，脳梗塞となる．
血行力学性	血管が狭窄した状態でショックなどが生じると，血圧や心拍出量の低下がおこり，脳が虚血に陥って脳梗塞となる．

3 脳梗塞の病態

1．脳血栓症

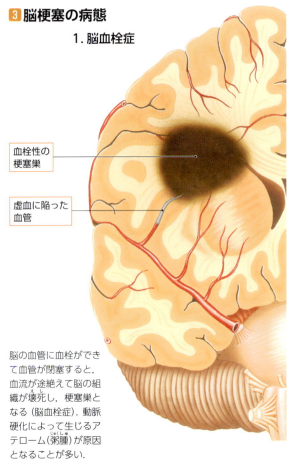

血栓性の梗塞巣

虚血に陥った血管

脳の血管に血栓ができて血管が閉塞すると，血流が途絶えて脳の組織が壊死し，梗塞巣となる（脳血栓症）．動脈硬化によって生じるアテローム（粥腫）が原因となることが多い．

2．脳塞栓症

虚血に陥った血管

塞栓性の梗塞巣

血管に詰まった塞栓子

血栓

血管

血流にのって運ばれてきた血栓が塞栓子となって脳の血管を閉塞すると，血流が途絶え，脳の組織が壊死して梗塞巣となる（脳塞栓症）．血栓は心臓から運ばれることが多い．

　脳血管の異常により，脳の局所的な機能障害が24時間以上続く状態を脳血管障害と総称し，そのうち，血管が詰まっておこる虚血性の病態を脳梗塞という．
【分類と特徴】　脳梗塞は，発症のしかたによって血栓性，塞栓性，血行力学性の3つに分類される（図2）．いずれの場合も，血管の狭窄や閉塞によって脳へ酸素や栄養を送る血流が阻害されることで，脳は虚血に陥り梗塞巣が生じる（図3）．なお，血栓が一時的に血管を閉塞し，虚血による症状が24時間以内に消失する場合は一過性脳虚血発作（TIA）とよばれ（図6），脳梗塞へ移行する警鐘発作ととらえられている．
【病気のタイプと原因】　詰まった血管の種類や原因から，アテローム血栓性脳梗塞，ラクナ梗塞，心原性脳塞栓症（図4），その他の脳梗塞の4つに分けられる．アテローム血栓性脳梗塞は，比較的太い血管にアテローム（粥腫）が形成される粥状動脈硬化（136ページ）が生じ，血管が閉塞しておこる．危険因子は高血圧，糖尿病，脂質異常症，喫煙などである．アテロームが破綻した

12

4 脳梗塞のおもなタイプ

1. アテローム血栓性脳梗塞

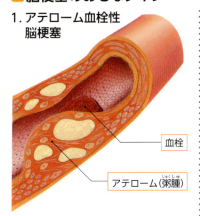

脳に酸素や栄養を送る比較的太い血管（主幹動脈）に動脈硬化がおこってアテロームが形成され，そこに生じた血栓が血管を閉塞する．内頸動脈，中大脳動脈，脳底動脈，椎骨動脈の動脈硬化によることが多い．

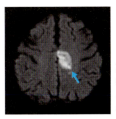

左前頭葉内側に梗塞巣（←）をみとめる．頭部MRI像（3点とも）．

2. ラクナ梗塞

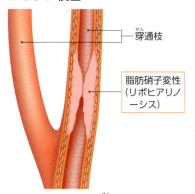

主幹動脈から分岐した穿通枝の血管壁に脂肪硝子変性などが生じておこる．梗塞巣の大きさは1.5cm未満である．脳の穿通枝はほかの血管と交通がなく，脳の深部に分布するため，閉塞により症状が生じやすい．

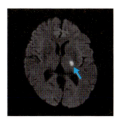

左脳深部の内包という部位に，直径9mmの梗塞巣（←）をみとめる．

3. 心原性脳塞栓症

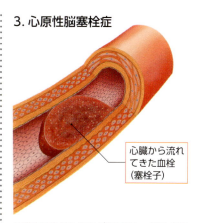

心臓内で生じた血栓が脳に達し，脳の血管を閉塞しておこる．主幹動脈が急に閉塞した場合は広範に梗塞巣が生じる．閉塞した血管が一定時間後に再開通すると，梗塞巣内に出血を生じる（出血性梗塞）．

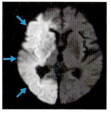

右内頸動脈の閉塞により生じた右大脳の広範な梗塞巣（←）をみとめる．

5 おもな症状

どの血管が閉塞したかによって梗塞巣が生じる場所は異なるため，現れる症状も異なる．

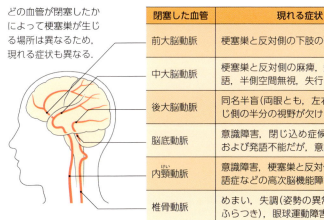

閉塞した血管	現れる症状
前大脳動脈	梗塞巣と反対側の下肢の強い麻痺
中大脳動脈	梗塞巣と反対側の麻痺，知覚障害，失語，半側空間無視，失行
後大脳動脈	同名半盲（両眼とも，左右どちらか同じ側の半分の視野が欠ける）
脳底動脈	意識障害，閉じ込め症候群（四肢麻痺および発語不能だが，意識はある）
内頸動脈	意識障害，梗塞巣と反対側の麻痺，失語症などの高次脳機能障害
椎骨動脈	めまい，失調（姿勢の異常や歩行時のふらつき），眼球運動障害

6 一過性脳虚血発作（TIA）

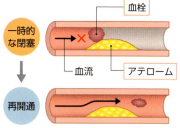

脳梗塞と同様の症状が現れるが，24時間以内に消失するものが一過性脳虚血発作（TIA）である．30分以内で消失することが多い．おもな原因は小さな血栓で，一時的に脳の血管を閉塞するが，短時間のうちに溶解し，血管が再開通すると考えられる．

り，血栓が血流にのって遊離したりすると，末梢の血管が詰まることもある．ラクナ梗塞は，太い血管から分かれた穿通枝とよばれる小血管が閉塞して生じ，高血圧による血管壁の脂肪硝子変性（リポヒアリノーシス）が原因となることが多い．ラクナ（lacuna）はラテン語で小さな空洞を意味する．心原性脳塞栓症は，心臓内で生じた血栓が脳の血管を閉塞することでおこり，血栓は不整脈の一種である心房細動で生じることがもっとも多い．高齢化にともない，心房細動との合併は増加傾向にある．その他の脳梗塞としては，動脈解離，静脈洞血栓症，血管炎などによるものがある．

【症状】 梗塞巣の場所，つまりどの血管のどの部位が閉塞したかによって症状は異なる（図5）．内頸動脈のように太い血管が閉塞すると，広範に梗塞巣が生じることが多く，高次脳機能障害などが現れる．脳浮腫がおこると，脳ヘルニア（15㌻図5）による生命の危険もある．危険因子のある場合は，健診などによる早期発見，診断と適切な治療が必要となる．　（川口 正二郎）

cerebral hemorrhage, subarachnoid hemorrhage, subdural hemorrhage

脳出血，くも膜下出血，硬膜下血腫

●関連のある病気：
硬膜外血腫➡46ページ　水頭症➡46ページ
脳動静脈奇形➡46ページ
高血圧➡134ページ　動脈硬化➡136ページ

1 脳を包む髄膜

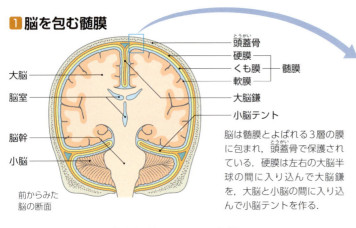

脳は髄膜とよばれる3層の膜に包まれ，頭蓋骨で保護されている．硬膜は左右の大脳半球の間に入り込んで大脳鎌を，大脳と小脳の間に入り込んで小脳テントを作る．

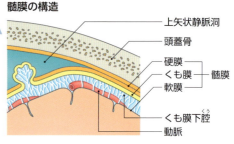

髄膜は硬膜，くも膜，軟膜からできている．くも膜と軟膜の間のくも膜下腔は脳脊髄液（髄液）で満たされており，脳実質に出入りする血管が走行する．

2 脳出血による障害部位とおこる症状

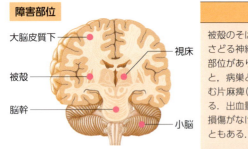

障害された部位によって症状は異なる．

被殻
被殻のそばには，運動をつかさどる神経が通る内包という部位があり，被殻で出血すると，病巣と反対側に顔面を含む片麻痺（半身の麻痺）が生じる．出血量が少なく神経への損傷がなければ，回復することもある．

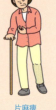
片麻痺

視床
視床には全身の感覚をつかさどる神経が通っており，視床出血の急性期には半身の感覚障害がみられる．慢性期にはしびれや，視床痛とよばれる持続的でやけるような痛みを生じることもある．

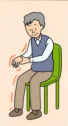
半身の感覚障害

大脳皮質下
大脳皮質のすぐ下で出血し，血腫が形成されると，皮質と脳深部との連絡が障害される．血腫の生じる部位により，運動障害，失語，失認，失行，半側空間無視，視野障害，けいれんなどが現れる．

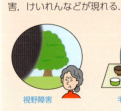
視野障害

半側空間無視

脳幹
脳幹には運動や感覚などをつかさどる神経の中枢が集中し，全身と連絡しているため，眼球運動障害，交代性片麻痺（病巣側の顔面麻痺と反対側の半身麻痺），呂律障害がみられる．出血が多いと，強い意識障害（昏睡）や呼吸障害が生じる．

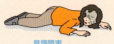
意識障害
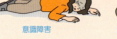
交代性片麻痺

小脳
強いふらつきによる歩行障害，めまい，嘔吐が生じる．小脳は脳室を介して脳幹と接しており，出血量が多いと，脳室だけでなく脳幹も圧迫されて意識障害や水頭症が出現する．

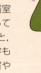
めまい

嘔吐

　脳血管の異常で脳が障害される病態を脳血管障害といい，そのうち血管が破れておこる出血性病変が脳出血やくも膜下出血である．前者は脳実質内に，後者はくも膜下腔（図1）に出血する．硬膜下血腫は硬膜とくも膜の間に出血し，血液が貯留したものである（図4）．

●脳出血
【原因】　高血圧がもっとも多い．高血圧により，脳実質内の血管が動脈硬化に陥って破裂したり，小動脈瘤が破綻したりすると血液が血管外に流出し，脳内に貯留してかたまりとなる（血腫）．被殻，視床などが好発部位である．また，アミロイドというタンパク質が血管壁に沈着するアミロイド血管症によるものも増えている．

【症状】　出血部位により脳の障害部位は異なるため，症状もそれぞれ異なる（図2）．出血量が多くなると，血腫が脳を圧迫し，意識障害のほか，瞳孔の大きさが左右で異なる瞳孔不同，四肢が伸展し弓なりの姿勢になる除脳肢位を生じる．硬い頭蓋骨に囲まれている頭蓋内の容量，つまり脳実質と脳脊髄液（髄液），血液の総和は一定であるため，血腫による容量増加を脳室内やくも膜下腔内の髄液移動で吸収しきれなくなると，

3 くも膜下出血

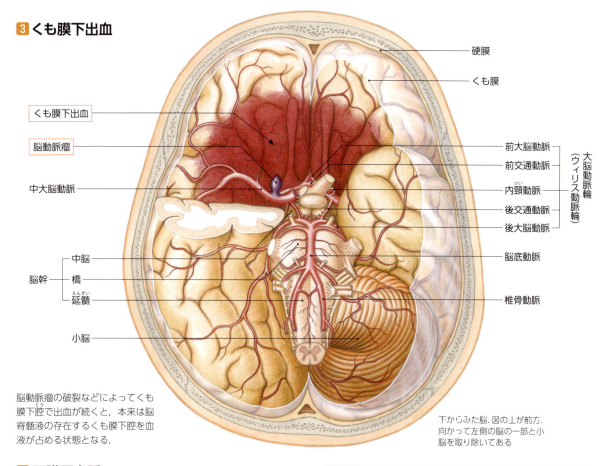

脳動脈瘤の破裂などによってくも膜下腔で出血が続くと，本来は脳脊髄液の存在するくも膜下腔を血液が占める状態となる．

下からみた脳．図の上が前方．向かって左側の脳の一部と小脳を取り除いてある

4 硬膜下血腫

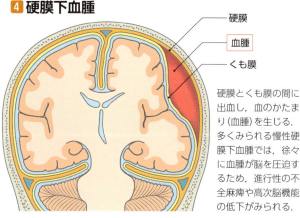

硬膜とくも膜の間に出血し，血のかたまり（血腫）を生じる．多くみられる慢性硬膜下血腫では，徐々に血腫が脳を圧迫するため，進行性の不全麻痺や高次脳機能の低下がみられる．

5 脳ヘルニア

血腫などが生じ，脳実質が圧迫されると脳ヘルニアがおこる．テント切痕ヘルニアや大後頭孔ヘルニアは，生命を脅かすきわめて重篤な状態である．

脳実質の圧迫が進み，硬膜で仕切られた領域から押し出されて脳ヘルニアとなる（図5）．

●くも膜下出血
【原因と特徴】 くも膜下腔を走行する血管からの出血により生じる（図3）．原因としては外傷，脳動脈瘤や脳動静脈奇形の破裂が多い．外傷性の場合は，外傷の既往がある人におこりやすく，脳の表面付近に生じることが多い．脳動脈瘤の破裂の場合は，くも膜下腔の広がった部分（脳底槽）に血液がたまり，大きな血腫となる．
【症状】 前触れなく突然，「経験したことのないような」と表現されるはげしい頭痛で発症することが多く，頭蓋内の圧が上昇して嘔吐を繰り返すこともある．破裂時の出血量が多いと，急激な脳循環障害で昏睡に陥ったり，脳ヘルニアによる脳幹障害で呼吸停止，心停止となり，急死の原因になり得る．

●硬膜下血腫
外傷を受けた直後に生じる急性硬膜下血腫と，受傷後数週間〜数ヵ月の間に生じる慢性硬膜下血腫に分けられる．後者は外科的処置によりすみやかに回復することが多い．

（川口 正二郎）

脳腫瘍

brain tumor

●関連のある病気：
脳出血➡14ペ　水頭症➡46ペ　てんかん➡46ペ
内分泌腺の病気➡164ペ

1 脳腫瘍の病態と特徴

1. おもな脳腫瘍の病態

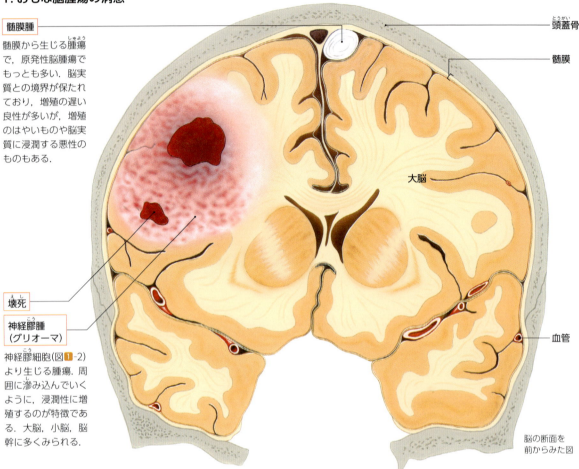

髄膜腫
髄膜から生じる腫瘍で，原発性脳腫瘍でもっとも多い．脳実質との境界が保たれており，増殖の遅い良性が多いが，増殖のはやいものや脳実質に浸潤する悪性のものもある．

壊死

神経膠腫（グリオーマ）
神経膠細胞（図1-2）より生じる腫瘍．周囲に滲み込んでいくように，浸潤性に増殖するのが特徴である．大脳，小脳，脳幹に多くみられる．

頭蓋骨
髄膜
大脳
血管

脳の断面を前からみた図

2. 神経膠細胞（グリア細胞）

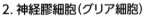

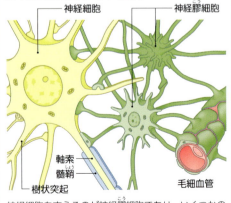

神経細胞　神経膠細胞
軸索
髄鞘
樹状突起
毛細血管

神経細胞を支えるのが神経膠細胞であり，いくつかの種類がある．神経膠腫（グリオーマ）は，どの神経膠細胞に由来するかにより，星細胞腫，乏突起膠腫，膠芽腫，上衣腫などに分けられる．

3. さまざまな脳腫瘍と好発部位

下垂体腺腫	下垂体に生じる．ホルモンを過剰に分泌する機能性腺腫と，分泌しない非機能性腺腫に分類される．
頭蓋咽頭腫	胎生期の遺残物から発生する良性腫瘍．下垂体茎付近に生じる．小児に多いが，成人にも発症する．
神経鞘腫	神経細胞の軸索を覆う髄鞘から発生する．聴神経や三叉神経などの脳神経に由来し，小脳と脳幹の間に生じやすい．
髄芽腫	小児に多く，小脳に好発する．悪性で進行がはやい．脳室の一部が閉塞しておこる閉塞性水頭症をともなうことが多い．
悪性リンパ腫	脳を含む中枢神経系にリンパ腫が発生することがあり，中枢神経系原発性悪性リンパ腫とよばれる．中高年に多い．

小脳
脳幹
下垂体茎
下垂体

2 脳腫瘍の症状

1. 頭蓋内圧亢進症状

頭蓋骨に囲まれた頭蓋内の容量は一定であるため、頭蓋内で腫瘍が増大したり、腫瘍が脳室など脳脊髄液（□）の流路に生じて流れが障害されたりすると、頭蓋内の圧が上昇する（←）。その結果、頭痛や突然の嘔吐などの症状が現れる。徐々に意識混濁し、死亡に至ることもある。

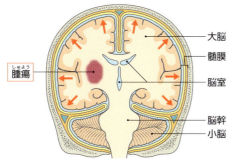

2. 局所症状

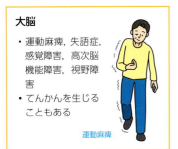

大脳
- 運動麻痺、失語症、感覚障害、高次脳機能障害、視野障害
- てんかんを生じることもある

運動麻痺

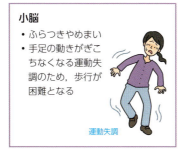

小脳
- ふらつきやめまい
- 手足の動きがぎこちなくなる運動失調のため、歩行が困難となる

運動失調

腫瘍が生じた部位により、さまざまな症状がおこる。

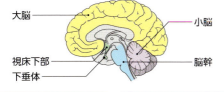

大脳／小脳／視床下部／下垂体／脳幹

視床下部、下垂体
- 視神経圧迫による視力障害、視野障害
- 思春期早発
- 下垂体機能障害によるホルモンの分泌異常、低体温、尿崩症

思春期早発

脳幹
- 多くの神経が通っており、眼球運動障害、嚥下障害、歩行障害、意識障害、呼吸障害、聴力低下、顔面の感覚障害などが生じる

3 転移性脳腫瘍

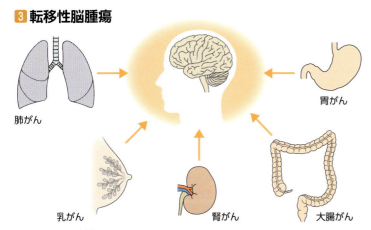

肺がん／胃がん／乳がん／腎がん／大腸がん

他臓器のがんが頭蓋内に転移して生じる。肺がんからの転移がもっとも多い。腎がんや乳がんからの転移では脳出血を生じることがある。高齢化により増加傾向にある。

脳腫瘍は本来、脳実質に生じる腫瘍を指すが、実際は頭蓋内の組織に生じる腫瘍の総称である。脳実質のほか、髄膜、下垂体、脳神経からも発生する。

【分類と特徴】 発生部位により、脳実質内腫瘍と、髄膜や下垂体などに生じる脳実質外腫瘍に大別される。代表的な脳実質内腫瘍は神経膠細胞（グリア細胞、図 1-2）に生じる神経膠腫（グリオーマ、図 1-1）で、髄膜腫、下垂体腺腫、頭蓋咽頭腫、神経鞘腫などは脳実質外腫瘍である。脳実質内腫瘍は良性のものから悪性のものまでさまざまで、神経膠腫のひとつである膠芽腫はもっとも悪性度が高い。一方、脳実質外腫瘍は一般的に良性が多い。

【症状】 腫瘍が増大すると、脳実質を圧迫して頭蓋内の圧が上昇し、頭蓋内圧亢進症状（図2-1）がおこる。圧迫が進むと脳ヘルニア（15ページ図5）が生じる。また、脳脊髄液に満たされた脳室が圧迫されると、脳脊髄液の流れが障害され、閉塞性水頭症を合併して頭蓋内圧亢進症状が急激に進行する。腫瘍の周辺に脳浮腫が生じた場合は、神経細胞の異常な興奮によりてんかん（けいれん発作）がおこることがあり、それをきっかけに行った検査で脳腫瘍と診断されることもある。なお、腫瘍の種類によって好発部位はちがうため、生じる症状も異なる（図2-2）。

【治療】 脳実質外腫瘍は外科的治療による治癒が期待できる。一方、脳実質内腫瘍は正常な脳組織との境界が不明瞭であり、また、脳の機能を温存するためには切除範囲がかぎられることから、外科的治療を行っても、腫瘍の全摘出が困難なこともある。その場合は化学療法や放射線療法を追加する。

【転移性脳腫瘍】 脳から生じたものを原発性脳腫瘍とよぶが、他臓器のがんが頭蓋内の組織に転移したものもあり、転移性脳腫瘍という（図3）。肺がんや乳がん、腎がん、消化器がんからの血行性転移が多い。多発性であることが少なくなく、外科的治療が難しい場合は、放射線療法や原発巣に対する分子標的治療、免疫療法を優先することもある。（川口 正二郎）

dementia

認知症

● 関連のある病気：
脳梗塞 ➡ 12ページ　脳出血 ➡ 14ページ　パーキンソン病 ➡ 46ページ
高血圧 ➡ 134ページ　動脈硬化 ➡ 136ページ　糖尿病 ➡ 154ページ

　認知症は，記憶（情報を覚える力である記銘や思い出す力である想起），理解，判断などの知的能力・認識能力（認知機能）が後天的な脳変化により障害され，日常生活や社会生活がそこなわれる状態をいう．神経認知障害群ともよばれ，特徴的な症状を示す（図2）．高齢期にみられる場合が多く，代表的疾患はアルツハイマー型認知症，レビー小体型認知症，血管性認知症，前頭側頭型認知症である（図3）．

● アルツハイマー型認知症

【原因と病態】　脳の老化現象によって生じる，老人斑（図4-2），神経原線維変化，神経細胞の減少・消失の3つの老人性変化が，大脳皮質（図1）に広範，多量に出現することが主要な病態である．結果として，脳の萎縮がひきおこされる（図4-1）．神経細胞間の情報伝達に必要な神経伝達物質（アセチルコリン，セロトニン，ソマトスタチンなど）が減少するなど，神経細胞の機能は失われる．

【病気のタイプ】　40～60歳代前半の初老期に発症するアルツハイマー型初老期認知症と，65歳以降，高齢になるほど発症頻度が高くなるアルツハイマー型老年認知症の2つのタイプがある．前者はアルツハイマー病ともいう．

【症状と経過】　過去の想起や近時記憶（数分～数日前の記憶）などの障害である記憶障害から発症することが多い（20ページ図5）．記憶障害は徐々に進行して意欲や自発性が乏しくなり，状況・人物認識，理解・判断能力が障害され，家電の操作や着替えなどができなくなる．さらに，言葉の意味が理解できないなどの言語障害がみられるようになり，他者との会話が成立しなくなって，言語が支離滅裂となる．個人差があるが，発症から高度の認知症状態に至るまで，8～十数年の経過をたどる．

【治療】　進行を一時的に遅延させる効果をもつ治療薬として，アセチルコリン分解酵素阻害薬のドネペジル，ガランタミン，リバスチグミン，神経細胞保護作用をもつNMDA受容体拮抗薬のメマンチンがある．近年，アミロイドβタンパク質を減少させる作用をもつレカネマブが使用されるようになったが，認知症改善の効果は明らかにされていない．

1 脳の構造

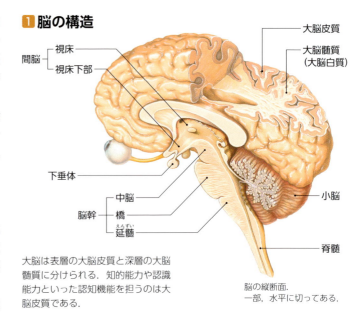

大脳は表層の大脳皮質と深層の大脳髄質に分けられる．知的能力や認識能力といった認知機能を担うのは大脳皮質である．

脳の縦断面．一部，水平に切ってある．

2 認知症の特徴的な症状

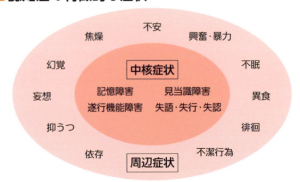

認知症でかならずみられる知的能力の障害を中核症状，中核症状にともなって現れるものを周辺症状（行動・心理症状）という．周辺症状は，環境要因などにより，程度に個人差がある．

3 認知症の種類

	変性性認知症			血管性認知症
	アルツハイマー型認知症	レビー小体型認知症	前頭側頭型認知症	
認知症全体における割合	60～80%高齢期に激増	約10%	まれ	約10%
特徴	・記憶障害から徐々に進行	・幻視 ・認知機能障害の変動	・人格の変化 ・反社会的行動 ・言語障害	・まだら認知症（20ページ）

認知症は，脳の神経細胞の変性によっておこる変性性認知症と，脳血管の障害によっておこる血管性認知症に大別される．表に示したものは4大認知症とよばれる．なお，アルツハイマー型認知症と血管性認知症が合併したものを混合型認知症という．

18

4 アルツハイマー型認知症の病態

1. 萎縮した脳

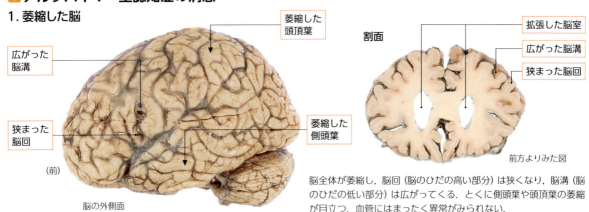

脳全体が萎縮し，脳回（脳のひだの高い部分）は狭くなり，脳溝（脳のひだの低い部分）は広がってくる．とくに側頭葉や頭頂葉の萎縮が目立つ．血管にはまったく異常がみられない．

2. 脳組織に生じる代表的な病変

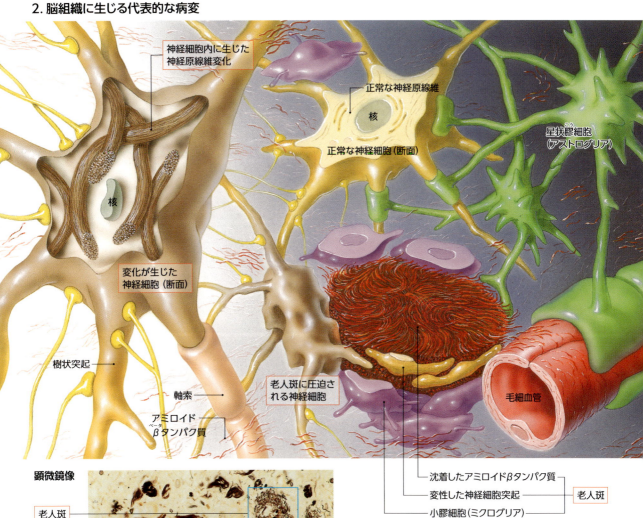

アルツハイマー型認知症では，脳組織に神経原線維変化と老人斑がみられる．神経原線維変化は神経細胞のタウタンパク質が異常にリン酸化されて貯留する現象で，曲がりくねった針金のようにみえる．老人斑は神経細胞と神経細胞の間にアミロイドβタンパク質が沈着し，その周囲に変性した神経細胞や星状膠細胞や小膠細胞が集積したものである．

5 アルツハイマー型認知症の進行と症状

初期（1〜3年）	中期（2〜10年）	後期（8〜12年）
海馬を中心に萎縮がはじまる．	側頭葉，頭頂葉に萎縮が広がる．	大脳全域に萎縮がおよぶ．
【症状】 ・記憶障害（最近のことを忘れる，ものを覚えられない） ・見当識障害（日時，場所，人の顔などがわからない） ・無気力，意欲低下，うつ状態	【症状】 ・失語（言葉が出てこない） ・着衣失行（ひとりで服を着られない） ・失計算 ・落ち着きがない，徘徊	【症状】 ・言葉や状況が理解できない ・会話が成立しない ・無言，無動 ・四肢硬直

記憶障害の症状からはじまることが多く，脳の萎縮にともなって症状が変化する．

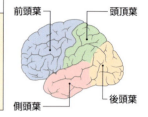

6 レビー小体型認知症

1. レビー小体

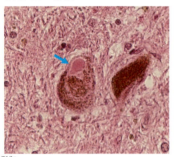

αシヌクレインというタンパク質が沈着・凝集して形成される（←）．病理組織像．
（画像提供：河上緒）

2. レビー小体のできやすい部位

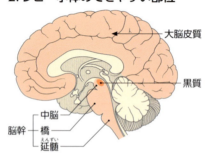

レビー小体型認知症では大脳皮質や脳幹（■）の神経細胞内に，パーキンソン病では中脳の黒質（■）の神経細胞内にレビー小体が貯留する．

3. おもな症状

- 認知機能障害の変動
  日や時間帯によって好転または悪化する．
- 生き生きとした幻視
- レム睡眠行動障害
  大声で寝言をいう，暴れるなど．
- パーキンソン症状
  手足のふるえ，筋肉のこわばりなど．

●レビー小体型認知症
【原因】　レビー小体（図6-1）とよばれる物質が大脳皮質・脳幹の神経細胞内に貯留することによって発症する．パーキンソン病（46ページ）類縁の疾患といわれる．
【症状と治療】　おもな症状は，注意力や遂行機能の変化をともなう認知機能障害の変動，幻視，レム睡眠行動障害といわれる睡眠障害，パーキンソン症状である（図6-3）．加えて，姿勢異常，繰り返す転倒，便秘，起立性低血圧，尿失禁，不安，うつ状態などもみられることが多い．ドパミントランスポーターシンチグラフィ，心筋シンチグラフィといったくわしい画像検査によって診断される．治療薬には，アセチルコリン分解酵素阻害薬のドネペジルがある．

●血管性認知症
【原因】　高血圧，動脈硬化，糖尿病，心臓疾患などによる脳血管障害（脳梗塞，脳出血，大脳白質の循環不全など）が原因となって生じた梗塞巣により，脳が障害されて発症する（図7）．

【症状と経過】　脳病変の発生部位により，さまざまな症状が現れる．障害されている部位とされていない正常部位とが明確に分かれ，認知機能がまだら状に低下するため（まだら認知症），一般に症状は軽度である．しかし，血管性認知症の中核群といわれる，大脳白質に広範に出現し（びまん性），循環不全によっておこるビンスワンガー型では，アルツハイマー型認知症に匹敵する高度の認知症となることがある．脳病変が大脳皮質と大脳白質にまたがっているタイプもある（図8）．
【治療】　脳内の梗塞巣を正常の組織に修復することは不可能とされており，治療の方針は，新たな脳血管障害を生じさせないことが主眼となる．脳血管障害の原因疾患の適切な治療と，予防への注力が重要である．

●その他の認知症
　前頭側頭型認知症のほか，心臓，肝臓，腎臓，肺，内分泌系などにみられる，高齢者に多い種々の身体疾患にともなう認知症がある（図9）．後者はしばしば見逃されることがあり，注意が必要である．　（松下　正明）

7 血管性認知症の病態

脳血管障害によって生じた大小・新旧の梗塞巣(壊死した部分)が脳の各所に複数みられることが多い.

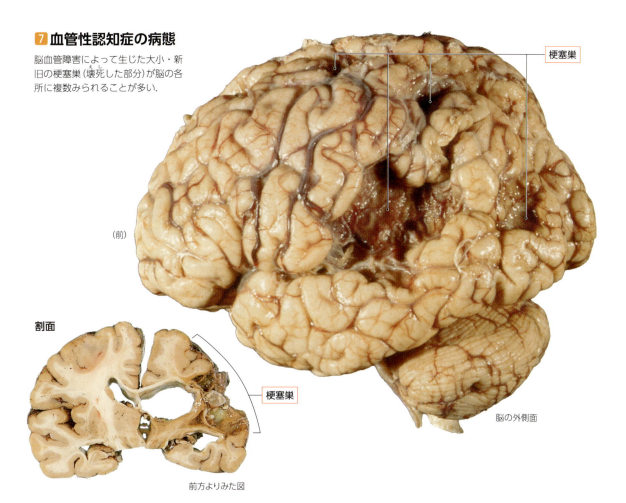

梗塞巣

(前)

割面

梗塞巣

前方よりみた図

脳の外側面

8 血管性認知症のタイプ

1. ビンスワンガー型

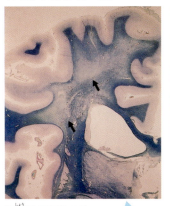

髄鞘(神経細胞の軸索を包む鞘)の変化による病変(←). 前頭葉から後頭葉の大脳白質に広く現れる.

2. 皮質・白質型

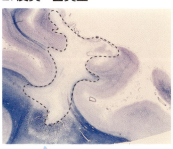

大脳皮質と大脳白質にまたがって大小の梗塞巣が散在している(⁝⁝⁝).

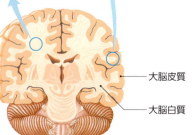

大脳皮質

大脳白質

9 身体疾患と認知症

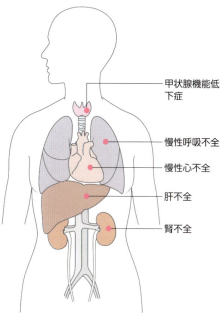

甲状腺機能低下症

慢性呼吸不全

慢性心不全

肝不全

腎不全

全身のさまざまな疾患が認知症をひきおこすことがある. これらの認知症は, 原因疾患の治療により改善される場合もある.

mental disorder

心の病気 —統合失調症，抑うつ症，双極症

●関連のある病気：
自閉スペクトラム症➡46ページ　睡眠障害➡46ページ
摂食障害➡46ページ　過呼吸症候群➡70ページ

心の病気には多くの種類がある．症状も多様であるため，薬物療法に加え，精神療法，認知行動療法，生活・社会療法，家族療法，身体療法などを組み合わせた治療が行われる．

●統合失調症

10歳代後半〜20歳代の人に多くみられる．幻聴，妄想などの陽性症状（図1-2），意欲や感情反応の減退，閉じこもりなどの陰性症状（図1-3）によって，対人関係や家庭・社会生活に困難をきたすようになるが，早期に適切な治療を行えば寛解する．原因は不明であるが，発病には，脳内の変化，遺伝，対人関係，社会生活への不適応などが関係しているとされる．脳内の変化として，神経伝達物質であるドパミンが過剰になることが明らかになっている（図2-2）．陽性症状の治療には，ドパミンの過剰を抑える作用の薬物が使われる．

●抑うつ症

思春期と初老期にみられることが多い．ストレスや葛藤によって発症するタイプと，きっかけなく発症するタイプがある．うつ気分，不安，悲観，悲哀・寂寥感などの精神症状に，不眠，食欲不振，体重減少などの身体症状をともなうのが特徴である．うつ状態が強くなると希死念慮をいだき，自殺を図ることもある．病態としては，脳内の神経伝達物質であるセロトニン，ノルアドレナリンが不足していると考えられている（図2-3）．薬物療法では，抗うつ薬として選択的セロトニン再取り込み阻害薬（SSRI）が使われることが多い．

●双極症

かつて躁うつ病とよばれていた疾患で，躁状態とうつ状態が繰り返されるのが特徴であるが（図3），躁状態のみの場合もある．躁状態では，気分の高揚，誇大的言動，多弁，多動，抑制心の欠如，浪費，脱線行為，対人的問題行動，不眠などがみられる．薬物療法には気分安定薬の炭酸リチウムがよく用いられる．

●その他の心の病気

かつては神経症と総称された，不安または恐怖関連症群（図4-1）や，アルコールや睡眠薬などへの強迫的欲求がおこる物質使用症（図4-2）などが特定されている．（松下　正明）

1 統合失調症の病態

1. 正常な脳

脳の血流や代謝の状態をとらえたPET像．はたらきが活発であることを示す赤や黄色の部分が多いことがわかる．

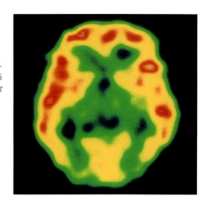

2. 陽性症状の脳

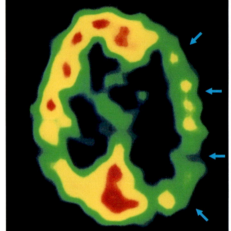

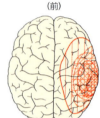
赤線の密な部分ほど症状と関連が深い．
複数の症例を図式化

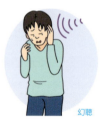
幻聴

幻聴や妄想など，陽性症状のある脳．右側頭頂葉が黒や緑に写っており（←），この部分がうまく働いていないことがわかる．

3. 陰性症状の脳

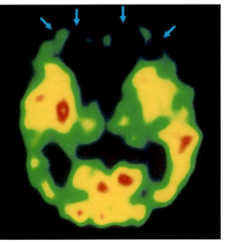

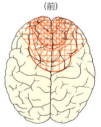
（前）
赤線の密な部分ほど症状と関連が深い．
複数の症例を図式化

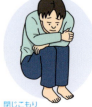
閉じこもり

意欲や感情反応の減退，閉じこもりなど，陰性症状のある脳．左右両側の前頭葉が黒く写っており（←），この部分が働いていないことを示している．

（画像3点，図版2点提供：岸本英爾）

2 心の病気と神経伝達物質

1. 神経伝達物質のはたらきと分布

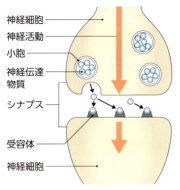

脳の情報伝達（神経活動）は，神経細胞への刺激を神経伝達物質に変換して行われる．神経細胞に刺激（情報）が伝えられると，小胞に貯蔵されている神経伝達物質がシナプス（神経細胞同士の接合部）の隙間に放出され，次の神経細胞にある受容体に取り込まれて，情報が伝わる．

おもな神経伝達物質の分布

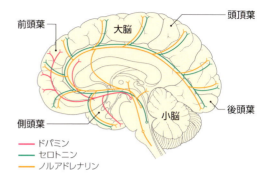

― ドパミン
― セロトニン
― ノルアドレナリン

2. 統合失調症のドパミン仮説

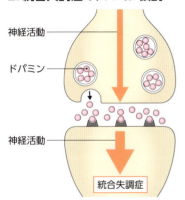

神経細胞からのドパミンの放出量が過剰になると，陽性症状が現れる．

3. 抑うつ症のモノアミン仮説

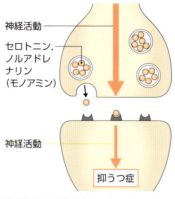

神経細胞から放出されるセロトニンやノルアドレナリンが不足しておこる．

3 双極症の分類

Ⅰ型

Ⅱ型

症状により2つに分けられる．Ⅰ型は躁状態が重く，社会生活に支障をきたしやすい．Ⅱ型は躁状態が軽度で問題はおこしにくい．

4 その他の心の病気

1. 不安または恐怖関連症群

強烈なストレスなどにより，心身に不調をきたす疾患群である．

全般不安症	強迫症
複数のできごとへの過度な不安が長期にわたって続く．落ち着きがない，集中できない，眠れない，動悸，発汗，口渇など．	不合理で過剰だと自覚しつつも，不安を打ち消す行為を繰り返す．戸締まりや消灯を何度も確認する，過剰な手洗いなど．
パニック症	社交不安症
突然，不安や恐怖の発作に見舞われ，めまい，動悸，窒息感などが現れる．再発への不安から，人混みを避けたり，外出が怖くなったりする．	対人的な交流や人から注目されることを恐れ，人前に出ると不安や強い苦痛を感じたり，赤面，発汗，ふるえなどが生じたりする．

2. 物質使用症

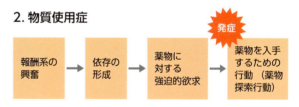

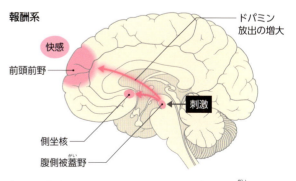

報酬系は快感を生み出す神経系である．刺激が，腹側被蓋野にあるドパミンを分泌する神経細胞に到達すると，その興奮によって，側坐核や前頭前野へのドパミンの放出が増大し，快感をひきおこす．アルコール，睡眠薬，鎮静薬，麻薬などの薬物が報酬系の興奮をひきおこすと，物質使用症が発症すると考えられている．

facial palsy

顔面神経麻痺

●関連のある病気：
中耳炎➡32ﾍﾟｰｼﾞ　単純ヘルペス➡150ﾍﾟｰｼﾞ
帯状疱疹➡151ﾍﾟｰｼﾞ

1 顔面神経の走行

- 運動線維 …………… 表情筋，あぶみ骨筋に分布
- 副交感性分泌線維 …… 涙腺，唾液腺に分布
- 味覚線維 …………… 舌の前2／3に分布

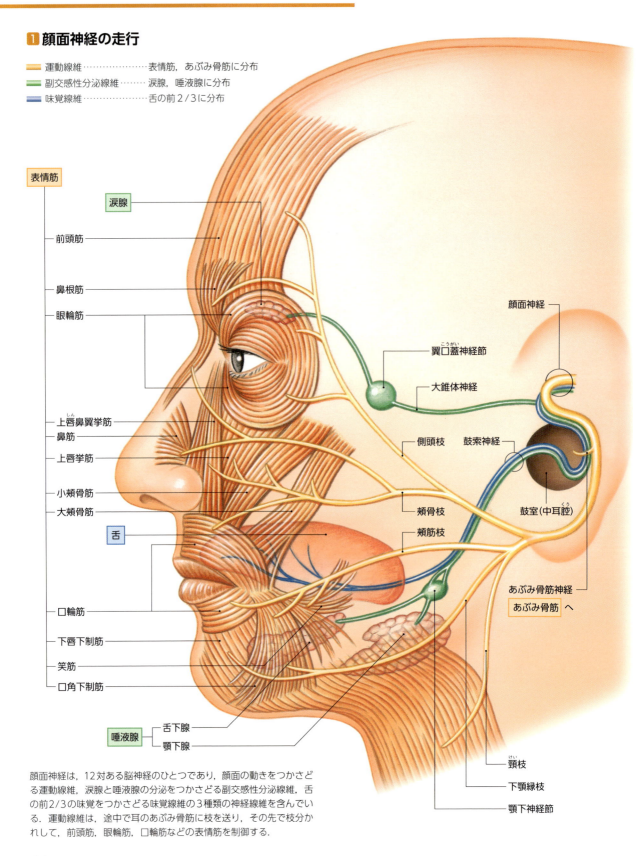

顔面神経は，12対ある脳神経のひとつであり，顔面の動きをつかさどる運動線維，涙腺と唾液腺の分泌をつかさどる副交感性分泌線維，舌の前2/3の味覚をつかさどる味覚線維の3種類の神経線維を含んでいる．運動線維は，途中で耳のあぶみ骨筋に枝を送り，その先で枝分かれして，前頭筋，眼輪筋，口輪筋などの表情筋を制御する．

2 顔面神経麻痺の病態

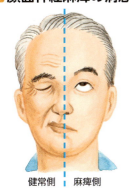

顔面神経が麻痺すると，麻痺側の目が閉じず，表情筋が健常側に引っ張られて口もとが曲がる．また，一般に閉眼時には眼球が上を向くが，顔面神経麻痺により閉眼不全となっている場合にも，目を閉じようとした際には，眼球は上転する．

健常側　麻痺側

3 顔面神経麻痺の原因

ベル麻痺	単純ヘルペスウイルス1型の再活性化と考えられる
ラムゼイ・ハント症候群	水痘・帯状疱疹ウイルスの再活性化
その他の顔面神経麻痺	側頭骨の外傷や骨折 中耳炎（とくに真珠腫性中耳炎） 中耳腫瘍 耳科手術の際の神経損傷 耳下腺腫瘍 顔面の外傷　など

4 顔面神経麻痺の障害部位と症状

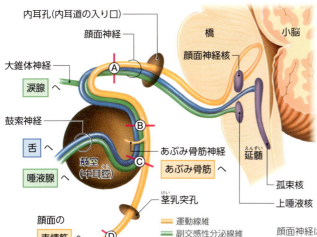

顔面神経は枝分かれしながら走行しており，部位によって含まれる神経線維が異なる．そのため，障害部位によって症状の組み合わせが変わる．

顔面神経麻痺は，なんらかの原因により顔面神経（図1）が障害されて機能不全に陥り，顔面の筋肉（表情筋）の麻痺をひきおこす病気である．麻痺した側の表情筋は収縮せずゆるんでしまう（図2）．顔面神経は顔面の運動のみならず，耳のあぶみ骨筋の収縮，涙腺や唾液腺の分泌，舌の前2/3の味覚などをつかさどっているため，障害部位によっては，聴覚や味覚などにも異常が現れる（図4）．

【原因と種類】 もっとも多いのは，原因が明らかでない特発性顔面神経麻痺で，ベル麻痺（図3）とよばれる．近年では，顔面神経に潜伏感染した単純ヘルペスウイルス1型が，免疫力の低下などによって再活性化しておこると考えられている．つぎに多いのが，水痘・帯状疱疹ウイルスの再活性化に起因する，ラムゼイ・ハント症候群である．ほかに，交通事故などによる側頭骨の外傷や骨折，急性・慢性・真珠腫性の中耳炎（33ページ図3），中耳腫瘍，耳科手術による神経損傷などに起因するものがある．また，脳出血や脳梗塞など中枢神経の障害に起因する，中枢性の顔面神経麻痺もある．

【症状と経過】 ベル麻痺では多くの場合，前兆なしに片側の顔面の動きが悪くなり，数時間から数日のうちに明らかな麻痺を生じる．麻痺の程度はさまざまであるが，完全麻痺に至ることは少ない．多くの場合，治療をしなくても発症後1週間程度で回復しはじめ，3ヵ月から1年のうちに約80％の患者が完全回復に至る．急性期の治療として，ステロイド薬の内服が有効である．

ラムゼイ・ハント症候群では，麻痺の発症に先立って頭痛や耳痛があり，麻痺に前後して水疱や発赤が耳介や外耳道にみられる．耳鳴や難聴，めまいをともなうことも多い．麻痺は発症後，2～3日中にしだいに増強する．完全麻痺に至ることも多く，ベル麻痺にくらべて麻痺が長引きやすく，一般に予後不良である．ステロイド薬，抗ウイルス薬の内服が有効である．

なお，側頭骨の骨折にともなう顔面神経麻痺では，完全麻痺に至ると自然治癒の見込みが低いため，手術による治療が必要である．中耳炎や中耳腫瘍に起因する麻痺の場合も，炎症や腫瘍を除去するための手術が必要である．

（岩﨑 真一）

cataract, glaucoma

白内障，緑内障

● 関連のある病気：
網膜静脈閉塞症 ➡ 28ページ　糖尿病網膜症 ➡ 29ページ
糖尿病 ➡ 154ページ

1 眼球の構造

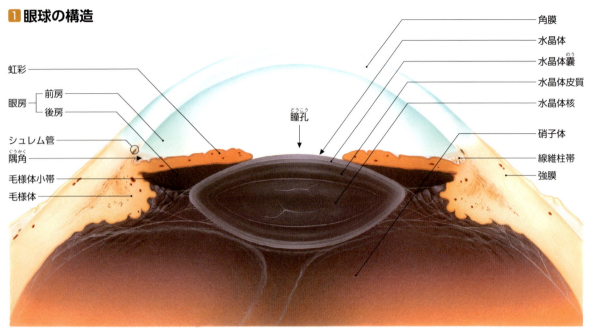

成人の眼球は直径がほぼ24mmの球体である．最外層は，前部が直径11.5～12.0mmの円盤状の透明な角膜であり，ほかの部分は白っぽい強膜である．強膜の前端から虹彩が出て瞳孔を形成し，その後方に水晶体が位置している．水晶体は毛様体から出た毛様体小帯（チン小帯）で保持されている．図では眼球の前方部分を示した．

2 加齢白内障

1. 混濁部位による分類

水晶体のどこに混濁があるかによって，いくつかのタイプに分けられる．皮質白内障ではじまり，進行につれて嚢下白内障，核白内障が加わってくることが多い．

水晶体

皮質白内障
水晶体の周辺部が放射状に混濁する．いちばん多いタイプで，視力低下はない．

嚢下白内障
水晶体を包む膜（水晶体嚢）のうち水晶体後面の部分に混濁が出ることが多い．視力低下を自覚する．

核白内障
水晶体核に混濁がある．視力低下を自覚する．

いずれも，上図は前方から（嚢下白内障は後方から）みた水晶体，下図は上からみた横断面．

2. 進行過程

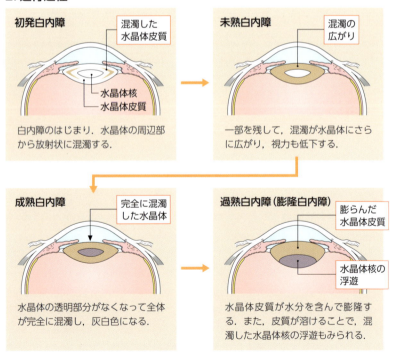

水晶体皮質が膨隆すると，房水が眼外に流出できなくなって眼圧が上昇するため，緑内障（図3）が発症しないうちに白内障手術を行う．

3 緑内障のおこるしくみ

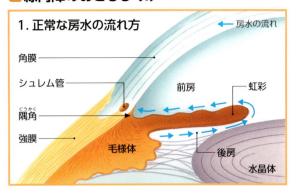

1. 正常な房水の流れ方

房水は前房・後房を満たす液体で、毛様体で作られる。水晶体に栄養を与えるとともに、眼圧を維持するはたらきをしている。正常では、毛様体から出た房水は後房、前房を経てシュレム管から眼外に流出するので、眼内の房水の量はつねに一定であり、眼圧も一定範囲に保たれている。

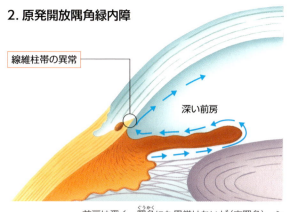

2. 原発開放隅角緑内障

前房は深く、隅角にも異常はないが（広隅角）、シュレム管周辺の線維柱帯に異常があって房水が眼外に流出できず、眼圧が上昇する。

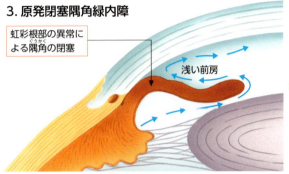

3. 原発閉塞隅角緑内障

もともと前房が浅く、隅角が狭い状態のため（狭隅角）、虹彩根部の異常などによって隅角の閉塞がおこりやすく、房水が眼外に流出できず、眼圧が上昇する。

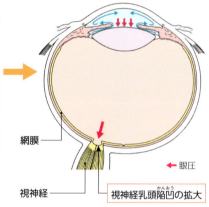

4. 緑内障による失明のおこり方

後房から前房に流れ込んだ房水が眼外に流出できずにたまり、網膜の神経節細胞（30㌻図1）から出ている神経線維の束（視神経）を圧迫して、視神経乳頭陥凹が拡大する。視神経は萎縮して障害され、失明につながる。

眼球の中のレンズとよばれる水晶体が混濁した状態が白内障である。緑内障は、視神経に障害が生じ、視野異常や視力低下をおこす病気である。

● 白内障

【原因と分類】 老化にともなっておこる加齢白内障がもっとも多く、先天性の障害による先天性白内障、外傷で水晶体が破損しておこる外傷性白内障、慢性の眼の病気にともなう併発白内障のほか、全身病（糖尿病、代謝異常など）、薬剤、放射線により生じるものもある。

【経過】 加齢白内障（図2）は、水晶体の周辺部から放射状に混濁し（初発白内障）、しだいに中心の瞳孔の部分まで進み（未熟白内障）、視力が低下してくる。さらに進むと水晶体全体が混濁し（成熟白内障）、水晶体の外層（皮質）が膨隆したり、皮質が溶けることによって水晶体核が浮遊したりするようになると（過熟白内障）、緑内障をおこすこともある。混濁の軽い時期には薬物療法である程度進行を遅らせることができるが、進行してくると、通常、眼内レンズ挿入の手術を行う。

● 緑内障

【種類】 原因不明の原発緑内障、原因疾患のある続発緑内障、さらに小児緑内障がある。成人におこる原発緑内障は、隅角の状態により、開放隅角緑内障（図3-2）と閉塞隅角緑内障（図3-3）に分けられる。

【発症のしくみと特徴】 開放隅角緑内障には、①おもに房水の通り道が障害され、眼圧がゆっくりと上昇した結果、視神経に圧迫萎縮がおこり、はじめは視野異常、末期には視力低下をきたす原発開放隅角緑内障と、②正常の眼圧にもかかわらず視神経萎縮がおこる正常眼圧緑内障とがある。40歳以上の成人の5％にみられるので、眼圧、眼底、視野の定期的な検査が必要である。閉塞隅角緑内障では発作的に隅角が狭まり、機械的に房水の流出が障害されて眼圧が高くなる。眼痛、頭痛、悪心、嘔吐をともなって視力低下がおこり、放置すれば失明する（図3-4）。いずれの緑内障でも、治療により眼圧を十分に下降させることで、視神経障害を抑制することが可能になってきている。　（沖坂　重邦）

retinal vein occlusion, diabetic retinopathy

網膜静脈閉塞症，糖尿病網膜症

● 関連のある病気：
緑内障 →27ページ　網膜剥離 →30ページ
高血圧 →134ページ　動脈硬化 →136ページ
糖尿病 →154ページ　脂質異常症 →158ページ

1 眼底の血管分布

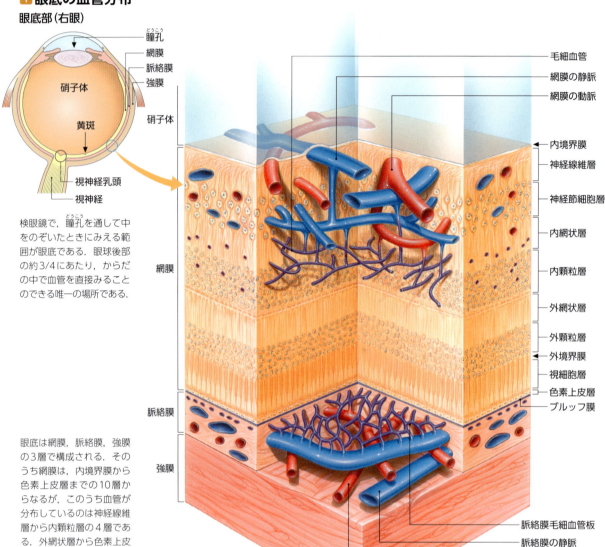

検眼鏡で，瞳孔を通して中をのぞいたときにみえる範囲が眼底である．眼球後部の約3/4にあたり，からだの中で血管を直接みることのできる唯一の場所である．

眼底は網膜，脈絡膜，強膜の3層で構成される．そのうち網膜は，内境界膜から色素上皮層までの10層からなるが，このうち血管が分布しているのは神経線維層から内顆粒層の4層である．外網状層から色素上皮層までは血管がなく，この部分は脈絡膜毛細血管板から栄養を補給されている．

眼の瞳孔を通して中をのぞくと，水晶体，硝子体といった中間透光体を通して，眼の奥がみえる．ここが眼底（図1）で，網膜，脈絡膜，強膜からなる．なかでも網膜には多くの血管が分布しており，それらの血管に生じた異常によっておこる代表的な疾患が，網膜静脈閉塞症と糖尿病網膜症である．

● 網膜静脈閉塞症

【特徴と分類】　網膜の静脈に血栓が形成され，閉塞したものが網膜静脈閉塞症で，閉塞する部位によって，網膜中心静脈閉塞症と網膜静脈分枝閉塞症に分けられる

が（図2-1），後者の発生率が高い．高血圧や動脈硬化にともなってしばしばみられ，眼底出血や網膜浮腫などを生じる．眼底検査によって容易に診断できる．

【症状と経過】　網膜中心静脈閉塞症では眼底一面に出血がおこり，網膜静脈分枝閉塞症（図2-2）では閉塞した部分より末梢の血管から出血する．いずれも，出血した部位の視野異常や，網膜浮腫が中心部（黄斑）におよぶことによる視力低下がみられる．また，網膜剥離（30ページ）や緑内障（27ページ）をおこして失明することがある．原疾患である高血圧や脂質異常症の治療と管理が

2 網膜静脈閉塞症

1. 閉塞部位

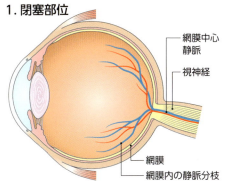

視神経内の網膜中心静脈に血栓が形成されておこるのが網膜中心静脈閉塞症，網膜内の静脈分枝に血栓が形成されておこるのが網膜静脈分枝閉塞症である．

2. 網膜静脈分枝閉塞症

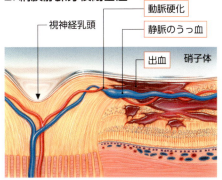

網膜の動・静脈は隣接して走っているので，動脈硬化がおこると静脈は圧迫され，血栓が形成されて血流がとまり，血管壁から滲出して出血する．

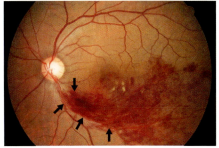

眼底像．出血（←）がみられる．

3 糖尿病網膜症

1. 単純糖尿病網膜症

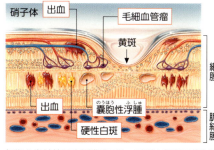

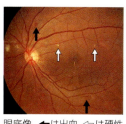

眼底像．←は出血，⇐は硬性白斑である．

初期の単純糖尿病網膜症では，毛細血管壁の変化による毛細血管瘤，血液の漏れにより脂質などが沈着した硬性白斑，囊胞性浮腫などが発生する．

2. 前増殖糖尿病網膜症

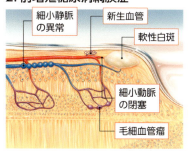

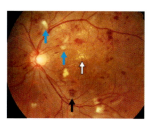

眼底像．←は出血，⇐は硬性白斑，←は軟性白斑である．

網膜内の細小動脈が閉塞して血行がとだえ，周囲の神経線維が虚血に陥り軟性白斑となるほか，細小静脈の異常（ビーズ状拡張）や新生血管の出現がみられる．

3. 増殖糖尿病網膜症

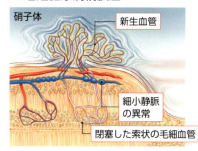

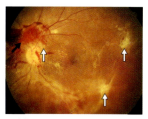

眼底像．⇐は線維血管性増殖組織，←は出血．

新生血管が増えて硝子体中に伸び出す．新生血管は硝子体と網膜を癒着させて線維血管性増殖組織を形成し，硝子体が加齢などにより液化，収縮すると，網膜を牽引して網膜剝離がおこる．

大切である．

●糖尿病網膜症

【特徴】 糖尿病による血管の病変が，網膜の血管におよんだものが糖尿病網膜症である（図3）．毛細血管や，硝子体に伸びた新生血管が破れたり，硝子体から網膜がはがれるなどして出血がおこる．

【症状】 少量の出血では自覚症状はないが，出血が多くなると，視野に黒い暗点が現れたり，小さな虫が飛んでいるように感じられる飛蚊症（31ページ）が現れたりする．黄斑に出血が生じたり，ほかの場所であっても出血が多いと視力が低下し，失明に至ることがある．

【経過】 はじめのうちは病変が網膜内にとどまる単純糖尿病網膜症であるが，網膜が虚血に陥る前増殖糖尿病網膜症を経てしだいに病変が硝子体に波及し，増殖糖尿病網膜症へと進む．増殖糖尿病網膜症では，硝子体内に増殖した組織に引っ張られて，牽引性網膜剝離（31ページ）をおこしたり，虹彩やその根元の隅角に新生血管が生じて緑内障をおこし，失明することもある．早期からの血糖コントロールとともに，定期的な眼底検査が重要である．

（沖坂 重邦）

retinal detachment

網膜剝離

●関連のある病気：
網膜静脈閉塞症 ➡28ページ　糖尿病網膜症 ➡29ページ
悪性黒色腫（メラノーマ）➡176ページ

1 網膜の構造と網膜剝離の病態

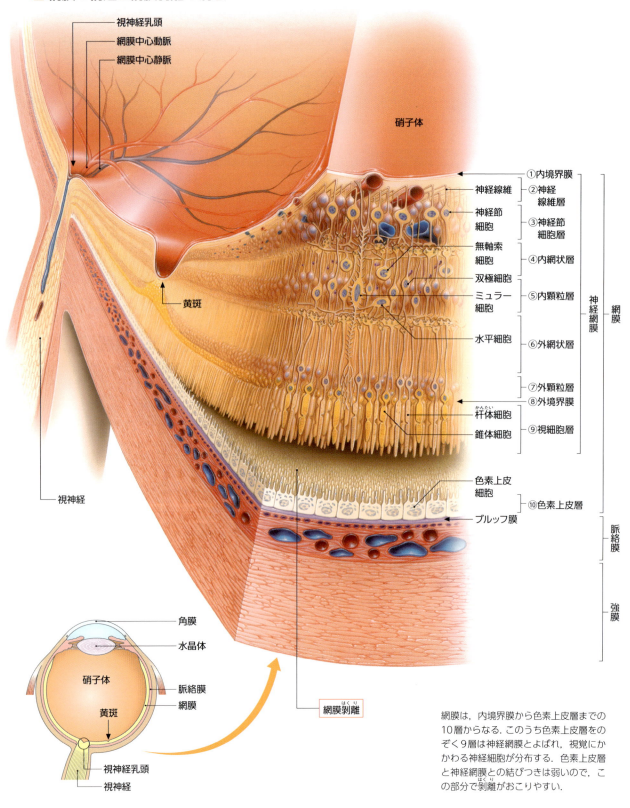

網膜は，内境界膜から色素上皮層までの10層からなる．このうち色素上皮層をのぞく9層は神経網膜とよばれ，視覚にかかわる神経細胞が分布する．色素上皮層と神経網膜との結びつきは弱いので，この部分で剝離がおこりやすい．

2 裂孔原性網膜剥離の経過と自覚症状

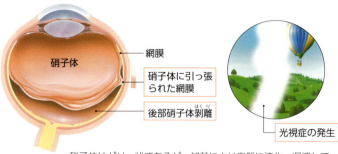

硝子体はゼリー状であるが，加齢により自然に液化，収縮して，後部が網膜から離れる．その際，網膜との間に癒着があるとうまく離れずに網膜を引っ張り，その刺激によって光視症が現れる．

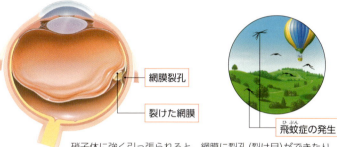

硝子体に強く引っ張られると，網膜に裂孔（裂け目）ができたり，一部分がちぎれて円孔が生じたりする．このときにおこる出血などによって，眼前に小さな虫が飛んでいるような飛蚊症が現れる．

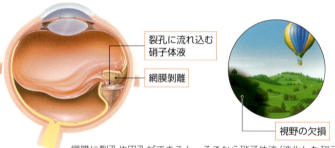

網膜に裂孔や円孔ができると，そこから硝子体液（液化した硝子体）が網膜の下に流れ込むため，神経網膜が色素上皮層からはがれて浮き上がる．その結果，剥離した部分の視野が欠損する．

3 非裂孔原性網膜剥離

1. 牽引性網膜剥離

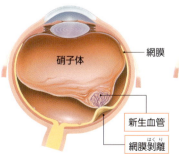

網膜の新生血管が硝子体中に伸びて増殖組織となり，硝子体と網膜を癒着させると，硝子体の液化，収縮の際に網膜が牽引されるため，剥離がおこる．

2. 滲出性網膜剥離

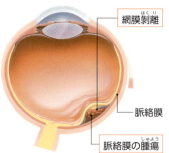

脈絡膜や網膜に腫瘍や炎症があると，そこからの滲出液が神経網膜と色素上皮層の間にたまり，網膜剥離をおこす．

　網膜は神経網膜と色素上皮層からなるが，両者の接着はそれほど強いものではない．なんらかの原因で神経網膜が色素上皮層からはがれ，網膜の前方の硝子体へ浮き上がった状態を網膜剥離という（図1）．

【原因と種類】 裂孔原性網膜剥離と非裂孔原性網膜剥離に大別され，後者には牽引性と滲出性がある．①裂孔原性網膜剥離：網膜の一部に裂孔（裂け目）や円孔ができ，そこから液化した硝子体が網膜の下に流れ込んで網膜がはがれる（図2）．②牽引性網膜剥離：硝子体や，糖尿病網膜症，網膜静脈閉塞症などで硝子体中に形成された増殖組織が網膜に癒着することにより，網膜が牽引されて剥離がおこる（図3-1）．③滲出性網膜剥離：原田病など脈絡膜の炎症，悪性黒色腫，血管腫など脈絡膜の腫瘍，網膜芽細胞腫や血管腫など網膜の腫瘍により，滲出液が神経網膜と色素上皮層の間にたまり，網膜を押し上げて剥離させる（図3-2）．

【症状と経過】 網膜はゼリー状の硝子体によって前方から押されている．近視の強い人や中高年の硝子体は，一部が液化して全体に収縮するため，網膜が牽引されることがある．一方，網膜には薄い部分ができ，裂孔が生じやすくなる．牽引や裂孔によって網膜は刺激され，眼の前に光が飛んでいるように感じる光視症がおこる（図2）．また出血などにより硝子体に濁りが生じると，蚊や煤煙のようなものが眼の前にみえる飛蚊症が現れる．網膜剥離に至ると視野が欠損し，剥離が広がるにつれて，欠損の部分も広がっていく．裂孔が上方の網膜にできると剥離がはやく進行し，黄斑（網膜の中心部．もっとも感度がよい部分）に達すると視力が低下する．黄斑に円孔ができた場合は，剥離に至っていなくても視力は低下する．網膜剥離が眼底全体におよぶと，網膜は視神経乳頭を中心にはがれて失明する．

【治療】 剥離の程度が軽く，黄斑におよんでいなければ，裂孔閉鎖手術で視力回復は可能である．剥離して日数を経ると，網膜をもとの位置に戻しても，視野欠損や視力低下が残りやすい．黄斑円孔の場合も，早期では視力回復は可能だが，時間が経ったものではむずかしい．　　　　（沖坂 重邦）

otitis media

中耳炎

●関連のある病気：
顔面神経麻痺➡24ページ　アレルギー性鼻炎➡34ページ
アデノイド増殖症➡43ページ　咽頭がん➡46ページ
髄膜炎➡46ページ

1 耳の構造

耳は，耳介と外耳道からなる外耳，鼓膜と耳小骨，鼓室からなる中耳，蝸牛と前庭，半規管からなる内耳に区分される．

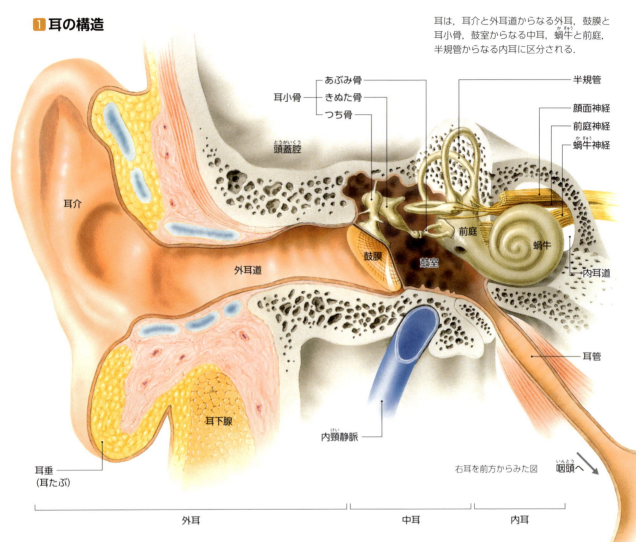

2 中耳

1. 中耳腔

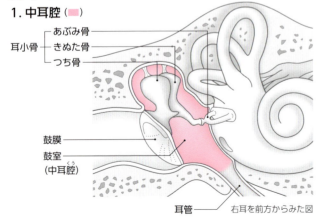

鼓膜と内耳にはさまれた空間が鼓室であり，中耳腔ともいう．中には，つち骨，きぬた骨，あぶみ骨からなる耳小骨を含む．鼓室の前方では，耳管を通じて咽頭と空気のやり取りが行われている．

2. 鼓膜

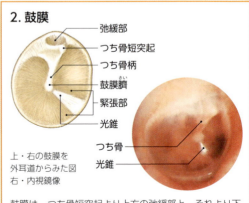

上・右の鼓膜を外耳道からみた図
右・内視鏡像

鼓膜は，つち骨短突起より上方の弛緩部と，それより下方の緊張部に分けられる．外耳道から鼓膜をみると，耳小骨のひとつであるつち骨が透見される．また，鼓膜の下方が明るくみえ，光錐として観察される．

❸ 中耳炎の病態

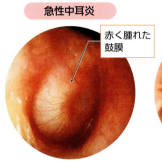
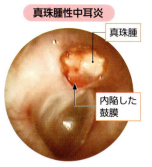

急性中耳炎：鼓膜の発赤，腫脹がみられる．中耳に分泌物(膿汁)が貯留し，鼓膜が膨隆することも多い．

滲出性中耳炎：中耳に，気泡を含んだ分泌物の貯留がみられる．鼓膜は内陥している．

慢性中耳炎：鼓膜に穿孔を生じ，穿孔内部に耳漏がみられる．

真珠腫性中耳炎：鼓膜弛緩部が内陥し，そこに角化物が貯留している(真珠腫)．

右の鼓膜を外耳道からみた内視鏡像(4点とも)

❹ 中耳炎による難聴

1. 音が聞こえるしくみ

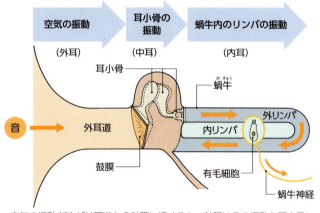

空気の振動(音)が外耳道から鼓膜に達すると，鼓膜はその振動を耳小骨に伝える．耳小骨は鼓膜の振動を増幅して，内耳の中の液体(外リンパ)に伝える．外リンパの振動は内リンパへ伝わり，有毛細胞で電気信号に変換され，蝸牛神経を通して脳へ伝えられる．

2. 慢性中耳炎の場合

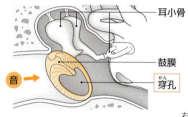

鼓膜に穿孔を生じているため，音による空気の振動が鼓膜を通じて耳小骨に十分に伝わらず，難聴となる．

右耳を前方からみた図

3. 真珠腫性中耳炎の場合

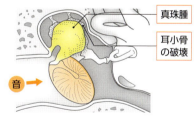

真珠腫により耳小骨が破壊されるため，鼓膜の振動が耳小骨を通じて内耳に十分に伝わらず，難聴となる．

中耳炎は，鼓膜の内側に存在する中耳腔(図❷)に生じた炎症である．急性中耳炎，滲出性中耳炎，慢性中耳炎，真珠腫性中耳炎などがある(図❸)．

【急性中耳炎】 鼻炎や咽頭炎などの上気道炎(55ページ図❸)がおこり，その原因となった細菌が耳管を介して中耳に入ると，中耳腔で急性炎症をひきおこして生じる．急激な耳痛，発熱，難聴がみられる．耳痛は，発症当初は軽度の圧迫感であるが，しだいに刺すような拍動性の痛みとなり，鼓膜に穿孔ができて耳漏(外耳道に生じる分泌物)を生じると軽快することが多い．炎症が軽度であれば37℃程度の発熱であるが，重度の場合は39℃程度まで上がり，悪寒をともなうこともある．

【滲出性中耳炎】 アデノイド増殖症やアレルギー性鼻炎，上咽頭がんなどにより耳管機能不全が生じて中耳の換気が障害され，分泌物が貯留することで生じる．耳痛はなく，軽度から中等度の難聴がみられる．滲出性中耳炎を放置すると，鼓膜が中耳粘膜と癒着する癒着性中耳炎や，二次性の真珠腫性中耳炎をひきおこすこともあるため，早期の治療がのぞまれる．

【慢性中耳炎】 急性中耳炎の反復などによって，鼓膜に穿孔を生じた病態である．耳痛はみられないが，慢性的な耳漏と難聴を生じる(図❹-2)．

【真珠腫性中耳炎】 耳管の機能不全によって，鼓膜弛緩部が内陥し，そこに白色の角化物(デブリ)が貯留した真珠腫に起因する．炎症などをきっかけに内陥した部分が徐々に増大し，周囲の骨を破壊するのが特徴である．おもな症状は，膿性の耳漏と進行性の難聴である(図❹-3)．真珠腫が増大し，内耳や脳硬膜，顔面神経などにおよぶと，難聴やめまい，頭痛，顔面神経麻痺などを生じる．髄膜炎や，内耳炎，脳膿瘍など有害な合併症をひきおこすこともあるため，早期の手術による治療が必要である．

(岩﨑 真一)

allergic rhinitis

アレルギー性鼻炎

●関連のある病気：
アレルギー ➡ 170ページ

1 鼻腔の構造

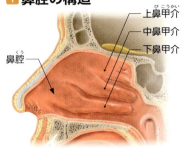

鼻腔は空気の出入り口であり，鼻粘膜に覆われている．外側壁には，上・中・下の3つの棚板のような突起（鼻甲介）を有し，それぞれの鼻甲介の下には，上・中・下の3つの鼻道がある．

2 アレルギー性鼻炎の分類

通年性アレルギー性鼻炎		季節性アレルギー性鼻炎（花粉症）
季節を問わない	好発時季	春，秋など花粉飛散期
3歳〜10歳代	発症年齢	10〜20歳代
男性に多い	性差	女性に多い
ハウスダスト，ダニ，真菌（カビ），ペット（イヌ，ネコ）など	原因抗原	スギ，ヒノキ，ヨモギ，ブタクサなどの花粉

3 アレルギー性鼻炎のおこるしくみ

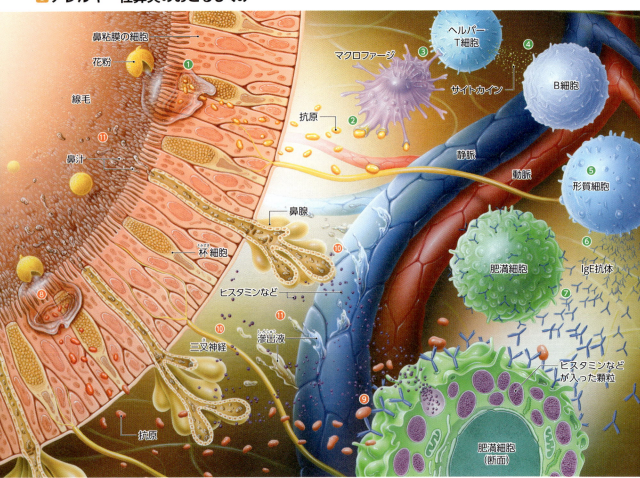

【感作】
①鼻腔に入った抗原（図では花粉）が鼻粘膜に付着し，粘膜内に侵入する．
②マクロファージが抗原を取り込んで処理する．
③マクロファージは，抗原についての情報をヘルパーT細胞に伝える．
④その情報が，サイトカインを介してB細胞に伝わる．
⑤情報を受けたB細胞は活性化し，増殖を繰り返して抗体（免疫グロブリン）を作る形質細胞となる．
⑥形質細胞は，抗原に対するIgE抗体（免疫グロブリンE抗体）を作って放出する．
⑦IgE抗体は血管などを通じて全身に運ばれ，全身の肥満細胞の表面に付着する．この状態を感作の成立という．

【発症】
⑧ふたたび抗原（花粉）が鼻腔に入って，粘膜内に侵入する．
⑨抗原が肥満細胞表面のIgE抗体と結合する．
⑩肥満細胞から化学伝達物質（ヒスタミンなど）が放出され，三叉神経，鼻腺，血管に作用する．
⑪三叉神経が刺激されてくしゃみがおこる．鼻腺からは鼻汁の分泌が増加する．また，血管壁の透過性が高まり血管から滲出液が漏れるため，鼻粘膜がむくんで鼻づまりがおこる．

4 アレルギー性鼻炎の病態

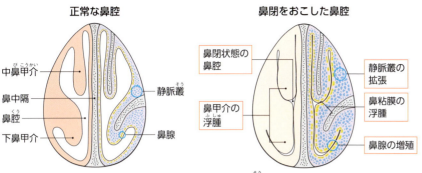

5 年齢層別の有病率

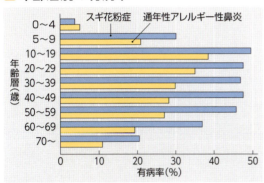

通年性アレルギー性鼻炎の有病率は10歳代でもっとも高く、スギ花粉症では10～60歳代で高くなっている.

松原 篤ほか：日耳鼻 2020；123：485-490より許可を得て改変

6 重症度の分類　※1 1日の平均発作回数　※2 1日の平均鼻かみ回数

鼻閉 \ くしゃみ発作※1または鼻漏※2	21回以上	11～20回	6～10回	1～5回	1回未満
1日中完全につまっている	最重症				
鼻閉が非常に強く、口呼吸が1日のうちかなりの時間ある		重症			
鼻閉が強く、口呼吸が1日のうちときどきある			中等症		
口呼吸はまったくないが鼻閉あり				軽症	
鼻閉なし					無症状

鼻アレルギー診療ガイドライン作成委員会・日本耳鼻咽喉科免疫アレルギー感染症学会 編：鼻アレルギー診療ガイドライン 2024年版より引用

　アレルギー性鼻炎は、鼻腔を覆う鼻粘膜（図1）において生じるアレルギー反応（I型アレルギー、170ご図6）に起因する疾患で、頻度が高いアレルギー性疾患として知られている. 発作性のくしゃみ、透明でさらさらとした鼻汁、鼻閉（鼻づまり）の3つを主症状とする.

【原因と分類】　アレルギーの原因となる抗原がダニやハウスダスト、真菌（カビ）などで、季節を問わず症状があるものを通年性アレルギー性鼻炎とよび、スギやヒノキ、ヨモギ、ブタクサなどの花粉が抗原となり、特定の季節のみ症状があるものを季節性アレルギー性鼻炎（花粉症）という（図2）.

【発症のしくみ】　アレルギー性鼻炎を発症しやすい体質の人が、繰り返し抗原を鼻内に吸入すると、体内でその抗原に対するIgE抗体（免疫グロブリンE抗体）が産生されて全身の肥満細胞の表面に付着し、アレルギーの感作が成立する（図3）.

　感作の成立後、抗原が鼻粘膜に付着すると（抗原曝露）、肥満細胞上のIgE抗体と結合し、肥満細胞からヒスタミンをはじめとするさまざまな化学伝達物質が放出され、鼻粘膜の血管に作用する. その結果、血管壁の透過性亢進、静脈のうっ滞などをひきおこし、鼻汁の分泌や鼻粘膜の浮腫を生じ、鼻閉がおこる（図4）. また、化学伝達物質が三叉神経に作用することで、くしゃみ発作を生じる. これらの反応は、抗原曝露の直後に生じることから、即時相反応とよばれる.

　上記の一連の反応が生じたあとにも、肥満細胞や一部のリンパ球でさまざまなサイトカインや化学伝達物質が産生され、好酸球などの炎症細胞が鼻粘膜に侵入して鼻粘膜の腫脹を生じ、鼻閉をひきおこす. この反応は抗原曝露後、6～10時間後にみられることから、遅発相反応とよばれる.

【症状】　多量の水様の鼻汁、発作性に頻発するくしゃみ、鼻閉といった症状が一般的で、早朝に多く発現する. 症状の発現に先立ち、鼻内の異常感やかゆみを感じることが多い. さらに鼻根部（鼻の付け根付近）や前頭部の痛み、流涙、咳、嗅覚の低下をうったえることもある. 抗原の回避や除去のほか、基本的には症状の強さ（図6）などに応じて薬物治療を行う.（岩﨑 真一）

sinusitis

副鼻腔炎

●関連のある病気：
中耳炎➡32ページ　アレルギー性鼻炎➡34ページ
むし歯➡38ページ　髄膜炎➡46ページ
気管支炎➡55ページ　アレルギー➡170ページ

1 副鼻腔の構造

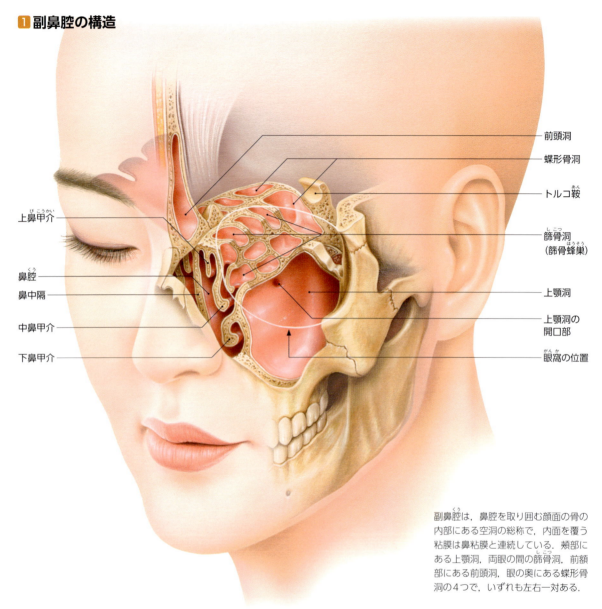

副鼻腔は，鼻腔を取り囲む顔面の骨の内部にある空洞の総称で，内面を覆う粘膜は鼻粘膜と連続している．頬部にある上顎洞，両眼の間の篩骨洞，前額部にある前頭洞，眼の奥にある蝶形骨洞の4つで，いずれも左右一対ある．

2 副鼻腔炎のおこり方（上顎洞炎の場合）

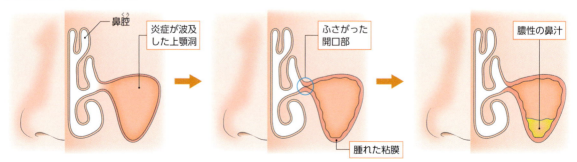

かぜ（ウイルス感染）やアレルギーによる鼻腔の炎症が副鼻腔に波及する．

副鼻腔粘膜の腫れ，鼻汁などの分泌物によって，鼻腔への開口部がふさがる．

鼻汁は膿性となるため排泄できなくなり，副鼻腔にたまる．

3 副鼻腔炎の経過

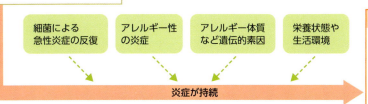

4 鼻茸

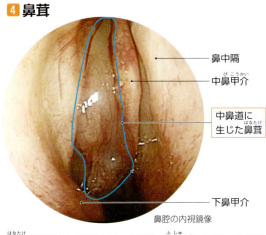

鼻茸の内視鏡像

鼻茸は炎症性の病変であり，鼻粘膜の浮腫がひきおこす肥厚により生じる．慢性副鼻腔炎では中鼻道（中鼻甲介の下のすき間）にみられることが多い．鼻閉や嗅覚障害の原因となる．

5 副鼻腔炎の合併症

● 重大な合併症　● その他の合併症

重大な合併症は，眼窩内合併症や頭蓋内合併症である．眼窩内合併症では眼球突出や視力障害，頭蓋内合併症では頭痛，発熱，嘔吐などがみられる．ほかに中耳炎，咽頭炎，喉頭炎，気管支炎をきたすこともある．

副鼻腔は，鼻腔の周囲にある空洞で，上顎洞，篩骨洞，前頭洞，蝶形骨洞からなり，それぞれ鼻腔と連絡している（図1）．副鼻腔炎は，これらの副鼻腔に炎症が生じた状態を指す．急性と慢性に大別される．

【原因と種類】 発症後1ヵ月以内に症状が消失するものが急性副鼻腔炎（図3）である．鼻腔の急性炎症（おもにウイルス感染）や上気道炎（55㌻図3）の炎症が副鼻腔におよぶと，副鼻腔粘膜の腫れや鼻汁によって，鼻腔と副鼻腔の交通路である開口部が閉鎖し，副鼻腔内に膿性の鼻汁が貯留する（図2）．

急性副鼻腔炎が治癒せず，3ヵ月以上症状が持続するのが慢性副鼻腔炎である．細菌による急性炎症の反復や，アレルギー性の炎症，遺伝的素因，栄養状態や生活環境などが症状の遷延に影響する．慢性副鼻腔炎のうち，鼻茸がみられ（図4），鼻汁中に好酸球（白血球の一種）がみとめられる難治性の好酸球性副鼻腔炎が近年増加している．

【症状】 急性副鼻腔炎では，頰部，鼻根部（鼻の付け根付近），前頭部，眼球後部の充満感や疼痛を生じ，重症例では，顔面皮膚や眼瞼の発赤，浮腫などがみられることもある．発熱，食欲不振，倦怠感などをともなう．

慢性副鼻腔炎では，膿性の鼻汁，鼻閉（鼻づまり），慢性的な頭重感を生じ，嗅覚障害をともなうことも多い．むし歯（う歯）の炎症が上顎洞に波及する副鼻腔炎（歯性上顎洞炎）では，悪臭の強い鼻漏（鼻汁の流出）をみとめる．鼻汁がのどに流れ込む後鼻漏がある場合には，のどの違和感や夜間の咳などを生じる．

【合併症】 副鼻腔は眼や脳とは薄い骨で仕切られており，炎症が波及して眼窩内や頭蓋内に合併症を生じやすい（図5）．眼窩内合併症には眼窩蜂巣炎や眼窩膿瘍があり，眼瞼の発赤や腫脹，疼痛，眼球突出などが現れる．頭蓋内合併症には化膿性髄膜炎や脳膿瘍があり，頭痛や高熱，悪寒，意識障害などを生じる．また，炎症が咽頭や喉頭，中耳におよぶと，咽頭炎や喉頭炎，中耳炎を，下気道におよぶと，慢性気管支炎やびまん性汎細気管支炎を生じることもある． （岩﨑 真一）

dental caries, periodontal disease

むし歯, 歯周病

● 関連のある病気：
誤嚥性肺炎 ➡ 70ページ　心内膜炎 ➡ 70ページ
動脈硬化 ➡ 136ページ　糖尿病 ➡ 154ページ

1 歯の内部構造

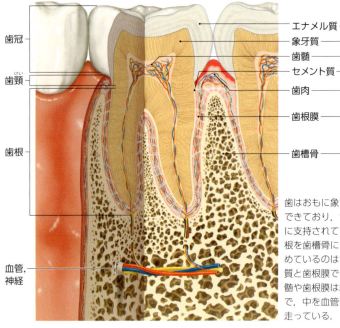

歯はおもに象牙質からできており，歯周組織に支持されている．歯根を歯槽骨につなぎとめているのはセメント質と歯根膜である．歯髄や歯根膜は結合組織で，中を血管や神経が走っている．

2 むし歯, 歯周病の生じた歯

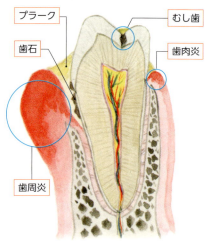

むし歯や歯周病は，歯の表面にプラーク（歯垢）が形成されることで生じる．プラークに唾液中のカルシウムなどが付着して石灰化したものが歯石であり，歯周病を進行させる．歯周病には，歯肉におこる歯肉炎と，歯槽骨まで炎症が波及した歯周炎がある．

3 むし歯の進行経過と治療

1度　2度　3度　4度

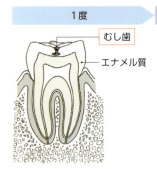
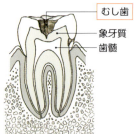
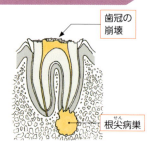

エナメル質が溶けた状態（初期むし歯）が続くと，穴があく．自覚症状はないことが多い．
【治療】穴があいてしまった場合はむし歯の部分を削りとり，レジン（合成樹脂）をつめる．

むし歯が象牙質に達する．歯髄から出た神経の一部が入る象牙細管が無数にあるため，冷たいものや甘いものがしみる．
【治療】レジンまたは強度の高い金属やセラミックをつめる．

むし歯が神経のある歯髄まで達し，歯髄炎をおこす．自発痛が生じ，冷温刺激で増強する．
【治療】神経を抜いて（抜髄），歯髄腔を無菌化し（根管治療），金属やセラミックをかぶせる．

歯冠の大部分が崩壊し，歯根のみが残る．歯髄の神経が死んで痛みが消失することもある．
【治療】抜歯．歯根の先端部に根尖病巣（肉芽腫や嚢胞）がある場合は病巣の切除も必要となる．

　口の中には300〜500種類の細菌が存在している．細菌が飲食物の糖を利用して増殖し，グルカンという糊のような物質を産生することで，歯の表面にはプラーク（歯垢）とよばれる細菌の集合体が形成される．プラーク1mg中には10億を超える細菌が存在するといわれており，むし歯や歯周病の原因となる．

● むし歯
【原因】むし歯は，歯（図1）のエナメル質，象牙質，セメント質が破壊される病気である．プラーク中の細菌が産生する酸により歯が溶けて感染が生じ，感染の進行により歯が徐々に崩壊する（図2）．
【症状と特徴】初期では自覚症状がないことが多いが，進行すると歯髄炎となり，冷温痛や自発痛が生じる（図3）．好発部位は，咬合面のくぼみ，歯頸，歯と歯の間である．むし歯の予防には，歯磨き（ブラッシング）によるプラークの除去と糖分の摂取制限，フッ化物

4 歯周病の進行経過と治療

| 歯肉炎 | 歯周炎 軽度 → 中等度 → 重度 |

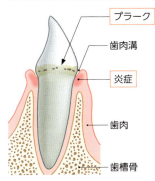
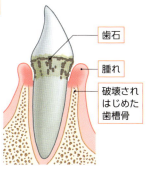
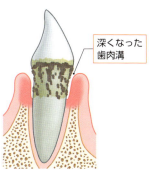
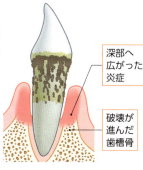

歯と歯肉の間（歯肉溝）にプラークがたまり，歯肉に炎症がおこって腫れ，歯肉溝が深くなる．
【治療】ブラッシングによるプラークコントロール（歯垢除去）が有効である．

歯肉の炎症が深部に向かって波及し，歯肉溝はさらに深くなる．歯槽骨の破壊もはじまる．
【治療】プラークコントロールやスケーリング（専用の器具によるプラークや歯石の除去）．

歯根長の1/3〜1/2の歯槽骨が破壊され，歯がぐらつく．歯肉の腫れや出血のほか，痛みや排膿をともなうこともある．
【治療】軽度の治療に加え，薬物療法や外科療法（病巣の切除）．

炎症が歯根の先端付近へ広がり，歯根長の1/2以上の歯槽骨が破壊される．歯の動揺が顕著で咀嚼は困難．口臭もみられる．
【治療】歯槽骨の再生療法，歯の固定のほか，抜歯が行われる．

5 歯周病の病態

歯肉炎

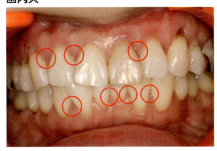

炎症がおこっている部分の歯肉は，光沢を帯びて，腫脹している（○）．

歯周炎

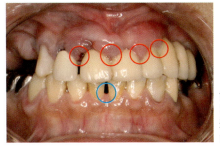

歯肉の腫脹（○）に加え，歯肉の退縮（○）や出血がみられる．

6 歯周病の全身への影響

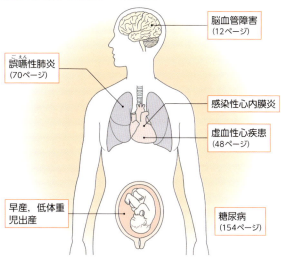

歯周病をひきおこす細菌が血管に入り込むと動脈硬化を生じやすく，血流障害により脳や心臓の疾患につながる．また，細菌が血流を介して生殖器や心臓へ達したり，唾液に混じって誤って気管や肺へ入った場合，疾患や障害が生じる．なお，歯周病は糖尿病の症状を悪化させるだけでなく，糖尿病になると歯周病を合併しやすい．

の利用などが有効である．

● **歯周病**

【分類と原因】 プラーク中の細菌が産生する毒素により歯肉（歯茎）や歯槽骨などの歯周組織に炎症が生じた状態が歯周病で，炎症が歯肉に限局している歯肉炎と，炎症が歯槽骨にも波及している歯周炎に大別される（図 5）．進行すると歯肉溝が深くなり，歯槽骨が徐々に溶けて歯を喪失する（図 4）．歯磨きが不十分なことでプラークの形成が促進され，喫煙やストレス，加齢，免疫機能の低下，遺伝などが加わると，発症の危険性が高まり，重症化もしやすい．

【全身への影響】 近年，歯周病が全身のさまざまな疾患の誘因となることが明らかになってきている（図 6）．歯周組織の炎症が慢性化することで，細菌などが血流を介して全身に波及するためと考えられ，歯周病の予防は全身の疾患の予防にもつながる． （黒川 仁）

stomatitis, tongue cancer

口内炎，舌がん

●関連のある病気：
咽頭がん ➡ 46ページ　　HIV感染症 ➡ 144ページ
単純ヘルペス ➡ 150ページ　自己免疫疾患 ➡ 171ページ
ベーチェット病 ➡ 177ページ

1 口腔の構造

口唇
硬口蓋
軟口蓋
咽頭の後壁
口蓋垂
口蓋扁桃
頰粘膜
舌
舌小帯
歯
歯肉

口腔には食物を咀嚼・嚥下する歯や舌があり，口腔に面する壁は，歯を除いて口腔粘膜に覆われている．

2 口内炎の形状

アフタ	直径数mm以下の円形の浅い潰瘍．表面は白色の膜様物で覆われ，周辺には発赤がみられる
びらん，潰瘍	粘膜上皮，その下層の結合組織の浅い欠損はびらん，組織欠損がさらに深部におよぶと，潰瘍とよばれる
水疱	直径5mm以上の，透明な液体を含んだ隆起性の発疹．破れるとびらんや潰瘍となる
紅斑	粘膜の一部が赤く変化するもの．毛細血管の拡張によって生じ，盛り上がりはなく平坦である
白斑	メラニン色素の減少や消失により，粘膜の一部が正常な部分とくらべて白くみえる状態

口内炎の形状は多様であるが，アフタがもっとも多い．アフタは発赤状の病変が進展して形成される．

アフタ性口内炎

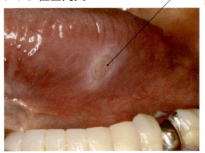

アフタ

強い接触痛や熱い飲食物がしみるなどの症状がみられる．原因は明らかではない．1〜2週間で治癒するが，1〜3ヵ月間隔で再発を繰り返すことがある．

3 おもな口内炎の病態

口腔カンジダ症

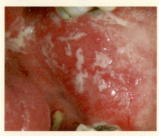

口腔粘膜に，カンジダ菌のかたまりである白苔（黄白色の付着物）が広がる疾患．白苔はぬぐうと剝離し，発赤やびらんを呈する．カンジダ菌は常在菌で，免疫力低下により日和見感染をおこす．

口唇ヘルペス

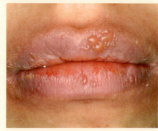

上気道感染（55ページ図3）や発熱，日光，ストレス，疲労などをきっかけに発症する単純ヘルペス．口唇に掻痒感や疼痛が生じ，小水疱ができたあとかさぶたとなり1〜2週間で治るが再発も多い．

手足口病

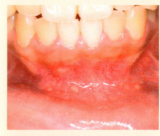

口腔粘膜に加え，手足の皮膚にも小紅斑や水疱ができる，幼少期に多い疾患．水疱はつぶれるとびらんとなり，疼痛をともなう．原因はコクサッキーウイルスA16やエンテロウイルス71である．

尋常性天疱瘡

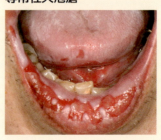

難治性の自己免疫疾患．水疱や，疼痛をともなうびらんや潰瘍が生じ，摂食困難となる．自己を攻撃するIgG抗体が，デスモグレイン3というタンパク質の機能を阻害することで水疱ができる．

扁平苔癬

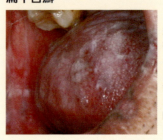

炎症をともなう難治性の疾患で，口腔粘膜にレース状や網状の白斑を呈する．頰粘膜に好発し，舌，歯肉にもみられる．ときに皮膚にも発生する．原因は不明である．約1％はがん化するとされる．

4 舌の構造

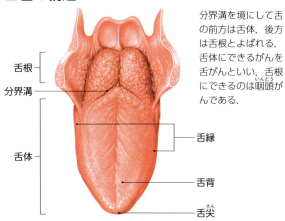

分界溝を境にして舌の前方は舌体，後方は舌根とよばれる．舌体にできるがんを舌がんといい，舌根にできるのは咽頭がんである．

5 舌がんの病態

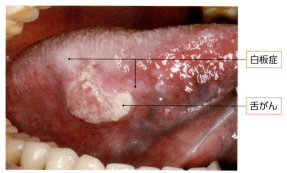

舌がんの9割は舌縁に生じる．がんは硬く大きく膨らみ，表面は白みや赤みを帯び，キメが粗くザラザラしている．がんの周囲には白くてやや硬さのある白板症がみられ，こすっても消失しない．

6 舌がんの病期

●腫瘍の大きさ／深達度など　●リンパ節転移，遠隔転移など

I 期	II 期	III 期	
●最大径2cm以下／深さ5mm以下（①） ●リンパ節転移なし	●最大径2cm以下／深さ5mmを超えるまたは最大径2～4cm／深さ10mm以下（②） ●リンパ節転移なし	●最大径2～4cm／深さ10mmを超えるまたは最大径4cmを超える／深さ10mm以下（③） ●リンパ節転移なし	●①，②，③のいずれか ●がんと同側のリンパ節に最大径3cm以下の転移が1個あり，かつ節外浸潤なし

IVA期		IVB期		IVC期
●最大径が4cmを超える／深さ10mmを超えるまたは下顎あるいは上顎の骨を貫通，または上顎洞あるいは顔面皮膚に浸潤（④） ●リンパ節転移なし，またはがんと同側のリンパ節に最大径3cm以下の転移が1個あり，かつ節外浸潤なし	●①，②，③，④のいずれか ●がんと同側のリンパ節に最大径3～6cmの転移が1個あり，または同側のリンパ節に最大径6cm以下の転移が2個以上ある，または両側あるいは対側のリンパ節に最大径6cm以下の転移あり．いずれも節外浸潤なし	●大きさや深達度を問わない ●リンパ節に最大径6cmを超える転移あり，かつ節外浸潤なし，またはリンパ節に1個以上の転移あり，かつ節外浸潤あり	●咀嚼筋間隙，翼状突起，頭蓋底に浸潤，または内頸動脈のまわりを取り囲む ●リンパ節の転移は問わない，遠隔転移なし	●大きさや深達度を問わない ●リンパ節の転移は問わない，遠隔転移あり

日本頭頸部癌学会　編：頭頸部癌診療ガイドライン2022年版，金原出版，2022より作成

　口内炎とは，口腔粘膜（図1）に生じる炎症の総称である．見た目はさまざまであるが，アフタとよばれる浅い潰瘍のみられるものが多い．舌がんは，口腔粘膜に生じる悪性腫瘍（口腔がん）のひとつであり（図5），口腔がんの中でもっとも発症頻度が高い．

●口内炎

【原因と特徴】　口内炎の原因は多岐にわたる．口唇ヘルペス，手足口病，ヘルパンギーナはウイルス感染によっておこり，口腔カンジダ症や口腔梅毒は細菌・真菌感染によって生じる（図3）．また，尋常性天疱瘡やベーチェット病（177ページ）は自己免疫疾患である．アフタ性口内炎の原因はストレスと考えられているが，明らかになっていない．口内炎の背後には，種々の疾患が潜んでおり，口内炎自体はそれらの前駆症状または部分症状として現れることが多い．

【症状】　アフタ，紅斑，水疱，びらんなどを呈する（図2）．アフタはアフタ性口内炎，ウイルス感染による口内炎，ベーチェット病でみられる．疼痛や腫脹などが生じるが，無症状の場合もある．

●舌がん

【原因と特徴】　舌がんの患者は，高齢化にともない増加している．喫煙が最大の危険因子と考えられており，飲酒と組み合わさることで，さらにリスクが高まる．その他，食物による化学的刺激，むし歯や不適合な歯のかぶせものなどによる慢性的な刺激，口腔不衛生による慢性炎症（舌炎）などがあげられる．さらに，ヒトパピローマウイルスが発症に関与するとの報告がある．なお，前がん病変として白板症（図5）が重要で，がん化率は約10％とされている．

【症状】　初発症状として，疼痛，発赤・ただれ，異物感，舌の動きの違和感などがあげられ，潰瘍，白斑，腫瘤などがみられる．舌は炎症を生じやすく，舌炎でも舌がんと同様の所見を呈することがあるため，処置をしても炎症が長引く場合は舌がんを疑う．　（黒川 仁）

tonsillitis, adenoid vegetation

扁桃炎，アデノイド増殖症

● 関連のある病気：
滲出性中耳炎 ➡ 33ページ　　IgA腎症 ➡ 99ページ

1 扁桃の位置

扁桃には，大きなものとしては咽頭扁桃，口蓋扁桃，舌扁桃，小さなものとしては耳管扁桃，咽頭側索，咽頭後壁のリンパ小節がある．これらは鼻腔の後部と咽頭の入口部を輪状に取り囲み，ワルダイエル咽頭輪とよばれ，外界からの異物に対する防御的役割を担う．

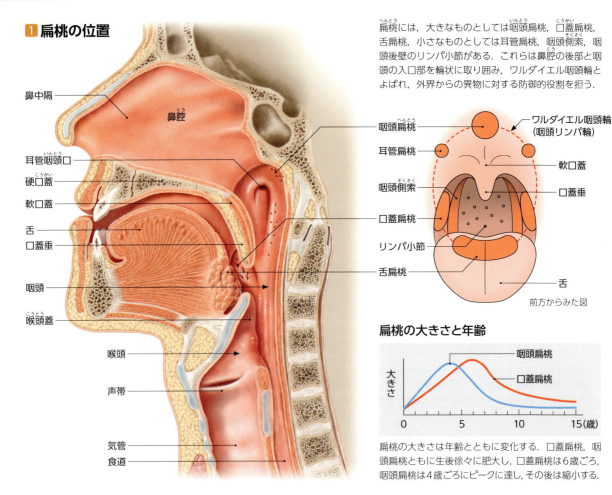

前方からみた図

扁桃の大きさと年齢

扁桃の大きさは年齢とともに変化する．口蓋扁桃，咽頭扁桃ともに生後徐々に肥大し，口蓋扁桃は6歳ごろ，咽頭扁桃は4歳ごろにピークに達し，その後は縮小する．

2 扁桃炎の経過

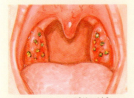

急性扁桃炎
細菌感染により口蓋扁桃が赤く腫れ，黄白色の膿が扁桃表面に付着する．発熱，頭痛，咽頭痛，全身倦怠感などを生じる．

扁桃周囲炎
炎症が扁桃の周囲の組織におよぶ．急性扁桃炎の症状に加えて開口障害も生じる．

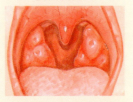

慢性扁桃炎
炎症が長引いたり反復したりすると，扁桃の陰窩（くぼみ）の深部に慢性的な細菌感染を生じ，膿がたまる．扁桃表面は不整となり，炎症を繰り返す．

扁桃周囲膿瘍
扁桃周囲炎が長引くと扁桃周囲の隙間に膿がたまって膿瘍となり，開口障害に加え，はげしい痛みを生じる．

3 扁桃病巣疾患

扁桃の慢性炎症によって，扁桃とは離れた臓器に障害をひきおこす疾患で，扁桃摘出により軽快する．局所免疫の異常が原因とされる．

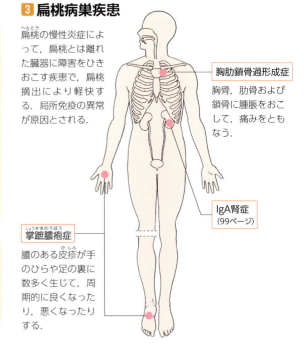

胸肋鎖骨過形成症
胸骨，肋骨および鎖骨に腫脹をおこして，痛みをともなう．

IgA腎症
（99ページ）

掌蹠膿疱症
膿のある皮疹が手のひらや足の裏に数多く生じて，周期的に良くなったり，悪くなったりする．

4 アデノイド増殖症の病態と症状

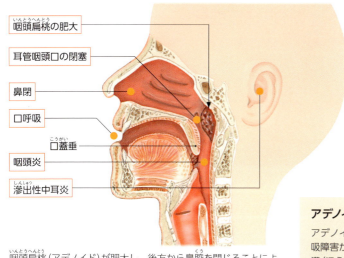
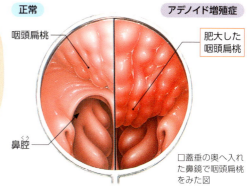

●下からみた咽頭扁桃

正常　　アデノイド増殖症

咽頭扁桃
肥大した咽頭扁桃
鼻腔
口蓋垂の奥へ入れた鼻鏡で咽頭扁桃をみた図

咽頭扁桃の肥大
耳管咽頭口の閉塞
鼻閉
口呼吸
口蓋垂
咽頭炎
滲出性中耳炎

咽頭扁桃（アデノイド）が肥大し，後方から鼻腔を閉じることにより，鼻閉（鼻づまり）や口呼吸，咽頭炎やいびきを生じる．また，耳管咽頭口が閉塞することにより，滲出性中耳炎がひきおこされ，難聴をきたす．

アデノイド顔貌

アデノイド増殖症により鼻呼吸障害が慢性化すると，鼻唇溝（ほうれい線）は消失し，口唇も肥厚，表情筋の緊張を失ったアデノイド顔貌を呈する．

5 睡眠時無呼吸症候群

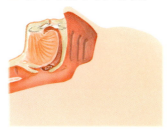
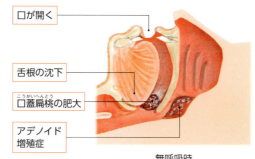

口が開く
舌根の沈下
口蓋扁桃の肥大
アデノイド増殖症

正常　　　　　　　無呼吸時

小児の場合，口蓋扁桃の肥大やアデノイド増殖症などがあると，上気道が狭くなって睡眠時無呼吸症候群に至ることがある．睡眠時無呼吸症候群では，睡眠中に10秒以上の無呼吸状態や低呼吸状態が1時間あたり5回以上おこり，昼間症状として，頭痛，疲れやすさ，眠気，居眠りなど，夜間症状として，いびき，浅い眠り，夜尿症などが生じやすい．

　口蓋扁桃，咽頭扁桃などの咽頭部のリンパ組織を総称して扁桃という（図1）．口蓋扁桃に炎症が生じた状態が扁桃炎で，急性と慢性がある．また，咽頭扁桃（アデノイド）の肥大した状態がアデノイド増殖症である．

●扁桃炎

【原因】　かぜなどに引き続いて口蓋扁桃に細菌感染がおこると急性扁桃炎となる（図2）．口蓋扁桃には多くの陰窩（くぼみ）があるため表面積が大きく，外界からの細菌などに接触しやすい．そのため急性扁桃炎を繰り返しやすく，陰窩に慢性的な細菌感染を生じ，慢性扁桃炎に移行していく．いずれも若年者に多い．

【症状】　急性扁桃炎では，口蓋扁桃の表面が黄白色の膿（膿栓）で覆われ，発熱，頭痛，咽頭痛，全身倦怠感などの症状をきたす．発熱は39～40℃に達することが多く，咽頭痛は嚥下時にとくにはげしい．扁桃周囲に炎症がおよんで扁桃周囲炎や扁桃周囲膿瘍となると，はげしい咽頭痛に加えて，開口障害を生じる．

　慢性扁桃炎になると，咽頭の異物感や咳を生じ，炎症を習慣的に繰り返すようになる．また，慢性扁桃炎をきっかけとして，扁桃以外の場所に二次的に疾患が発生することがある（扁桃病巣疾患，図3）．

●アデノイド増殖症

【原因】　咽頭扁桃は4歳ごろをピークとして生理的に肥大し，その後は徐々に小さくなる（図1）．また，咽頭扁桃は鼻腔の奥にあって，外界からの細菌・ウイルス・異物にさらされやすく，炎症を繰り返すと肥大して，鼻や中耳に悪影響をもたらす（図4）．3～5歳の小児に多発する．

【症状】　肥大した咽頭扁桃が後方から鼻腔を閉じるため，鼻閉（鼻づまり）を生じ，口呼吸による咽頭炎や著明ないびきをひきおこす．表情筋の発育にも影響をおよぼし，アデノイド顔貌を呈する（図4）．耳管咽頭口が閉塞すると滲出性中耳炎をひきおこし，難聴となることが多い．また，睡眠中に一時呼吸が止まるようになり，一晩に何度も呼吸停止を繰り返す睡眠時無呼吸症候群（図5）を生じることもある．

（岩﨑　真一）

basedow's disease, hashimoto's disease

バセドウ病，橋本病

● 関連のある病気：
甲状腺の病気 ➡ 166ページ
自己免疫疾患 ➡ 171ページ

1 甲状腺の位置と構造

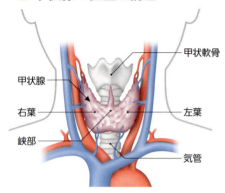

甲状腺は甲状軟骨（のどぼとけ）の下方で，気管を前方から包み込むように位置する．左葉，右葉，それらをつなぐ峡部からなる．皮膚の下にあり，柔らかいので触れない．袋状の大小の濾胞が集まってできている．

2 甲状腺ホルモンの調節

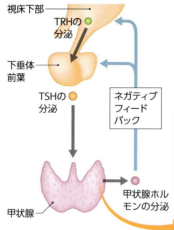

TRH：甲状腺刺激ホルモン放出ホルモン
TSH：甲状腺刺激ホルモン

甲状腺ホルモンは下垂体前葉から分泌される甲状腺刺激ホルモン（TSH）の刺激で分泌され，TSHは視床下部から分泌される甲状腺刺激ホルモン放出ホルモン（TRH）の刺激で分泌される．TRHとTSHの分泌量は血中の甲状腺ホルモンの量を反映して増減する．たとえば甲状腺ホルモンが過剰になると，TRH，TSHの分泌が抑制されて甲状腺ホルモンの分泌が抑えられる（ネガティブフィードバック）．

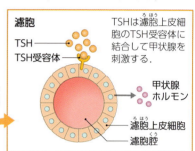

TSHは濾胞上皮細胞のTSH受容体に結合して甲状腺を刺激する．

3 バセドウ病

1．発症のしくみ

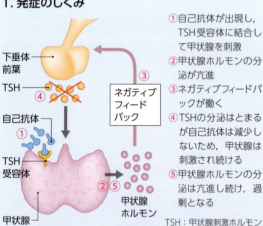

① 自己抗体が出現し，TSH受容体に結合して甲状腺を刺激
② 甲状腺ホルモンの分泌が亢進
③ ネガティブフィードバックが働く
④ TSHの分泌はとまるが自己抗体は減少しないため，甲状腺は刺激され続ける
⑤ 甲状腺ホルモンの分泌は亢進し続け，過剰となる

TSH：甲状腺刺激ホルモン

2．おもな症状

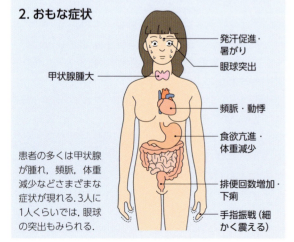

- 発汗促進・暑がり
- 眼球突出
- 甲状腺腫大
- 頻脈・動悸
- 食欲亢進・体重減少
- 排便回数増加・下痢
- 手指振戦（細かく震える）

患者の多くは甲状腺が腫れ，頻脈，体重減少などさまざまな症状が現れる．3人に1人くらいでは，眼球の突出もみられる．

4 橋本病

1．発症のしくみ

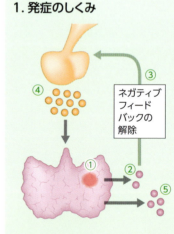

① 免疫系の異常により甲状腺の濾胞上皮細胞が破壊される
② 甲状腺ホルモンの分泌が低下
③ ネガティブフィードバックが解除される
④ TSHの分泌が増加
⑤ 甲状腺ホルモンの分泌は正常に保たれる．ただし，濾胞上皮細胞の破壊が進み，甲状腺ホルモンの不足に陥ることもある

2．おもな症状

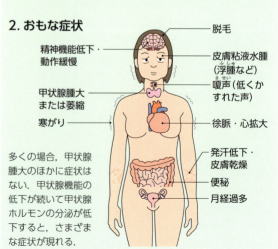

- 脱毛
- 皮膚粘液水腫（浮腫など）
- 嗄声（低くかすれた声）
- 精神機能低下・動作緩慢
- 甲状腺腫大または萎縮
- 寒がり
- 徐脈・心拡大
- 発汗低下・皮膚乾燥
- 便秘
- 月経過多

多くの場合，甲状腺腫大のほかに症状はない．甲状腺機能の低下が続いて甲状腺ホルモンの分泌が低下すると，さまざまな症状が現れる．

44

5 バセドウ病の病態

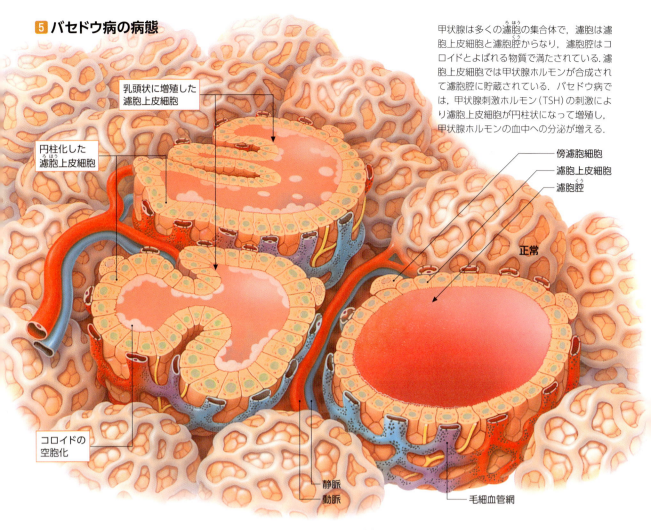

甲状腺は多くの濾胞の集合体で，濾胞は濾胞上皮細胞と濾胞腔からなり，濾胞腔はコロイドとよばれる物質で満たされている．濾胞上皮細胞では甲状腺ホルモンが合成されて濾胞腔に貯蔵されている．バセドウ病では，甲状腺刺激ホルモン(TSH)の刺激により濾胞上皮細胞が円柱状になって増殖し，甲状腺ホルモンの血中への分泌が増える．

乳頭状に増殖した濾胞上皮細胞
円柱化した濾胞上皮細胞
コロイドの空胞化
静脈
動脈
傍濾胞細胞
濾胞上皮細胞
濾胞腔
正常
毛細血管網

　甲状腺は，甲状腺ホルモンを合成して血中に分泌する内分泌腺である．自己免疫疾患（免疫系の異常により自己の組織を攻撃する病気）のおこりやすい臓器で，代表的な疾患は甲状腺ホルモンが過剰になるバセドウ病（図5）や甲状腺の慢性炎症がおこる橋本病である．

●バセドウ病

【甲状腺ホルモン】　甲状腺ホルモンは全身の新陳代謝を高めてエネルギーや熱を産生し，交感神経を刺激して，からだや脳の成長や発達を促す．その合成と分泌は，脳の下垂体前葉から分泌される甲状腺刺激ホルモン(TSH)の増減により調節されている（図2）．

【特徴と原因】　バセドウ病は，甲状腺ホルモンが過剰になる甲状腺機能亢進症である．若い女性に多くみられるが，中高年で発病することもあり，男性にもおこる．TSH受容体に対する自己抗体が作られ，TSHのようにTSH受容体を刺激することで甲状腺ホルモンの合成と分泌の亢進がおこる（図3-1）．自己抗体は，血中の甲状腺ホルモンが過剰になってもTSHのように減少することがなく，TSH受容体が刺激され続けるため

甲状腺機能亢進症に陥り，甲状腺腫大，頻脈などさまざまな症状が現れてくる（図3-2）．発病には，遺伝的要因のほか，ウイルス感染や強いストレス，妊娠・出産などの関与が考えられている．

【類似の病気】　亜急性甲状腺炎（166頁・図4）や無痛性甲状腺炎でも甲状腺ホルモンが過剰になるが，これらは甲状腺の破壊による甲状腺ホルモンの血中への漏出が原因であり，鑑別の必要がある．

●橋本病

　甲状腺の慢性炎症（慢性甲状腺炎）である．甲状腺に対する自己抗体が血中に検出されるが，発病の要因は明確ではない．成人では女性の10人に1人，男性の40人に1人と頻度は高い．免疫系の異常がひきおこす甲状腺の炎症により濾胞上皮細胞が破壊されるにもかかわらず，甲状腺からのホルモン分泌は正常に保たれる場合が多い（図4-1）．しかし，患者の20〜25％程度では濾胞上皮細胞の破壊が進み，甲状腺ホルモンが不足して甲状腺機能低下症が生じ，甲状腺腫大のほかにも多くの症状が出る（図4-2）．　　　　　（戸塚 康男）

頭部と頸部のその他の病気

●咽頭がん
咽頭にできる悪性腫瘍．発生部位により上咽頭がん，中咽頭がん，下咽頭がんの3つに分けられる．咽頭の周囲には多くのリンパ節があるため，リンパ節転移を生じやすい．初期には自覚症状がみられない場合もあり，がんが発見されたときには頸部リンパ節へ転移していることも少なくない．中咽頭がんや下咽頭がんは喫煙，飲酒が発生要因とされており，食道がんを合併することも多い． →舌がん 41㌻

●加齢黄斑変性
加齢にともなって，眼の網膜にある黄斑に変性がおこる病気．網膜色素上皮層が萎縮する萎縮型と，脈絡膜に新生血管が発生し，出血などが生じる滲出型がある．視力が低下する，ものがゆがんでみえる，視野の中心がみえなくなるなどの症状が現れる．

●筋萎縮性側索硬化症
脳・脊髄の運動ニューロン(神経細胞)が選択的に変性・脱落する病気．ALSともよばれる．原因は不明．全身の筋力低下，筋萎縮がみられ，嚥下障害，舌の萎縮，呼吸不全などもおこる．眼球運動障害や膀胱直腸障害，感覚障害はみられないのが特徴．進行性で予後は不良．

●結膜炎
眼瞼(まぶた)の後面と眼球の白目の部分を覆う結膜に炎症が生じたもの．原因により，感染性，アレルギー性などに分けられる．感染性結膜炎のうち，アデノウイルスが原因となる流行性角結膜炎(はやり目)や咽頭結膜熱(プール熱)は感染力が強い．アレルギー性結膜炎はI型アレルギーによってひきおこされ，代表的なものは花粉症である．充血，眼脂などの症状がみられる． →アレルギー性鼻炎 34㌻，アレルギー 170㌻

●甲状腺がん
甲状腺に生じる悪性腫瘍．甲状腺は濾胞とよばれる小胞が集まってできており，がんは濾胞上皮細胞から発生するものが多い．組織型により，乳頭がん，濾胞がん，未分化がん，髄様がんなどに分けられる．多くは予後良好であるが，未分化がんは進行がはやく，きわめて予後不良である．しこり以外には，症状がみられないことも少なくない． →内分泌腺の病気 164㌻

●硬膜外血腫
脳を包む髄膜(硬膜，くも膜，軟膜)のうち，もっとも外側の膜である硬膜の外面を走る血管が断裂し，硬膜と頭蓋骨との間に出血して血腫が生じた状態．交通事故，転倒，転落，打撲などによる頭部外傷が原因となる．外傷の程度にもよるが，受傷直後に意識障害がみられたのちに回復するが(意識清明期)，出血により血腫が形成され，脳を圧迫することにより，数時間後にふたたび意識障害が現れることがある． →脳出血 14㌻

●自閉スペクトラム症
対人関係が苦手でコミュニケーションをうまく取れない，こだわりが強く自分のやり方や興味を優先する，といった特徴をもち，先天的な脳機能障害と考えられている．知的能力や言語の発達などのちがいによって，さまざまな状態がみられる． →心の病気 22㌻

●水頭症
髄液の循環や吸収の異常により，頭蓋内に髄液が貯留し，脳室が拡大した状態．脳実質の圧迫や頭蓋内圧の亢進がみられる．髄液の循環経路の一部が閉塞しておこる閉塞性(非交通性)水頭症と，循環経路には障害のない交通性水頭症がある．症状は年齢によって異なり，乳児では頭囲の拡大，それ以降は頭痛や嘔吐，意識障害などが生じる． →脳出血 14㌻，脳腫瘍 16㌻

●髄膜炎
髄膜(硬膜，くも膜，軟膜)のうち，くも膜と軟膜の間のくも膜下腔に炎症が生じる病気．細菌・ウイルス感染，化学刺激，悪性腫瘍などが原因でおこる．代表的なものは細菌感染による細菌性(化膿性)髄膜炎とウイルス感染による無菌性髄膜炎で，いずれも急性の経過をとる．持続する頭痛，発熱，嘔吐がおもな症状で，小児ではしばしばけいれんをともなう． →中耳炎 32㌻，副鼻腔炎 36㌻

●睡眠障害
睡眠になんらかの異常が生じ，社会生活に支障をきたしている状態の総称．夜間に眠れない不眠症のほか，日中に過剰な眠気をもよおす過眠症，睡眠中に異常な行動をともなう睡眠時随伴症などがある．もっとも多くみられる不眠症は，入眠困難，中途覚醒，早朝覚醒，熟眠困難に分けられる． →心の病気 22㌻

●摂食障害
心理的要因によって食行動に問題が現れる病気．おもに神経性やせ症，神経性過食症，過食性障害の3つに分けられる．神経性やせ症では太ることを恐れ，食事制限または食べても吐くなどして低体重に陥り，無月経をともなうことも多い．神経性過食症では過食と，嘔吐や下剤の使用を繰り返す．過食性障害は，自分では抑えられない過食が特徴である． →心の病気 22㌻

●多発性硬化症
中枢神経系の脱髄疾患．神経細胞から伸びた軸索を包む髄鞘が障害されておこる．原因は不明だが，自己免疫が関わっていると考えられる．若年成人に好発する．病変のできる部位によって症状はさまざまであり，視力障害，ふらつき，感覚障害，排尿障害などが現れる．

●てんかん
脳の神経細胞の過剰な放電(電気的興奮)により，けいれんなどの発作症状が突発的に繰り返される病気．脳全体に異常脳波がみられる全般発作では，発作症状が全身におよび，意識の障害をともなう．脳の一部に異常脳波がみられる部分発作では，からだの一部のけいれん発作や，無意識に動作をする自動症などが現れる．脳腫瘍，頭部外傷などによる脳病変が原因となって生じる場合と，脳病変がみられない場合がある． →脳腫瘍 16㌻

●突発性難聴
突然生じる原因不明の難聴．内耳から中枢側の神経が障害されておこる感音難聴である．通常，片側の耳だけが聞こえにくくなる一側性であり，めまいをともなうこともある．発作は繰り返さない．聴力の回復には，早期の治療が重要である．

●脳動静脈奇形
胎児期の異常により，脳のある部分の動脈と静脈の間の毛細血管が発達せずに動脈と静脈が直接つながってしまい，ナイダスとよばれる異常な血管のかたまりができた状態である．ナイダスは血管壁が脆弱であるため，血流によりしだいに拡張し，やがて破裂して脳出血やくも膜下出血をひきおこすことがある． →脳出血 14㌻

●パーキンソン病
中脳の黒質から神経細胞が変性・脱落する病気．黒質にはレビー小体が貯留する．ドパミンなど神経伝達物質の分泌が不足するため，振戦(手足のふるえ)，筋固縮，無動，姿勢反射障害などの運動症状(錐体外路症状)がおこる．便秘や脂漏性顔貌などの自律神経症状やうつなどの精神症状もみられ，認知症を合併する場合が多い． →認知症 20㌻

●ヘルパンギーナ
春から夏にかけて，1～4歳の乳幼児に好発する，コクサッキーウイルスA群などによる感染症．突然の高熱で発症し，口腔の後方に少数の小水疱が生じて，その一部はアフタ(浅い潰瘍)となる．咽頭痛や食欲不振をともなう．アフタは約1週間で消失する． →口内炎 40㌻

●メニエール病
耳鳴り，難聴，耳閉塞感をともなって，回転性めまいを繰り返す病気．内耳は二重構造になっており，外リンパ，内リンパという2種の液体で満たされているが，メニエール病では内リンパが増える内リンパ水腫が生じると考えられている．原因は不明であるが，過労，睡眠不足，ストレスなどが誘因とされる．症状は数分から数時間続くことが多く，悪心や嘔吐をともなうこともある．

2 胸部の病気
Chest

狭心症，心筋梗塞
心不全，心筋症
気管支喘息，気管支炎
肺炎
慢性閉塞性肺疾患（COPD）
肺がん
胃食道逆流症
食道がん
乳腺炎，乳腺症
乳がん

angina pectoris, myocardial infarction

狭心症，心筋梗塞

●関連のある病気：
心不全➡52ページ　心タンポナーデ➡70ページ
不整脈➡70ページ　高血圧➡134ページ
動脈硬化➡136ページ

1 心筋梗塞に陥った心臓

心筋に血液を送っている冠状動脈にいちじるしい狭窄や閉塞がおこると，血流がとだえてしまい，心筋が壊死に陥って心筋梗塞となる．梗塞部位はどの動脈が閉塞するかによって異なる（左下図）．

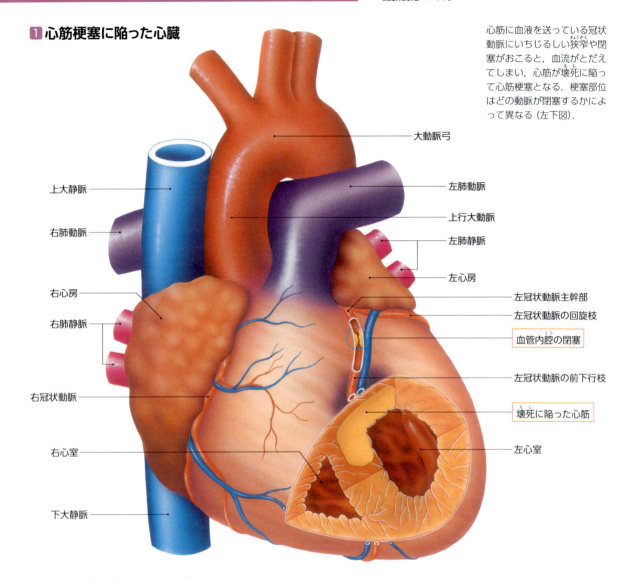

閉塞した動脈と心筋の梗塞部位

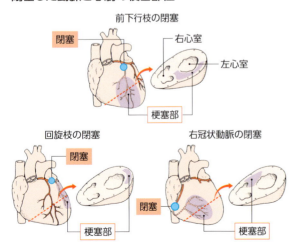

　心臓に酸素や栄養を供給している冠状動脈が，なんらかの原因によって心筋の酸素需要を満たすのに十分な血液を供給できなくなると，心筋は虚血状態となる．こうしておこった心筋の障害を虚血性心疾患と総称する．そのうち，虚血が一過性で心筋の障害が一時的な場合を狭心症といい，血管内腔が閉塞して血流がとだえ，心筋が壊死に陥るものを心筋梗塞という．

【心臓の特性と虚血の原因】　たえず収縮と弛緩を繰り返して全身に血液を送り出している心臓は，莫大なエネルギーを消費しながら，その機能と構造を正常に保持している．心臓は3本の大きな動脈（右冠状動脈，左冠状動脈の前下行枝と回旋枝）から血液を供給されて

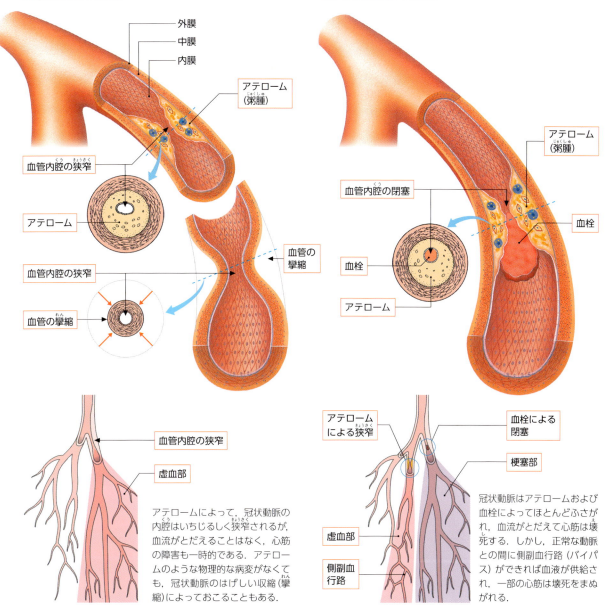

いるが，これらの動脈に血行障害が生じて豊富な血液の灌流が阻害されると，心筋は虚血状態となり，酸素不足に陥って消費にみあうエネルギーが得られなくなり，機能と構造を正常に保ちえなくなる．冠状動脈の血行障害は，おもに動脈硬化の病変，とくにコレステロールが沈着してアテローム（粥腫，136㌻図①）が形成され，血管内腔が狭窄することによって生じる．狭窄がなくても，冠状動脈がはげしい収縮（攣縮）をおこして血行障害を生じることがある．また，血栓により冠状動脈が閉塞すると，血流がとだえて心筋は壊死する．

【狭心症の特徴】　冠状動脈の狭窄による虚血が一過性であれば，心筋の障害も一時的であり，血流が回復す

れば心筋はもとにもどる（図②）．このような病態は，多くは胸痛ないしは胸部の圧迫感をともなうことから狭心症という．なかには症状をともなわない場合もあるが（無症候性心筋虚血，50㌻図④），狭心症と同様に治療の対象となる．

【心筋梗塞の特徴】　冠状動脈の狭窄・閉塞による虚血が持続し，心筋の障害がもとにもどらなくなって壊死に陥ると，心筋梗塞となる（図①，図③）．心筋が収縮できないことから，心臓の機能はいちじるしく障害される．急性におこることが多く（急性心筋梗塞），カテーテルによる再灌流治療を受けられない場合には，予後不良で死亡率は25％に達する．

2　胸部の病気——49

4 虚血性心疾患の種類と特徴

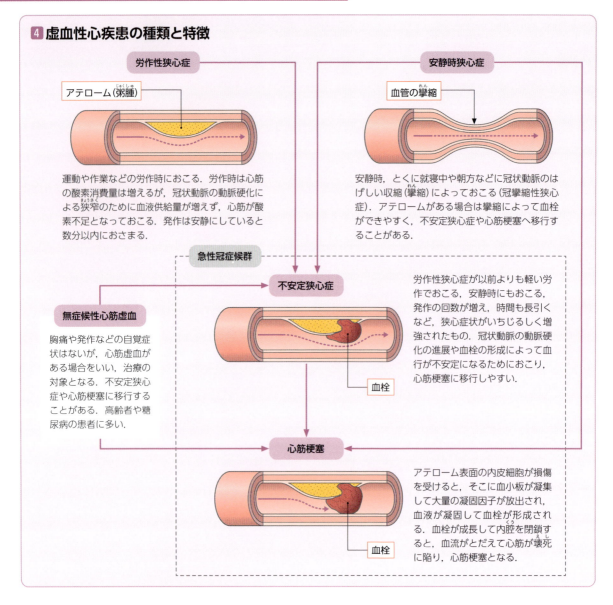

5 虚血性心疾患における胸痛の広がり

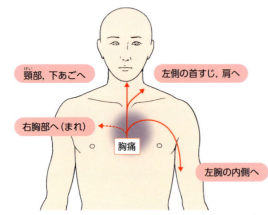

胸痛や胸部圧迫感は，左胸部や胸の中央部を中心に出現し，しばしば頸部，左側の首すじ，肩ないし腕の内側に広がる．下あごにおよぶこともある．

【狭心症の症状】 一過性の心筋虚血によっておこる胸痛ないし胸部圧迫感を主症状とする（図5）．その持続は1～3分以内が多く，5分以上になることは少ない．心筋の障害は一時的であり，それほど重くないことから，収縮機能の低下や不整脈の発症をみることは少ない．冠状動脈を含め，血管を拡張して心筋の仕事量を少なくすることで心筋の酸素消費量を減らし，酸素の需給のバランスを改善すると，もとにもどる．ニトログリセリンがよく効く．

【狭心症の種類】 狭心症は，誘因や発症経過などによりいくつかの種類がある（図4）．運動や作業などの労作時に発作がおこるのが，労作性狭心症である．動脈硬化のため冠状動脈に生じたアテローム（粥腫）によっ

6 心筋梗塞のおもな合併症と発生時期

発症直後から数日

●不整脈

心室の心筋が細かい単位で不規則に収縮と弛緩を繰り返す心室細動や心室粗動に陥ると，血液を送り出すことができなくなり，急死してしまう．急性心筋梗塞の場合には高率に出現する．

●心原性ショック

左心室の心筋が広範に壊死に陥ることによって生じる急性の循環不全．血圧低下，顔面蒼白，虚脱，呼吸不全，四肢の冷感，皮膚が冷たく湿った感じになる，などの症状が出る．生命を直接おびやかす重大な病態である．

●血栓症

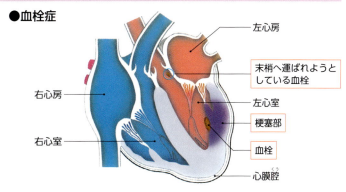

梗塞の生じている左心室では血液がうっ滞し，血栓が生じやすい．血栓が末梢に運ばれると，脳や腎臓，下肢などに血栓性の塞栓症をひきおこし，危険である．

発症後から2週間

●心臓破裂

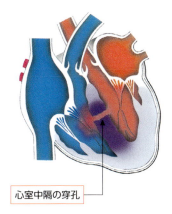

破れた心室壁より血液が心膜腔へ流出し，心臓を圧迫する心タンポナーデへ進展する．急性心筋梗塞の場合は，1週間以内におこることが多い．高齢者，高血圧，女性の梗塞例に多くみられる．

●心室中隔の穿孔

左右の心室が通じるため，動脈血と静脈血とが混合し，急速に両心不全に陥る．

発症後数週から数ヵ月

●心室瘤

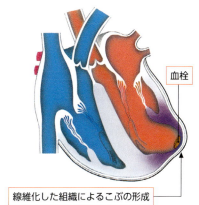

心筋の壊死した部分が線維化し，左心室壁が心室の内圧によって徐々にふくらんだ状態．瘤内には血栓ができていることが多く，脳などほかの臓器へ運ばれると塞栓症となる．こぶが破裂すると心室壁が断裂し，心タンポナーデとなる．

て血管内腔が狭窄し，血行障害をきたすと，労作により心臓の仕事量が増えた際に心筋に十分な酸素を供給できないため誘発される．

夜間ないし早朝の安静時に発作が多く出現するものは，安静時狭心症という．冠状動脈の攣縮がひきおこす機能的な狭窄による血行障害でおこるため，冠状動脈に動脈硬化などの物理的な狭窄病変がない場合，またはごくわずかにある場合でも発症する．

労作時にのみおこっていた胸痛などが安静時にも出現するようになったり，症状がいちじるしく増強したりしたものは不安定狭心症という．狭窄部に血栓を形成していることが多く，心筋梗塞に移行しやすいので厳重な治療と管理が必要である．

なお，心筋虚血が明らかであるのに狭心症の症状がないことがあり，無症候性心筋虚血という．

【心筋梗塞の症状】　虚血が持続することによっておこるため，狭心症と比べて胸痛は重く，胸部の強い絞扼感（いわゆる締めつけ感）が30分以上続き，冷や汗，嘔吐などの症状をともなうことが多い．しばしば生命をおびやかす重大な不整脈や心原性ショックを生じるほか，ときに血栓性の病変や心室中隔の穿孔，心臓破裂，心室瘤を合併することもある（図6）．高齢者や糖尿病の患者では，心筋梗塞の発症時には無症状で，のちに心不全が発症してはじめて気づかれることがある．なお，心筋梗塞による胸痛には，ニトログリセリンは効果がない．

（矢﨑　義雄）

heart failure, cardiomyopathy

心不全，心筋症

● 関連のある病気：
心筋梗塞 ➡ 48ページ　狭心症 ➡ 49ページ　心筋炎 ➡ 70ページ
心臓弁膜症 ➡ 70ページ　チアノーゼ ➡ 70ページ
肺水腫 ➡ 70ページ　不整脈 ➡ 70ページ　高血圧 ➡ 134ページ

1 うっ血性心不全の病態

1. 右心不全

原因
- 左心不全に続発
- 肺塞栓症
- 肺高血圧症
- 心臓弁膜症
- 心房および心室中隔欠損症
- 右心室の心筋梗塞　など

2. 左心不全

原因
- 高血圧
- 心筋梗塞
- 狭心症
- 心臓弁膜症
- 拡張型心筋症　など

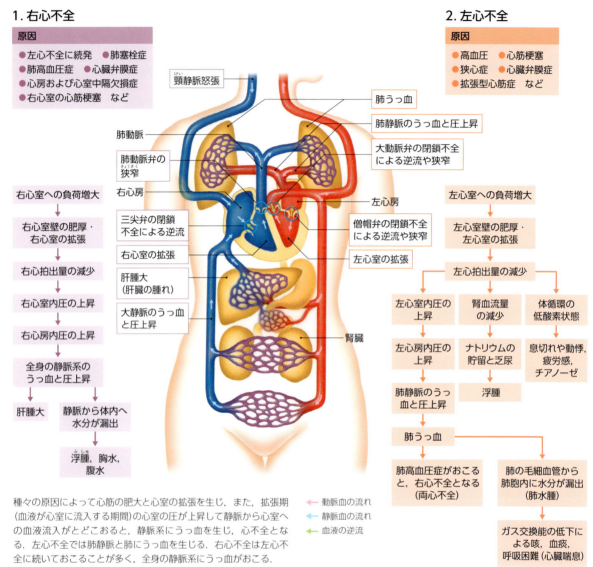

種々の原因によって心筋の肥大と心室の拡張を生じ，また，拡張期（血液が心室に流入する期間）の心室の圧が上昇して静脈から心室への血液流入がとどこおると，静脈系にうっ血を生じ，心不全となる．左心不全では肺静脈と肺にうっ血を生じる．右心不全は左心不全に続いておこることが多く，全身の静脈系にうっ血がおこる．

　心臓が全身へ送り出す血液量（心拍出量）がいちじるしく減少することにより，血液を全身の組織に十分に循環させることができなくなった状態を心不全という．一方，高血圧や心臓弁膜症などの原因がなく，心筋の肥大をきたしたり，収縮機能の低下をきたしたりした病態を心筋症という．心筋症は，肥大型，拡張型，さらに心内膜のいちじるしい肥厚により拡張不全となる拘束型の3つに分類される．

● **心不全**

【うっ血性心不全】　高血圧によって心臓に負荷が加わると，心筋は肥大して収縮力を増すことで心機能を保持しようとする．しかし，その限界を超える過剰な負荷が持続して加わると心筋の収縮力はいちじるしく低下し，心拍出量が減少するとともに心内圧が高まり，心臓へもどる血液量が少なくなって，血液が末梢にとどこおる（うっ血）．この病態をうっ血性心不全といい（図1），慢性心不全ともよばれる．心筋梗塞などにより，心筋が壊死に陥り，収縮しなくなっても同様の状態となる．高血圧や心筋梗塞の影響を受けやすいのは血液を送り出す左心であるため，まず左心不全がおこることが多く，息切れ，疲労感，乏尿，浮腫などがみられる．左心不全が重症化し，肺にうっ血を生じると

2 急性心不全と症状

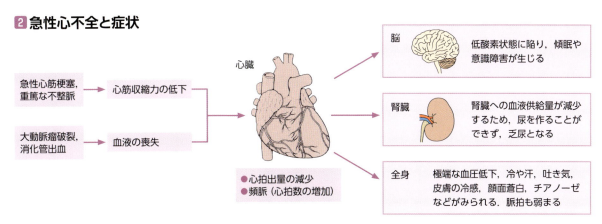

急性心筋梗塞などで心筋収縮力が低下したり，大量出血のため心臓にもどる血液量がいちじるしく減ったりした場合，心臓は十分な血液を送り出せなくなる．そのため，全身の組織が急激に低酸素状態や代謝異常に陥ったショック状態となる．

3 心筋症の病態

1. 肥大型心筋症

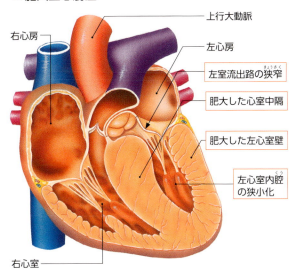

左心室壁の肥大が特徴で，左心室内腔の狭小化と拡張機能の低下がみられる．左心室壁や心室中隔などに極端な肥大化がおこった場合は，左室流出路が狭窄され，全身への血液駆出が阻害される．

2. 拡張型心筋症

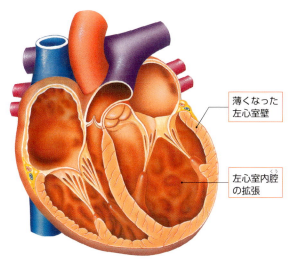

左心室壁は一般に薄くなり，左心室内腔が拡張する．心筋のいちじるしい収縮不全により，うっ血性心不全となる．

肺水腫となり，いちじるしい呼吸困難が生じる．

【急性心不全】 急性心筋梗塞や循環血液量の減少などにより，急激に心拍出量が減少して血圧のいちじるしい下降をみるのが急性心不全である（図2）．輸液や血圧を上げる薬などによって的確な治療を行わないと，直接生命をおびやかす重大な病態である．

● 心筋症

【肥大型心筋症】 心筋細胞のいちじるしい肥大や配列の乱れが特徴である．心筋の収縮力はよく保たれており，自覚症状に乏しく，一般に経過観察でよい．しかし，肥大によって左心室から血液を送るルート（左室流出路）に狭窄が生じると（閉塞性肥大型心筋症，図3-1），血液の駆出が障害され，左心室の内圧が上昇し，労作時の息切れ，失神などを生じる．重大な不整脈をおこして突然死に至ることもある．家族性の発症がみられるが，原因不明の場合も少なくない．

【拡張型心筋症】 心筋の収縮力がいちじるしく低下し，左心室内腔が拡張する病態で（図3-2），うっ血性心不全となる．予後は不良で，心不全ないし不整脈により死亡する．病因は不明であるが，心筋炎のあとに生じる心筋障害などが関与すると考えられている．

（矢﨑 義雄）

bronchial asthma, bronchitis

気管支喘息，気管支炎

●関連のある病気：
アレルギー➡170㌻

❶ 気管支喘息の病態

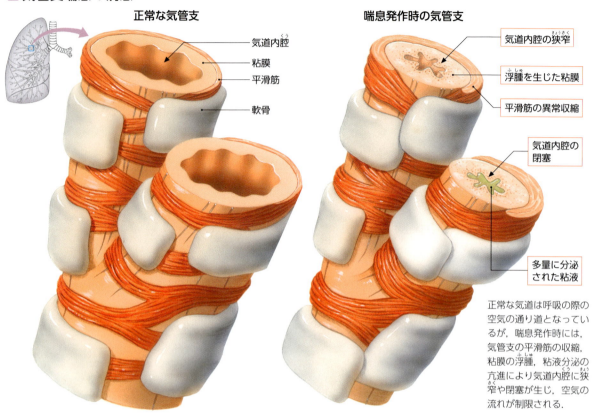

❷ 気管支喘息のおこり方

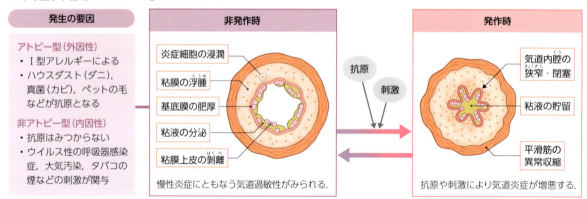

気管支喘息には，Ⅰ型アレルギーによるアトピー型とそれ以外の要因による非アトピー型がある．いずれも，好酸球など炎症細胞の浸潤による気道の炎症や気道過敏性が慢性的にみられ，これらが背景となり，抗原（ハウスダスト，カビなど）や刺激（感染，大気汚染，タバコの煙など）によって容易に炎症が増悪する．結果として気道内腔の狭窄や閉塞が生じ，喘息発作がおこって，咳，痰，呼吸困難，喘鳴などの症状が出現する．発作は一過性であり，治療により改善される．

3 気管支炎の病態

1. 上気道炎（かぜ症候群）

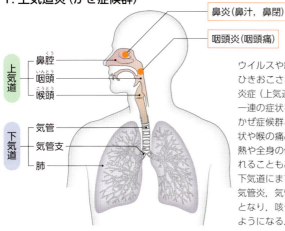

ウイルスや細菌によってひきおこされる上気道の炎症（上気道炎）による，一連の症状を示す疾患をかぜ症候群という．鼻症状や喉の痛みのほか，発熱や全身の倦怠感がみられることもある．炎症が下気道にまで広がると，気管炎，気管支炎，肺炎となり，咳や痰も生じるようになる．

2. 急性気管支炎

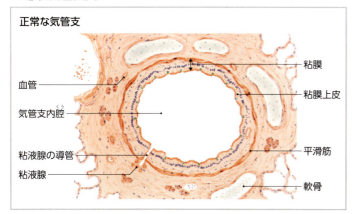

正常な気管支

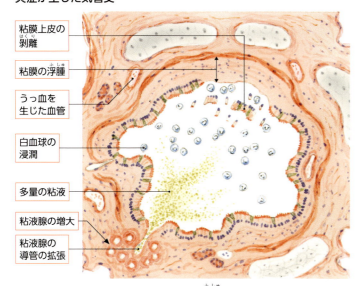

炎症が生じた気管支

炎症の初期には気管支粘膜の浮腫が生じ，増大した粘液腺からの粘液分泌が増える．気管支内腔に白血球の浸潤もみられるようになる．進行すると，粘膜上皮の剥離，血管のうっ血のほか，分泌物が膿性になることもある．

気管支喘息は，空気の通り道である気道（気管や気管支）の内腔が慢性炎症によって狭窄や閉塞をおこし，空気の流れが制限される病気である（図1）．気管支炎は，気管支の粘膜に炎症がおこったものであり，一般に急性気管支炎（図3-2）を指す．

●気管支喘息

【特徴と原因】 有症率は小児で8〜14％，成人で9〜10％であり，とくに成人で増加傾向にある．また，小児では乳児期に多く，成人ではとくに中高年に多い．若年齢で男性に多く，思春期以降は女性に多くなる．代表的な病型として，アトピー型（外因性）と非アトピー型（内因性）がある（図2）．アトピー型は，ハウスダスト（ダニ）や真菌（カビ），ペットの毛などに対するI型アレルギー（170ページ図6）によるもので，抗原の回避が有効な対策である．非アトピー型では原因抗原がはっきりとしないが，増悪因子として，呼吸器感染症，大気汚染，タバコの煙，激しい運動，精神的ストレス，特定の薬剤などが知られている．

【症状】 慢性的な炎症と気道過敏性が背景にあるため，抗原やさまざまな刺激により容易に喘息発作を生じ，喘鳴や呼吸困難，胸苦しさ，咳などの症状が現れる．症状は変動することが特徴で，とくに「繰り返す喘鳴」は診断特異性が高いとされる．また，発作はとくに深夜から早朝にかけておきやすく，日中に受診する際には症状がみられないことも少なくない．

●気管支炎

【特徴と原因】 上気道炎（かぜ症候群，図3-1）が先行することが多く，炎症が下気道の気管支に波及しておこる．原因の多くはウイルス感染で，インフルエンザウイルス，パラインフルエンザウイルス，コロナウイルス，ライノウイルス，RSウイルスなどがある．百日咳菌，マイコプラズマ，クラミジアなどの細菌感染が原因のこともある．

【症状】 おもな症状は咳である．とくに小児の百日咳による場合，特徴的な咳き込み発作がみられることがあるが，成人ではあまり特徴的ではない．発熱や全身性症状はまれである．通常は3週間以内に軽快し，再燃や増悪はない． （杉山 温人）

pneumonia

肺炎 — 細菌性肺炎, 間質性肺炎

●関連のある病気:
誤嚥性肺炎➡70ページ　肺高血圧症➡70ページ
膠原病➡176ページ

1 肺炎の分類

●原因による分類
- 細菌性肺炎
- マイコプラズマ肺炎
- クラミジア肺炎
- 真菌性肺炎
- ウイルス性肺炎

もっとも多いのは, 気道を通って侵入した細菌が肺で増殖しておこる細菌性肺炎である.

●炎症部位による分類

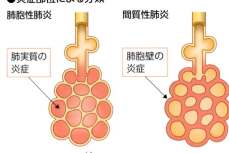

炎症が肺実質（肺胞腔, 肺胞上皮）におこるのが肺胞性肺炎, 肺胞壁（間質）におこるのが間質性肺炎である.

●罹患・発症の場による分類

日常生活で罹患する市中肺炎と, 入院患者が罹患する院内肺炎がある. 医療ケアや介護を受けている人が罹患する医療・介護関連肺炎もみられる.

市中肺炎　　院内肺炎

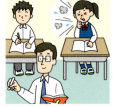 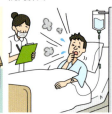

2 細菌性肺炎の病態

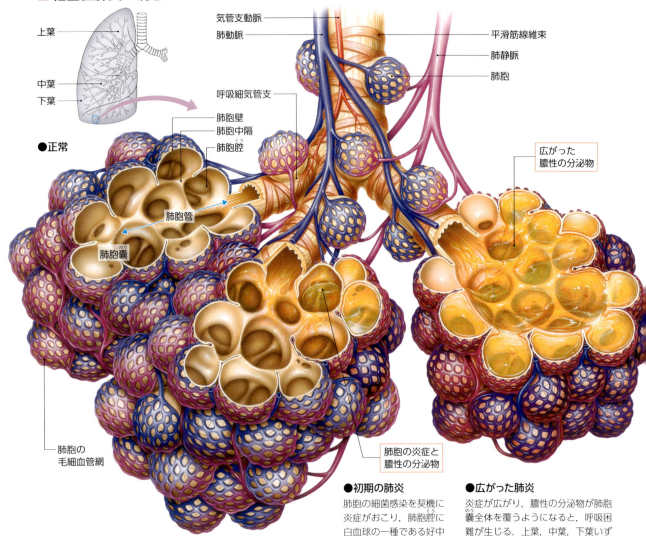

●初期の肺炎
肺胞の細菌感染を契機に炎症がおこり, 肺胞腔に白血球の一種である好中球が浸潤して膿性の分泌物がたまる.

●広がった肺炎
炎症が広がり, 膿性の分泌物が肺胞嚢全体を覆うようになると, 呼吸困難が生じる. 上葉, 中葉, 下葉いずれかの肺葉全体に炎症が広がった場合, 大葉性肺炎という.

3 間質性肺炎

1. 経過

間質性肺炎では，肺胞壁（間質）に炎症や損傷がおこり，線維化によって壁が厚く硬くなる．線維化が進み，肺胞壁が硬くなって縮むと，嚢胞となる．

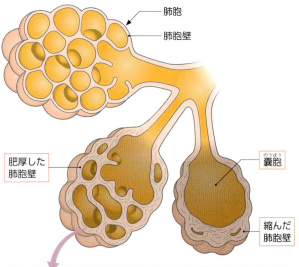

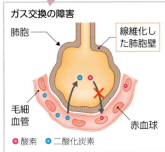

肺胞壁が線維化によって厚くなると，肺胞壁を通して行われる酸素と二酸化炭素のガス交換に障害が生じ，毛細血管は肺胞から酸素を取り込みにくくなる．また，線維化が進むと肺がふくらみにくくなり，吸気時，肺に十分な空気を取り込めなくなる．

2. 特発性肺線維症の病態（右肺）

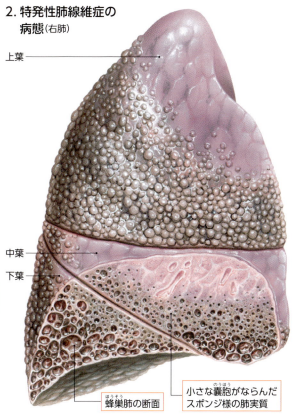

特発性間質性肺炎のひとつである特発性肺線維症では，線維化病変が下葉の胸膜（肺を包む膜）直下に多くみられ，肺は縮小し硬くなる．さらに線維化が進み，嚢胞が拡張してハチの巣状になった部分は，蜂巣肺とよばれる．また，直径1mm以下の小さな穴のあいたスポンジ様の肺実質がみられることもある．

　肺炎は，肺組織におこる炎症である．もっとも多いのは，微生物（細菌）感染によって急性に生じる細菌性肺炎であり（図2），肺実質（肺胞腔，肺胞上皮）におこる肺胞性肺炎（図1）の形をとる．一方，肺実質の間にある肺胞壁（間質）の炎症や損傷による病変は，間質性肺炎である．

●細菌性肺炎

【種類と原因】　どこで罹ったかによって市中肺炎と院内肺炎に分けられる（図1）．市中肺炎は自宅など日常生活の中で発症した肺炎，院内肺炎は病院に入院後48時間以降に発症した肺炎を指す．市中肺炎の原因菌として，肺炎球菌，インフルエンザ菌などが知られている．院内肺炎では黄色ブドウ球菌や緑膿菌などがあげられるが，薬剤耐性が問題となる場合が少なくない．

【症状と経過】　咳，痰，胸痛，呼吸困難といった呼吸器症状と，発熱，倦怠感，食思不振，意識障害といった全身症状がみとめられる．抗菌薬により軽快するが，院内肺炎では経過が長く，重症化する傾向が強い．

●間質性肺炎

【原因】　間質性肺炎では，肺胞壁に炎症や損傷が生じることにより，肺胞壁の線維化と肥厚がおこる（図3-1）．進行すると，肺胞腔や気道にも病変がおよぶことがある．職業・環境要因，膠原病および関連疾患，薬剤，感染症などさまざまな原因があるが，原因不明の特発性間質性肺炎がもっとも多い．その一型である特発性肺線維症（図3-2）は慢性進行性の線維化を特徴とし，最終的には不可逆的な病変である蜂巣肺を形成する．肺をふくらませることができなくなる高度の拘束性換気障害をともなう，予後不良の難治性疾患である．

【症状と経過】　痰をともなわない空咳，労作時呼吸困難がみられるが，症状に乏しく，健診などの胸部単純X線像による発見も少なくない．経過は急性から慢性までさまざまであるが，多くは慢性に経過し，予後不良で，徐々に呼吸不全が進行する．特発性肺線維症は数年以上安定していても急性増悪することもあり，日本における死因として多い．

（杉山　温人）

慢性閉塞性肺疾患（COPD）

chronic obstructive pulmonary disease

●関連のある病気：
肺炎 ➡ 56ページ　肺がん ➡ 60ページ
肺高血圧症 ➡ 70ページ

1 気管・気管支と肺

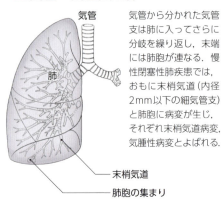

気管から分かれた気管支は肺に入ってさらに分岐を繰り返し，末端には肺胞が連なる．慢性閉塞性肺疾患では，おもに末梢気道（内径2mm以下の細気管支）と肺胞に病変が生じ，それぞれ末梢気道病変，気腫性病変とよばれる．

2 慢性閉塞性肺疾患の病態

1. 末梢気道病変

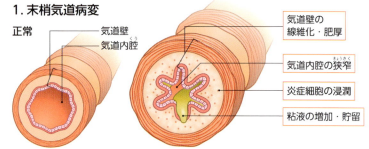

末梢気道では，炎症細胞の浸潤，粘液の増加・貯留といった病態がみられるほか，気道壁の肥厚による気道内腔の狭窄が生じる．細気管支のつぶれによる気道の消失も相まって，空気の流れに障害がおこる気流閉塞の原因になる．

2. 気腫性病変

呼吸細気管支からは数本の肺胞管が分かれ，それぞれに数十個の肺胞が並んでいる．1本の呼吸細気管支の領域に属する肺胞の集まりを小葉（細葉）という．気腫性病変では，肺胞の破壊により末梢の気腔（末梢気道や肺胞の腔）が拡大した肺気腫の病態をみとめる．

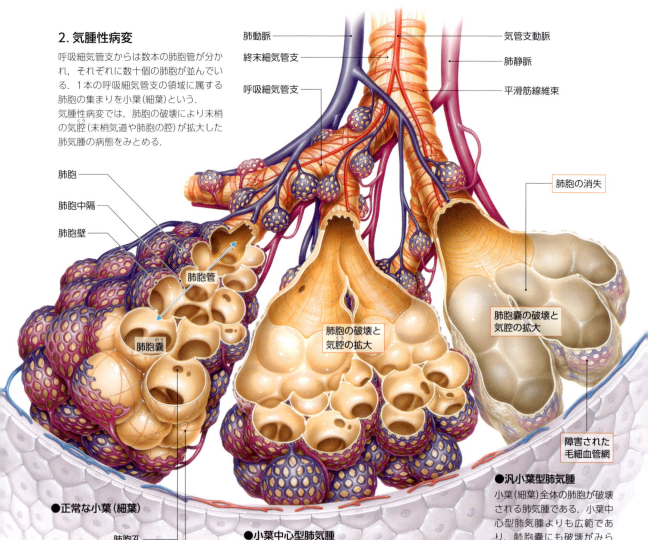

●正常な小葉（細葉）

●小葉中心型肺気腫
呼吸細気管支と肺胞管，さらにそのまわりの肺胞に破壊が生じ，気腔が拡大する．肺胞管の先にある肺胞嚢は比較的正常である．発症には喫煙が関連している．

●汎小葉型肺気腫
小葉（細葉）全体の肺胞が破壊される肺気腫である．小葉中心型肺気腫よりも広範であり，肺胞嚢にも破壊がみられ，気腔もより大きい．典型的なものはα_1-アンチトリプシン欠乏症でみられる．

❸ 慢性閉塞性肺疾患の肺胞と気道

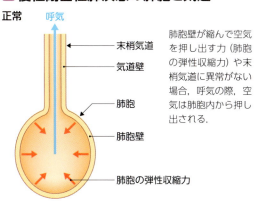

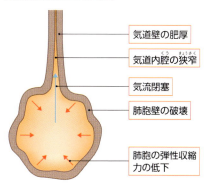

❹ 口すぼめ呼吸

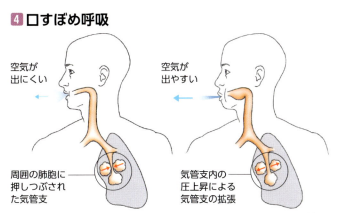

慢性閉塞性肺疾患では，息を吐くときに肺が縮むと，すでに変形して内腔が狭くなっている気管支が周囲の肺胞に押しつぶされ，さらに内腔が狭くなるため空気が出にくい（左）．そのため患者は，口笛を吹くように唇をすぼめて呼気を行う"口すぼめ呼吸"となる．唇をすぼめて吐き出す息に抵抗を与えることで，気管支内の圧が高まって内腔が広がるため，空気が出やすくなる（右）．

❺ 全身併存症

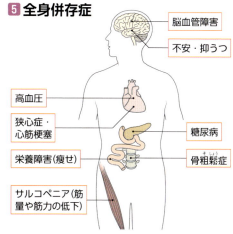

喫煙や加齢が関連し，肺以外にもさまざまな疾患が併存しやすい．呼吸困難が原因で外出を避けることにより，うつ状態になる症例もみられる．

　タバコの煙を主とする有害物質を長期間にわたって吸入することで，空気の通り道である気道（気管・気管支など，図❶）や肺胞に炎症が生じ，空気の流れに障害がおこる病気を慢性閉塞性肺疾患（COPD）とよぶ．かつては，慢性気管支炎や肺気腫とよばれていた．
【危険因子】　外因性の危険因子には，タバコの煙，大気汚染物質の吸入，有機燃料（バイオマス）の煙の吸入，職業性の粉塵や化学物質への曝露などがある．喫煙者の20％前後，ほぼ5～6人に1人が慢性閉塞性肺疾患に罹患する感受性を有しているとみられる．内因性の危険因子としては，わが国ではまれであるが，遺伝的素因によるα_1-アンチトリプシン欠乏症が有名である．
【特徴】　慢性閉塞性肺疾患は，末梢気道病変（図❷-1）と気腫性病変（図❷-2）がさまざまな割合で複合的に関与して生じる．病変の広がりと重症化とともに，肺から空気を十分に吐き出せない閉塞性換気障害が進行し（図❸），口すぼめ呼吸もみられるようになる（図❹）．病気の進行は非常にゆっくりである．日本における罹患数は500万人を超えると推定され，ありふれた病気のはずであるが，認知度はいまだに低く，実際に治療を受けている人は数十万人と少ない．罹患を自覚しにくいため，喫煙を続けて重症化してしまうケースが多い．また，高齢者ほど罹患数が多いが，身体能力の低下のために，自覚症状を認知しにくい．
【症状】　初期は無症状か，咳，痰などがみられるのみで，徐々に労作時の息切れが顕在化する．診断の際には，簡便な質問票（mMRC, CAT）を用いたスクリーニング検査が行われている．進行すると呼吸不全に至り，安静時でも息切れがおこるようになるため，在宅酸素療法を要する場合がある．肺線維症，肺炎，肺がんなど，肺に別の疾患が生じることもある（肺合併症）．また，喫煙や加齢にともなって全身性疾患が併存しやすく（全身併存症，図❺），生活の質（QOL）や予後に影響をおよぼす．おもな併存症は，栄養障害，骨格筋機能の障害，高血圧，心疾患，脳血管障害，骨粗鬆症，不安・抑うつ，糖尿病などである．　　　（杉山　温人）

lung cancer
肺がん

●関連のある病気：
間質性肺炎➡57ページ　慢性閉塞性肺疾患(COPD)➡58ページ
クッシング症候群➡167ページ　高カルシウム血症➡176ページ

1 肺がんの病態（腺がん）

肺がんの中でもっとも多いのは腺がんであり，臓側胸膜のひきつれがみられるのが特徴である．これは，がんの成長にともない，おかされた肺胞がつぶされて収縮したことにより生じる．また，タバコの成分や化学物質などの粉塵が肺胞に沈着した炭粉が，がんの中心部に凝集する．

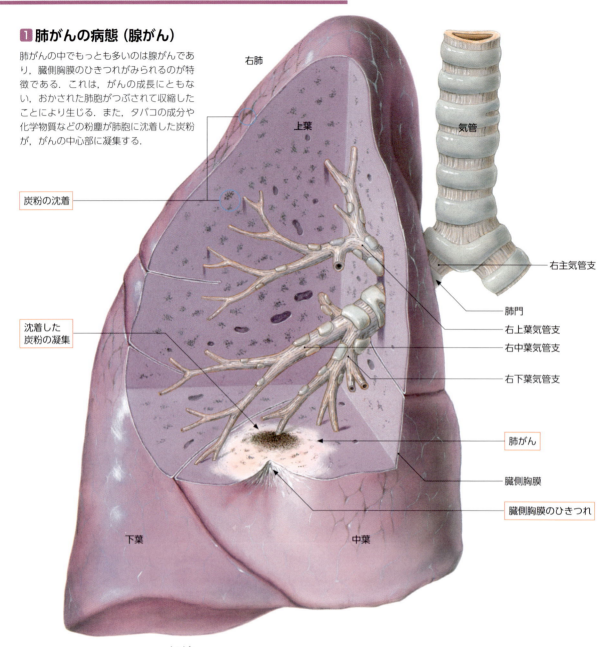

　肺がんは肺に発生する悪性腫瘍である．近年，減少傾向にあるとはいえ，罹患数は悪性腫瘍の中で2位，また，死亡数は男性で1位，女性で2位と多い．治療法の進歩により予後は改善しているが，5年生存率は約20％と低く，治療が困難ながんのひとつである．
【分類と特徴】　おもな組織型は腺がん，扁平上皮がん，大細胞がん，小細胞がんであり，もっとも多いのは腺がん（図1）である．治療法は小細胞がんとそれ以外では大きく異なるため，「小細胞肺がん（小細胞がん）」と「非小細胞肺がん」に大別される（図2）．また，発生部位によって，肺門付近の太い気管支の周囲に発生する中枢型（扁平上皮がんや小細胞がん）と，末梢部に発生する末梢型（腺がんや大細胞がん）に分けられる．
【原因】　いずれの組織型でも発生要因のひとつに喫煙があり，とくに中枢型の2つは喫煙との関連が大きい．タバコには発がん性物質を含むさまざまな有害物質が含まれており，長期間にわたる喫煙習慣によって肺の細胞が傷つけられて遺伝子変異がおこり，それが蓄積することで，最終的にがんを発症すると考えられている．有害物質は周囲の人におよぶ煙にも含まれており，

2 肺がんの種類と特徴

種類	非小細胞肺がん			小細胞肺がん
	腺がん	扁平上皮がん	大細胞がん	小細胞がん
好発部位	末梢部がほとんど(末梢型)	肺門付近が多い(中枢型)	末梢部が多い(末梢型)	肺門付近が多い(中枢型)
おもな要因	・喫煙,受動喫煙 ・アスベスト,ラドン,ヒ素,など化学物質の長期間曝露 ・慢性閉塞性肺疾患,間質性肺炎など	・喫煙	・喫煙,受動喫煙 ・アスベスト,ラドン,ヒ素,など化学物質の長期間曝露 ・慢性閉塞性肺疾患,間質性肺炎など	・喫煙
全肺がんに占める割合	もっとも高く,半数以上を占める	2番目に多く,約20％を占める	もっとも少ない	約10〜15％を占める
おもな症状	初期:末梢型では無症状.中枢型では咳,血痰 進行期:慢性的な咳,血痰,胸痛,息切れ,倦怠感,体重減少など			
付随する症状	正常(180°未満) / ばち指(180°以上)		・腫瘍による異常なホルモン産生に起因する,クッシング症候群や高カルシウム血症など ・ばち指(指先の肥厚や丸み) ・これらの症状は小細胞がんに多くみられる	
進行と転移	進行のはやさはさまざまである.肺門リンパ節転移や腹膜浸潤が多い	進行がもっとも遅く,末期まで転移しにくい	進行,転移ともはやい.末梢部のがんは胸膜に浸潤する	進行,転移ともっともはやい.発見時には転移していることが多い

3 肺がんと転移

肺がんが進行すると,がん細胞は周囲の組織を破壊しながら増殖し,血液やリンパ液の流れにのって転移する.一方,ほかの臓器のがんが転移して肺に生じたものも多い(転移性肺腫瘍).肺には全身の組織から血液が集められるため,血流にのって運ばれてくるがん細胞が肺に引っかかり,そこで増殖するからである.

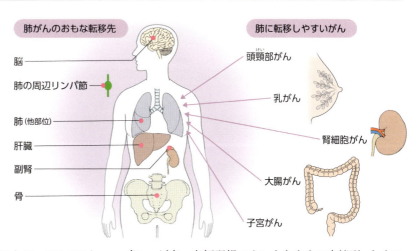

受動喫煙によるリスクも生じる.ほかに,アスベスト,ラドン,ヒ素,クロロメチルエーテル,ニッケルなどの化学物質への長期間曝露や,慢性閉塞性肺疾患(COPD,58㌻)や間質性肺炎(57㌻)といった肺疾患も,肺がん発症の危険性を高めるとされている.さらに,喫煙をしていない人でも肺がんを発症することから,EGFR遺伝子やALK遺伝子など特定の遺伝子の変異が原因となることが知られるようになり,分子標的薬を使用することで,予後の改善が図られている.

【症状と経過】 末梢型では,初期には無症状のことが多い.近年,喫煙習慣のない人を中心に末梢型,とくに腺がんが増えており,ほかの臓器に転移するまで症状がないまま進行している例が少なくない.健診などで撮影した胸部単純X線像が発見のきっかけとなることも多い.喫煙が主原因である中枢型の場合は,咳,血痰などの症状が現れやすい.進行すると咳は慢性化し,痰や血痰,胸痛,息切れ,倦怠感,体重減少などが生じるようになる.肺がんは転移しやすいことが知られており(図3),骨折や神経症状など,転移先の臓器に関わる症状がみられることもある. (杉山 温人)

gastroesophageal reflux disease

胃食道逆流症

● 関連のある病気：
食道がん ➡ 64ページ

1 食道の位置と区分

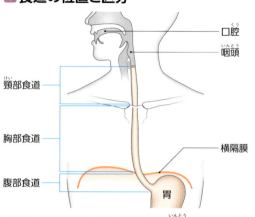

食道は，飲食物が通る細長い管であり，咽頭から続いて横隔膜をつらぬき，胃につながる．頸部，胸部，腹部に区分される．

2 逆流防止機構

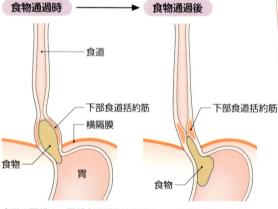

食道の下部は，下部食道括約筋の圧により通常は閉じている．下部食道括約筋は，食物が運ばれてくると反射的に弛緩して食物を通過させ，食物が胃に流れ込むと収縮して胃からの逆流を防ぐ．

3 逆流性食道炎の病態

横隔膜にあいた食道裂孔から胃の上部が飛び出す食道裂孔ヘルニアなどによって，下部食道括約筋の圧が低下すると，胃酸など胃の内容物が食道へ逆流する．その結果，食道粘膜に炎症がおこり，発赤や白苔，びらんなどがみられるのが逆流性食道炎である．

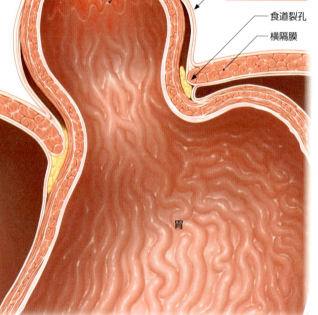

4 逆流性食道炎の重症度
グレードは改訂ロサンゼルス分類による．画像はすべて内視鏡像

グレードN
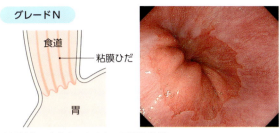
内視鏡的に変化をみとめない正常な粘膜．

グレードM
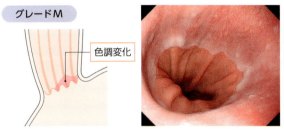
潰瘍やびらんなどの粘膜傷害はみとめないが，粘膜の色調が変化しているもの．

グレードA
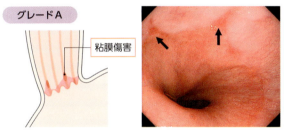
粘膜ひだに限局した粘膜傷害があり，その長径は5mmを超えない．

グレードB
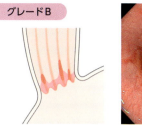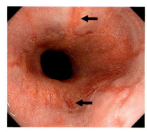
複数の粘膜ひだ上に，たがいに連続していない粘膜傷害があり，少なくとも1ヵ所の長径が5mm以上である．

グレードC
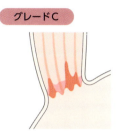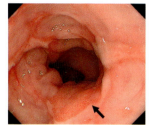
複数の粘膜ひだにまたがった粘膜傷害があるが，全体の3/4周は超えないもの．

グレードD
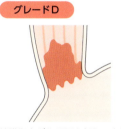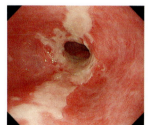
粘膜傷害が3/4周を超えて全体に広がっているもの．

　胃食道逆流症とは，胃酸をはじめとする胃の内容物が胃から食道（図1）へ逆流することにより生じる病態の総称である．

【分類と特徴】　胃食道逆流症のうち，内視鏡検査で潰瘍やびらんが確認されるものは逆流性食道炎で，炎症性の疾患である（図3）．ただし，食道炎がみられても，胸やけなどの逆流症状を呈するのはそのうちの約半数といわれている．一方，内視鏡的な変化をみとめず，症状のみがみられるものは非びらん性胃食道逆流症とよばれ，これは機能的な疾患といえる．

【原因】　口腔に入った食物は，食道の蠕動運動により胃へ運ばれる．食道の下端付近には食物の逆流防止に働く下部食道括約筋があり，これが弛緩することで，食物は胃へ流れ込む（図2）．したがって，蠕動運動の機能不全や，下部食道括約筋の圧の低下は，胃の内容物が食道へ逆流する原因となる．下部食道括約筋の圧は，食道裂孔ヘルニアや過食，高脂肪食，加齢などにより低下しやすい．また，胃酸分泌の相対的増加により，食道への胃酸の逆流も多くなる．

【症状】　胸やけやげっぷ，心窩部痛（胸部の疼痛）などが逆流症状として有名である．こうした症状は，胃酸が食道へ逆流することによる直接的な刺激によっておこるが，食道粘膜の知覚過敏も原因のひとつとされる．また，逆流性食道炎の重症度は改訂ロサンゼルス分類により6段階に分けられる（図4）．グレードBより重症では，下部食道括約筋の圧の低下を招く食道裂孔ヘルニアをともなうものがほとんどである．なお，ピロリ菌感染（72頁図2）のないきれいな胃は高齢になっても胃酸が多く出るために，逆流性食道炎の頻度が高い．

【治療】　原因により異なるが，胃液，とくに胃酸の逆流を抑えるために胃酸分泌抑制薬による薬物療法が主体となり，プロトンポンプ阻害薬，H₂ブロッカー薬などが使われる．生活習慣では，逆流は就寝時におこりやすいため，頭部を高くして就寝する．また，薬物療法が効果的でない場合，逆流防止のために行われる外科的手術や内視鏡的手術も進歩しつつある．（上村　直実）

esophageal cancer

食道がん

●関連のある病気：
胃食道逆流症 ➡ 62ページ
がんの発生と転移のしくみ ➡ 172ページ

1 食道がんの発生頻度

2 食道がんの病態

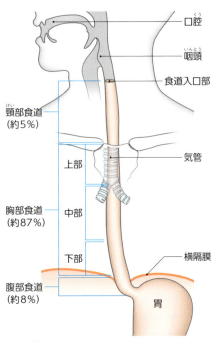

食道は頸部食道，胸部食道，腹部食道に分けられる．食道がんは胸部食道に多くみられ，なかでも中部の発生頻度が約47％ともっとも多い．

表在がんは，がんが粘膜下層までにとどまるもので，進行がんは，がんが筋層以深におよんだものである．がんが大きくなると，食道内腔が狭窄することがある．また，食道の周囲には多くのリンパ節があるため，転移がおこりやすい．

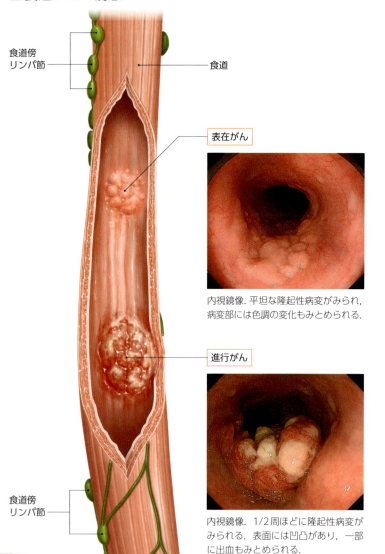

内視鏡像．平坦な隆起性病変がみられ，病変部には色調の変化もみとめられる．

内視鏡像．1/2周ほどに隆起性病変がみられる．表面には凹凸があり，一部に出血もみとめられる．

前からみた食道

3 食道がんの進行度

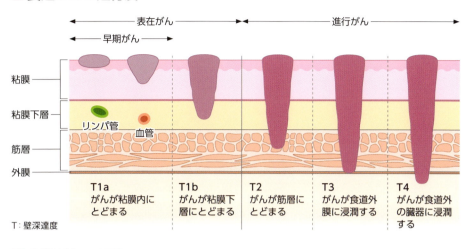

がんは粘膜に発生し,大きくなると筋層,外膜へと広がり,やがて周囲の臓器に浸潤する.表在がんであっても,血管やリンパ管が多く走る粘膜下層にまでがんが広がると,転移しやすくなる.

日本食道学会：編：臨床・病理 食道癌取扱い規約 第12版,金原出版,2022年を参考に作成

4 食道がんの転移

1. 転移した進行がん(PET-CT像)

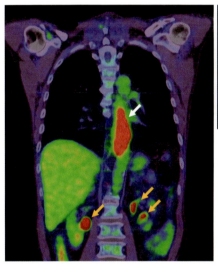
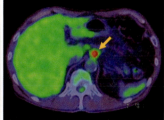

赤くみえているのが,がん病巣である.
左・縦断面.食道がん(⇦)から,肝臓や大動脈周囲のリンパ節へ転移している(←).
上・横断面.大動脈周囲のリンパ節へ転移している(←).

2. おもな浸潤・転移先

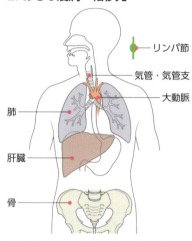

食道と隣接する気管や大動脈などに浸潤しやすく,肺,肝臓,骨には血流にのって転移する.

　食道がんは食道に生じる悪性腫瘍である.65歳以上の高齢男性に好発し,男女比はおよそ5：1と圧倒的に男性に多い.消化器がんの中でも予後が悪い.
【原因】　喫煙と飲酒が最大のリスク因子であり,食道粘膜を損傷するとともにがん化を促進することが判明している.また,熱い飲食物や,唐辛子などの香辛料を含む食物による強い刺激もリスクとされている.
【種類と特徴】　発生部位によって,頸部食道がん,胸部食道がん,腹部食道がんに大別され,胸部食道がんが90％近くを占める(図1).一方,がんの組織型により,扁平上皮がんと腺がんに分けられるが,日本人ではほとんどが扁平上皮がんである.また,がんが粘膜内にとどまるものを早期がん,粘膜下層までにとどまるものを表在がん,筋層以深に浸潤しているものを進行がんとよぶ(図2,図3).表在がんであっても周囲のリンパ節や臓器に転移することがある.
【症状と診断】　症状は,つかえ感,嚥下困難が約80％を占め,その他に胸痛,吐き気などがみられる.かなり進行しても症状を呈さない場合もあることに注意を要する.
　診断には,おもにX線造影検査や内視鏡検査が用いられ,初期の表在がんの診断には内視鏡検査が有用である.一方,リンパ節転移を含むがんの進行度診断には,CT検査やPET-CT検査が用いられる(図4-1).
【治療法と予後】　内視鏡切除術,外科的手術,放射線療法,化学療法があり,進行度に応じ,単独で,または組み合わせて行う.健診などの内視鏡検査で偶然発見されることの多い初期の早期がんは,内視鏡切除術が可能ならほぼ完治する.それ以外の場合,一般に予後は不良で,5年生存率は40％以下である.(上村 直実)

mastitis, mastopathy

乳腺炎，乳腺症

●関連のある病気：
乳がん➡68㌻　乳腺線維腺腫➡70㌻

　乳腺炎と乳腺症は，いずれも乳腺（図❶）に腫れやしこりを作る病気であるが，炎症によるものが乳腺炎で，炎症あるいは腫瘍によらないものが乳腺症である．乳腺線維腺腫（70㌻）などとともに，いずれも良性の病気である．

●乳腺炎
【種類と原因】　急性乳腺炎と慢性乳腺炎があり，多くは急性である．急性乳腺炎は，授乳期初期の乳腺に発生しやすく，通常は片側のみにみられる．乳汁の排出障害によってうっ滞性乳腺炎が生じ，さらに，乳頭部からブドウ球菌，レンサ球菌に感染しておこった炎症が乳腺におよぶと，急性化膿性乳腺炎となる（図❷）．ほとんどは，どの臓器にも生じる一般的な炎症反応である．慢性乳腺炎は，異物や結核菌などによってひきおこされる．

【症状】　急性乳腺炎では，乳房は赤く腫れあがり（発赤），痛みを感じる．悪寒，発熱などの全身症状をともなうこともある．治癒後に乳房の皮膚がひきつれることもある．

【治療】　急性化膿性乳腺炎には抗生物質がよく効く．膿汁が貯留して膿瘍が形成された場合は，切開して膿を出すこともある．

●乳腺症
【原因と特徴】　乳腺に作用するホルモンのアンバランスや，ホルモンに対する乳腺の異常反応によって生じると考えられている．乳管や乳腺の腺房のひとつひとつが大きくなり，部分的に囊胞（袋）を形成する（図❸）．また，腺房と腺房の間を埋める間質（結合組織）の線維成分も増えるため，硬いしこりとなる．乳腺内に多発し，多くは両側性である．弾性があり，触るとよく動く．思春期から閉経期に至るまで，各年齢層に発生するが，とくに30〜40歳代に多い．

【症状と経過】　硬いしこりがあって，乳房緊満感，痛み，圧痛がある．しこりがあるため，しばしば患者はがんではないかと疑うが，乳腺症は良性で，がん化しやすい病気とも考えられていない．自然消失することもあり，経過観察される．しかし，症状が強い場合には，しこりの部分を手術で切除することがある．

（坂本 穆彦）

❶乳腺の構造

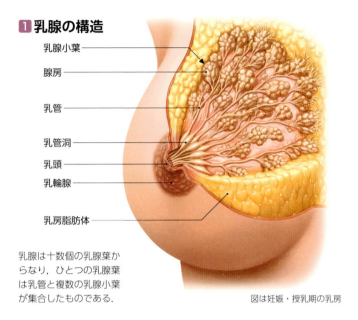

乳腺は十数個の乳腺葉からなり，ひとつの乳腺葉は乳管と複数の乳腺小葉が集合したものである．

図は妊娠・授乳期の乳房

❷急性乳腺炎の経過

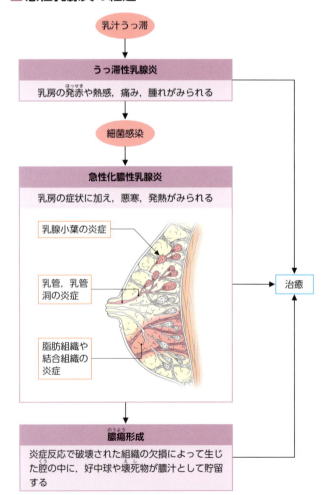

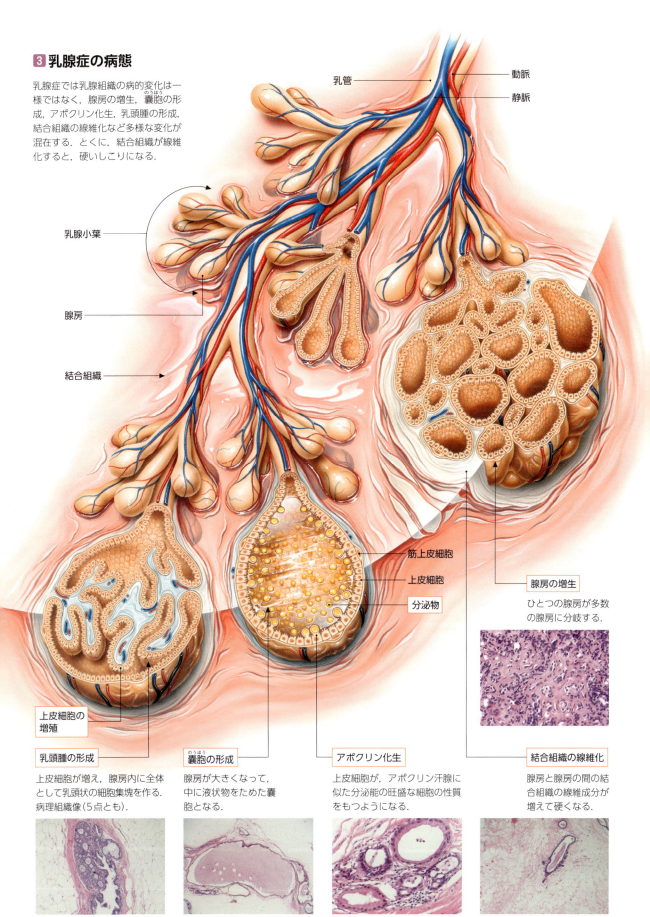

breast cancer

乳がん

1 乳がんの病態と周辺のおもなリンパ節

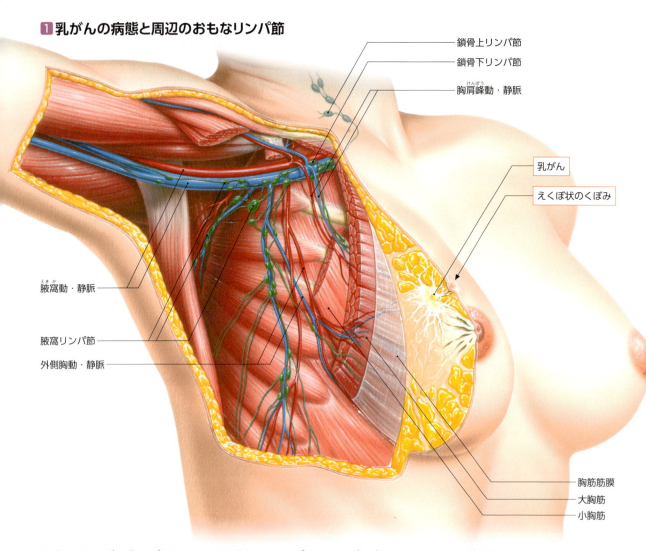

乳がん細胞はしばしばリンパの流れにのって周辺のリンパ節に転移する．リンパ節転移のうち，最初に診断されるのは，乳がんの進行の度合いを知るうえでの指標とされる腋窩リンパ節である．がんの転移が危惧される場合には術前または手術中に，1個ないし数個のリンパ節についてがんがおよんでいるか否かの検査（組織診）が行われる．また，がん細胞が乳腺を越えて浸潤すると，それにともなって周囲の間質がいちじるしく増殖することがある．皮膚のえくぼ状のくぼみは間質内の線維成分のひきつれによって生じる．

2 乳がんの病態画像

超音波像
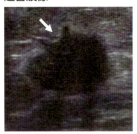
辺縁の形状が不整な（⇦）がんをみとめる．

X線像（マンモグラフィ）
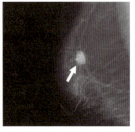
がんの一部に棘状の小突起（⇦）をともなう．

MRI像
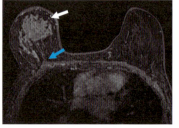
乳房に広がったがん（⇦）．大胸筋のひきつれ（⬅）もみられる．（画像3点提供：鈴木規之）

パジェット病
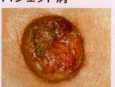
乳がんのうち，乳頭部の表層の細胞に生じるパジェット病では，乳頭のただれ（びらん）が観察される．
（画像提供：小池道子）

❸ 乳がんの病期

日本乳癌学会　編：臨床・病理　乳癌取扱い規約 第18版，4-6P，金原出版，2018 の図表を参考に作成

0期	非浸潤がん	
	しこりの大きさ	リンパ節への転移など
Ⅰ期	2cm以下	リンパ節転移なし
ⅡA期	2cm以下	同側腋窩リンパ節レベルⅠ，Ⅱ転移あり
	2cmを超えて5cm以下	リンパ節転移なし
ⅡB期	2cmを超えて5cm以下	同側腋窩リンパ節レベルⅠ，Ⅱ転移あり
	5cmを超える	リンパ節転移なし
ⅢA期	5cm以下	同側腋窩リンパ節レベルⅠ，Ⅱが周囲組織に固定されている，または内胸リンパ節に転移あり
	5cmを超える	同側腋窩リンパ節レベルⅠ，Ⅱ転移あり，または内胸リンパ節に転移あり
ⅢB期	大きさを問わない	しこりが胸壁に固定されていたり，皮膚に浮腫や潰瘍，衛星皮膚結節を形成しているもの（炎症性乳がんを含む）で，リンパ節転移なし，または同側腋窩リンパ節レベルⅠ，Ⅱ転移あり，または内胸リンパ節に転移あり
ⅢC期	大きさを問わない	同側腋窩リンパ節レベルⅢあるいは同側鎖骨上リンパ節に転移あり，または，内胸リンパ節と同側腋窩リンパ節レベルⅠ，Ⅱ両方に転移あり
Ⅳ期	大きさを問わない	リンパ節転移の状況にかかわらず，ほかの臓器への転移あり

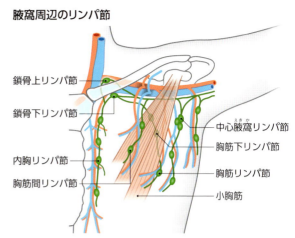

病期は，しこりの大きさと転移の有無，範囲によって決まる．なお，腋窩リンパ節は，小胸筋より外側にあるものはレベルⅠ，小胸筋の裏側および大小胸筋の間にあるものはレベルⅡ，小胸筋より内側にあるものはレベルⅢと分けられている．

❹ 乳がんの部位別発生頻度

部位別に発生頻度が異なり，外側上部がもっとも多い．

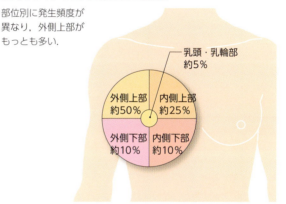

　乳腺に発生する悪性腫瘍が乳がんである．わが国では近年，増加の傾向にある．女性のがんの罹患率（発生した率）では乳がんが第1位で，大腸がんや肺がんをしのぐ．他方，死亡率はさほど高くなく，第5位である．
【種類】　大部分は乳管と乳腺小葉（66㌻図❶）の境界付近に発生し，やがて乳腺小葉周囲の間質に広がる（図❶）．間質に浸潤を開始しているか否かによって，非浸潤がんと浸潤がんに分けられる．
【特徴と原因】　乳がんの発生は成人女性に多く，50歳代にそのピークがある．原因は現在のところ不明であるが，初潮がはやい，閉経が遅い，高年初産，未出産，肥満（閉経後）などが乳がんの発生に関係があるとされている．エストロゲンやプロゲステロンといった女性ホルモンのアンバランスも，がんの発生，進展に関係しているのではないかと考えられている．
【症状と経過】　最初は痛みのないしこりとして気づかれ，片側の乳房のみの場合が多い．しこりが大きくなると，乳房が変形してくる．腋窩リンパ節に転移をおこしやすく（図❶，❸），最初に到達するリンパ節をセンチネル（見張り）リンパ節という．また，血流にのって，肺や骨，肝臓，副腎，胸膜などに遠隔転移する．
　手術後の経過は，10年間の観察が必要とされている．胃がんや子宮頸がん，子宮内膜がんなどは術後5年生存をもって治癒とみなされるが，乳がんでは術後5～10年以降に再発する場合も少なくないからである．
【予防上の注意】　がんによる死亡を防ぐ対策としては，早期発見，早期治療をおいてほかにないのが現状である．早期発見のためには，医療機関で定期的に検診を受けることが有効である．マンモグラフィ（単純X線検査）や超音波（エコー）検査で初期の病変が発見できる（図❷）．診断確定のためには，穿刺吸引細胞診，針生検組織診が行われる．
　　　　　　　　　　　　　　　　　　　（坂本 穆彦）

胸部のその他の病気

●過呼吸症候群（過換気症候群）
ストレスや不安などの心理的要因により呼吸中枢が刺激され，呼吸がはやく深くなる過換気（多呼吸）の状態．動脈血の二酸化炭素の濃度が低下してアルカリ性に傾くこと（呼吸性アルカローシス）で呼吸困難やめまいなどの症状を生じる．
→心の病気 22ｱ

●気管支拡張症
気管支内腔が不可逆的に拡張した状態をいう．先天性と後天性に分けられ，後天性は乳幼児期の肺炎や百日咳のほか，肺結核や気管支に生じた腫瘍が原因となる．炎症は慢性化しやすく，咳，血痰，喀痰などの症状が現れる．慢性副鼻腔炎を合併することも多い．
→副鼻腔炎 36ｱ

●誤嚥性肺炎
唾液や飲食物を誤嚥することで生じる肺炎のこと．誤嚥により口腔内の常在菌が気管に侵入して炎症が生じる．高齢者になると，唾液の分泌低下で口腔内の細菌が増殖しやすくなり，嚥下反射や咳反射も低下するため，発症のリスクが高まる．症状は肺炎と同様，咳，痰，胸痛，呼吸困難などである．
→歯周病 38ｱ，肺炎 56ｱ

●心筋炎
ウイルス感染，薬物などが原因となっておこる心筋の炎症をいう．発症のしかたにより急性と慢性に分けられる．原因不明の特発性もある．心臓の機能が低下して発熱，胸痛などの症状を呈し，重度の場合は不整脈や急性心不全，心原性ショックをひきおこして死に至ることもある．
→心不全 52ｱ

●心室中隔欠損症
心臓の左心室と右心室を分ける壁（心室中隔）が欠損している先天性の病気．先天性心疾患の中でもっとも発生頻度が高い．欠損孔が小さい場合は，自然に閉鎖するか無症状で経過する．欠損孔が大きい場合は，肺動脈への血流量が増加して肺高血圧になるとともに，心不全をおこす．新生児に多呼吸，体重増加不良などがみられる場合には，心不全症状が進行している可能性がある．
→心不全 52ｱ

●心臓弁膜症
心臓の弁（大動脈弁，肺動脈弁，三尖弁，僧帽弁）の開閉に異常がおこり，血流障害によって心機能に影響が現れる病気．弁が硬くなって開きにくくなる狭窄と，ぴったり閉まらなくなる閉鎖不全があり，両者をあわせもつ場合もある．弁の変性，リウマチ熱，動脈硬化などが原因．おもな症状は，呼吸困難や不整脈など．血液循環が悪化すると心不全に至ることが多い．
→心不全 52ｱ

●心タンポナーデ
心臓を覆う2層の心膜のすきま（心膜腔）に滲出液や血液などの液体がたまり，心膜腔の内圧が高まって心臓の拡張障害をきたした状態．その結果，静脈を通じた心臓への血液還流が障害され，心拍出量が低下する．心膜炎，心筋梗塞後の心破裂，悪性腫瘍の転移などが原因となる．呼吸困難，意識障害などの症状が出現し，急死することもある．
→狭心症 48ｱ

●心内膜炎
心臓の内面を覆う心内膜におこる炎症．細菌や真菌などの感染による感染性心内膜炎のほか，リウマチ性心内膜炎，非感染性血栓性心内膜炎などがある．感染性心内膜炎では心雑音が聴取され，発熱，関節痛，倦怠感などの感染症状や，心雑音や心不全などの心症状が現れる．また，炎症により弁膜が破壊されたり，心内膜に付着した血栓がはがれて全身に運ばれ，腎臓や脳などで塞栓症をひきおこしたりすることがある．
→歯周病 38ｱ

●心房中隔欠損症
胎生期の異常により，心房中隔に欠損孔がある先天性心疾患．幼少期では無症状か心雑音がある程度だが，成人以降に呼吸困難や疲れやすさといった心不全症状が出現する．肺への血流量が増加すると，肺高血圧症や心不全をひきおこす．
→心不全 52ｱ

●チアノーゼ
皮膚や粘膜が青紫色になる状態．毛細血管の血液中の還元ヘモグロビン（酸素と結合していないヘモグロビン）量が5g/dL以上に増加すると現れる．貧血の場合は，ヘモグロビン量が減少しているため生じにくい．肺機能障害などにより動脈血中の酸素飽和度が低下する中心性チアノーゼと，寒冷曝露などによって末梢の血管が収縮しておこる末梢性チアノーゼに分けられる．
→心不全 52ｱ

●乳腺線維腺腫
乳腺内にできる良性腫瘍で，20〜30歳代の若年女性に多い．痛みや乳頭からの分泌物といった症状はなく，乳房に硬いしこりを触れて気づくことが多い．しこりは硬いが弾力性に富み，周囲との境界が明瞭でよく動く．大きさはさまざまであるが，2cm以下のものが多い．
→乳腺炎 66ｱ

●肺結核
結核菌の空気感染による，肺の感染症である．初感染時は自然治癒することも多いが，そのあと長期にわたり結核菌は潜伏し，免疫が低下すると再増殖して二次結核をおこす．二次結核の患者は高齢者が多い．症状は，咳，全身倦怠感，発熱，体重減少，血痰など．小児や高齢者，免疫が低下した状態では，まれに血液を介して全身に結核菌が散布され，小さな結核病巣が無数にできることもある（粟粒結核症）．

●肺高血圧症
肺動脈圧が病的に上昇した状態をいう．原因のはっきりしている二次性肺高血圧症のほか，原因不明の原発性肺高血圧症などがある．原因としては，肺動脈の血栓による閉塞，慢性閉塞性肺疾患（COPD）や間質性肺炎などがある．おもな症状は，労作時の息切れ，疲れやすさなど．肺動脈圧が上昇すると，右心室が肥大して右心不全の状態（肺性心）に陥り，下腿浮腫なども現れる．
→心不全 52ｱ，肺炎 56ｱ，慢性閉塞性肺疾患（COPD）58ｱ

●肺水腫
肺の毛細血管から血液中の液体成分が漏れ出て，肺胞や肺の間質にたまった状態．ガス交換障害をおこして低酸素症をきたす．症状は，呼吸困難，喘鳴，泡沫状痰などである．左心不全にともなう肺静脈のうっ血による心原性肺水腫がもっとも多い．
→心不全 52ｱ

●肺塞栓症
ほかの場所でできた血栓や脂肪のかたまり，あるいは外傷の際に入った空気などの塞栓子が肺動脈につまった結果，ガス交換障害をおこすもの．下肢の静脈にできた血栓がもとでおこることが多い．血栓ができやすいのは，長期臥床のあとや，長時間の飛行機での移動後である（エコノミークラス症候群）．症状は，呼吸数のいちじるしい増加，胸痛，頻脈など．意識消失に至ることもある．
→心不全 52ｱ

●不整脈
心拍動のリズムや回数が不規則になる状態．正常の場合は60〜100回/分のリズムで一定に拍動するが，不整脈は，心拍数が100回/分以上とはやい頻脈性と50回/分以下と遅い徐脈性とに大別される．また，不規則な拍動が現れるものを期外収縮といい，問題のないことが多い．原因は心疾患のほか，薬物や高カリウム血症などさまざまである．動悸，めまいなどの症状がみられ，心房細動（心房が無秩序にはやく不規則に収縮する）は脳梗塞などの，心室細動は突然死の原因となる．
→脳梗塞 12ｱ，狭心症 48ｱ，心筋梗塞 48ｱ，心不全 52ｱ

●無気肺
肺全体または一部の含気量が低下し，肺の容積が減少してつぶれた（虚脱）状態をいう．肺がん，異物，喀痰などによる気管支の閉塞，胸水貯留などによる肺の圧迫，肺水腫などによる肺胞表面のサーファクタント（界面活性物質）の減少，肺組織の線維化などが原因となっておこる．症状は原因や無気肺の範囲によって異なるが，咳や呼吸困難などである．

3 腹部の病気
Abdomen

胃炎

消化性潰瘍

胃がん

大腸ポリープ

大腸がん

虫垂炎

痔核, 痔瘻, 裂肛

肝炎

肝硬変, 肝がん

胆石症, 胆道感染症, 胆道がん

膵炎, 膵がん

糸球体腎炎（腎炎）

腎不全

尿路結石症

腎細胞がん, 膀胱がん

前立腺肥大症, 前立腺がん

子宮筋腫, 子宮腺筋症, 子宮内膜症

子宮頸がん, 子宮内膜がん

卵巣腫瘍

gastritis

胃炎

● 関連のある病気：
消化性潰瘍➡74ページ　胃がん➡78ページ

1 胃の位置と部位の名称

胃は，食道と十二指腸の間に位置する．胃炎は前庭部におこりやすい．

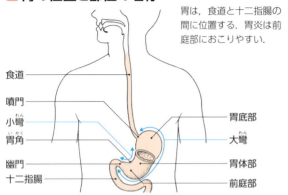

2 急性胃炎の病態

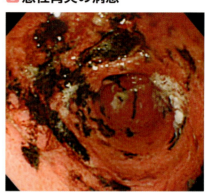

ピロリ菌の初感染による急性胃粘膜病変．内視鏡像．前庭部に出血性のびらんが多発している．急性胃炎の多くが急性胃粘膜病変をみとめる．

3 胃炎の病態

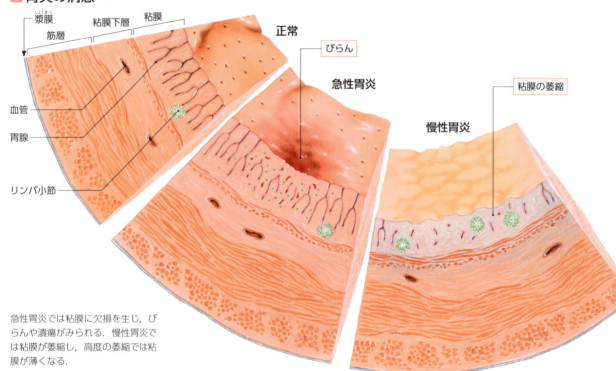

急性胃炎では粘膜に欠損を生じ，びらんや潰瘍がみられる．慢性胃炎では粘膜が萎縮し，高度の萎縮では粘膜が薄くなる．

　胃炎とは，胃粘膜に生じた炎症である（図3）．ほとんどの胃炎がヘリコバクター・ピロリ（ピロリ菌）感染によると明らかになったことから，組織学的な炎症を指すようになった．急激に発症する急性胃炎と，ゆっくりと発症する慢性胃炎に分類される．

● 急性胃炎
　わが国では，内視鏡検査でびらんや出血をみとめる急性胃粘膜病変（図2）であると考えられている．
【原因】　ピロリ菌の初感染と，非ステロイド性抗炎症薬（NSAIDs）の内服が原因の大半を占める．そのほか

に，アルコールの多飲や腐食剤（強酸，強アルカリ）の誤飲による機械的刺激，アニサキス（魚介類の寄生虫）症，食物に対するアレルギー反応なども原因になりうるが，まれである．
【症状と治療】　急激におこる心窩部痛，嘔気，嘔吐がみられ，吐血することもある．内視鏡検査では，多発性のびらんや小潰瘍，発赤と浮腫および出血を呈することが多く，腹部超音波検査では胃壁の肥厚をみとめる．治療は，原因がピロリ菌の初感染の場合には除菌を優先し，NSAIDsの場合には胃酸分泌抑制薬，アニ

72

4 慢性胃炎の特徴

内視鏡像

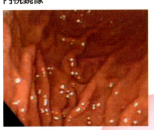

胃粘膜の萎縮がみられる．

慢性胃炎は，内視鏡所見，臨床症状，組織学的所見（病理組織所見）の3つを考える必要がある．単独の要素のみを持つ場合もあれば，複数の要素を持つ場合もある．臨床症状のみがみられる場合は機能性ディスペプシアとよばれ，慢性胃炎とはべつの疾患としてあつかう．

- 内視鏡所見
- 臨床症状
  - 胃痛
  - 胃部の不快感
  - 胃もたれなど
- 組織学的所見

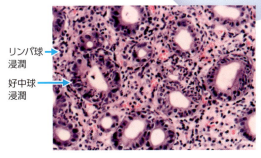

リンパ球浸潤
好中球浸潤

病理組織像（ヘリコバクター・ピロリ感染胃炎）

ピロリ菌への感染により，血液中の好中球やリンパ球といった炎症細胞が，炎症のある部分に集まっているのがみとめられる（炎症細胞浸潤）．

5 さまざまな慢性胃炎

鳥肌胃炎 すべて内視鏡像

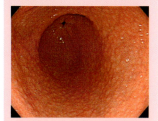

粘膜に鳥肌のような細かい隆起がみとめられる胃炎．若年者がピロリ菌感染した場合におこることが多く，胃がんのリスク群とされる．

皺襞肥大型胃炎

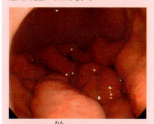

胃体部の大彎にみられる，胃壁のひだの腫大と蛇行を特徴とするのが皺襞肥大型胃炎である．ピロリ菌感染による高度の炎症で生じる．

6 慢性胃炎の経過 すべて内視鏡像

| 正常 | 軽度の萎縮 | 中等度の萎縮 | 高度の萎縮 |

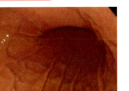 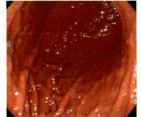 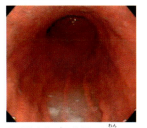 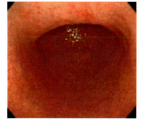

ピロリ菌未感染のため胃粘膜に萎縮はみられず，光沢がある．

ピロリ菌感染により胃粘膜は萎縮するが，前庭部に限局し，胃がんのリスクは比較的低い．

萎縮性変化が胃体部の小彎まで進展したもの．

萎縮性変化が胃粘膜のほぼ全体に進行したもの．胃がんのリスクが高い．

サキス症の場合には内視鏡手術で虫体を摘除する．

●慢性胃炎

胃粘膜が慢性的に萎縮した状態である．内視鏡所見，臨床症状，組織学的所見の3つの要素がある（図4）．

【原因】 90％以上の慢性胃炎は，免疫能が十分でない幼少時に感染したピロリ菌が長年にわたり胃粘膜に棲みつくことにより生じるもので，ヘリコバクター・ピロリ感染胃炎とよばれる．幼少時の初感染の際は無症状で，数十年かけて徐々に胃粘膜の老化，すなわち萎縮をひきおこす（図6）．胃粘膜の萎縮が高度になるほど，がん化するリスクが高まる．ほかに，自己免疫やクローン病などが原因となる胃炎があるが，頻度は非常に少ない．

【症状と治療】 多くの場合，特異的な症状はない．例外として，若年者にみられるピロリ菌感染による鳥肌胃炎（図5）では胃痛や胃もたれなどの症状が強いが，除菌治療により軽快する．ピロリ菌感染の有無は，内視鏡検査で特徴的な所見がある場合に，組織検査または血液や尿ならびに便の検査，呼気テストなどで調べる．陽性であれば除菌治療を行う． （上村 直実）

peptic ulcer

消化性潰瘍

●関連のある病気：
胃炎➡72ページ　胃がん➡78ページ

1 胃と十二指腸の部位と構造

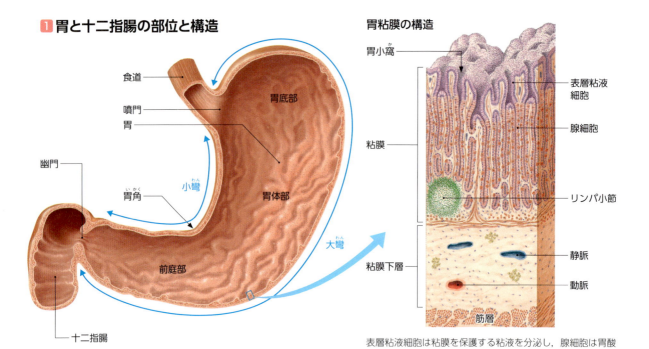

表層粘液細胞は粘膜を保護する粘液を分泌し，腺細胞は胃酸や，ペプシン（タンパク質分解酵素）のもとになるペプシノゲンを分泌する．

2 消化性潰瘍のおこり方

1. バランス説

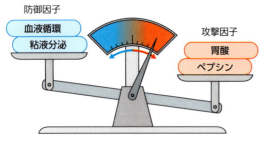

正常な消化管粘膜では，血液循環や粘液分泌などの防御因子が働き，胃酸やペプシンといった攻撃因子に対して優位を保っている．そのバランスがくずれることが潰瘍の原因とされている．

2. 潰瘍の発生

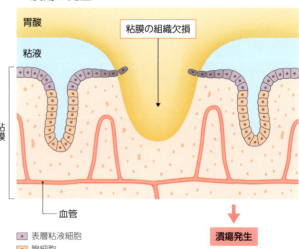

ヘリコバクター・ピロリ（ピロリ菌）への感染や非ステロイド性抗炎症薬（NSAIDs）の内服によって，保たれていた防御因子と攻撃因子のバランスがくずれ，攻撃因子が優位になると，消化管粘膜の抵抗性は弱まる．その結果，胃酸の作用による組織欠損がおこって潰瘍が生じる．

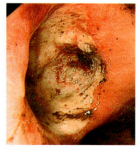

出血性胃潰瘍．内視鏡像．

3. 原因による分類

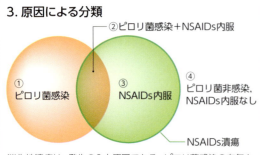

消化性潰瘍は，発生の2大原因である，ピロリ菌感染の有無とNSAIDs内服の有無により，4つに分けられる．近年，NSAIDsに起因するNSAIDs潰瘍が増加している．

3 消化性潰瘍の経過（胃壁）

1. びらんと潰瘍

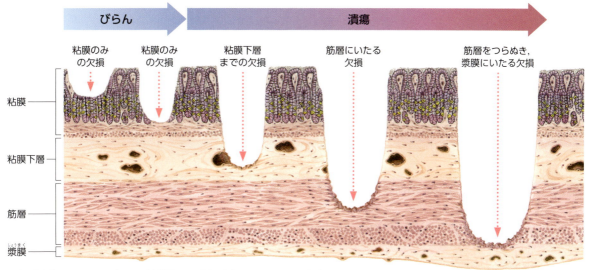

欠損が粘膜までのものをびらん，粘膜下層より深く欠損しているものを潰瘍という．

2. 内視鏡でみる消化性潰瘍

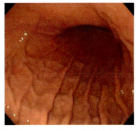

正常
粘膜に加齢による萎縮性変化をみとめず，粘膜の表面には光沢があって発赤や粘液の付着はみられない．

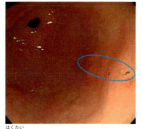

びらん
白苔をともない，わずかな出血をみとめる病変が多発している（○）．粘膜にとどまる浅い組織欠損である．

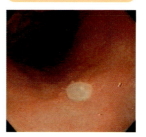

粘膜下層に達した潰瘍
白苔をともなう潰瘍病変である（急性潰瘍）．欠損は比較的浅いと考えられる．

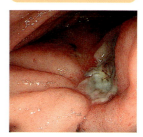

筋層に達した潰瘍
ひだの集中と白苔をともなう病変である（慢性潰瘍）．欠損は筋層以深まで達していると考えられる．

　食物を消化する胃酸を主体とする胃液の強力な作用によって，胃粘膜（図 1）がおかされるのが胃潰瘍，十二指腸粘膜がおかされるのが十二指腸潰瘍で，消化性潰瘍と総称される．潰瘍は，胃壁や腸壁の一部が破壊された状態，すなわち粘膜下層以深におよぶ組織欠損のことであり，粘膜にとどまる浅い組織欠損はびらんとよばれる（図 3）．

【原因】　消化管粘膜の抵抗性を弱めるように働く攻撃因子と，粘膜の抵抗性を強めるように働く防御因子の間のバランスがくずれたときに発生すると考えられている（図 2-1, 2）．以前は，攻撃因子である胃酸やペプシンの分泌亢進，防御因子である血液循環や粘液分泌などの低下をもたらす要因として，ストレスや喫煙などがあげられていた．しかし，近年の研究により，ヘリコバクター・ピロリ（ピロリ菌）感染とアスピリンなどの非ステロイド性抗炎症薬（NSAIDs）の2つが潰瘍発生をひきおこす主役であることが判明している．また，ストレスや喫煙は潰瘍の発生ではなく，再発に影響する因子であることも明らかになっている．

【分類】　消化性潰瘍は発生の原因から，ピロリ菌感染の有無，NSAIDsの内服の有無の組み合わせで4つに分類され（図 2-3），診断にあたってはNSAIDsを内服しているかどうかが大変重要である．一方，潰瘍のおこり方から，急激に発症する急性潰瘍と，時間をかけて発症する慢性潰瘍に分けられる．急性潰瘍は急性胃粘膜病変（72ページ）と同義であり，通常，消化性潰瘍というときには慢性潰瘍を指している．また，組織欠損の深さによっても分類され（図 3），欠損が深いほど重症度が高い．急性潰瘍は出血をともなった粘膜下層までの浅い潰瘍が多い．

4 消化性潰瘍の病態

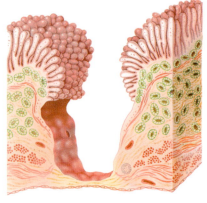

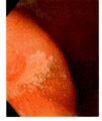

穿孔性の十二指腸潰瘍．内視鏡像．

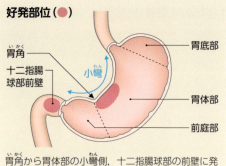

好発部位(●)

胃角から胃体部の小彎側，十二指腸球部の前壁に発生することが多い．

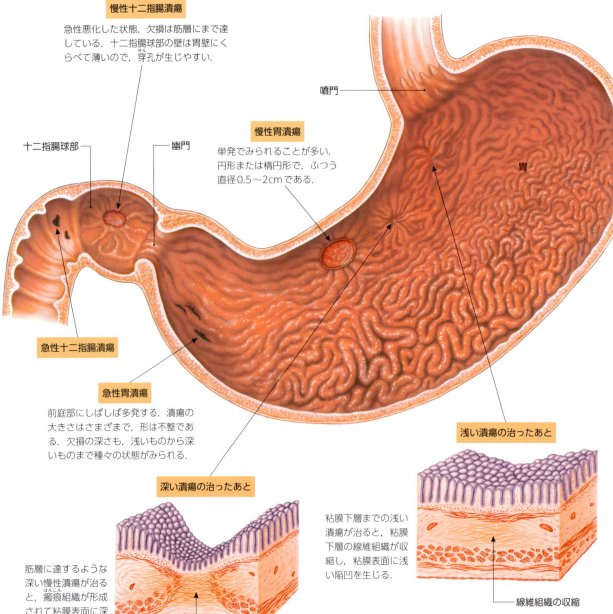

慢性十二指腸潰瘍
急性悪化した状態．欠損は筋層にまで達している．十二指腸球部の壁は胃壁にくらべて薄いので，穿孔が生じやすい．

慢性胃潰瘍
単発でみられることが多い．円形または楕円形で，ふつう直径0.5〜2cmである．

急性十二指腸潰瘍

急性胃潰瘍
前庭部にしばしば多発する．潰瘍の大きさはさまざまで，形は不整である．欠損の深さも，浅いものから深いものまで種々の状態がみられる．

深い潰瘍の治ったあと
筋層に達するような深い慢性潰瘍が治ると，瘢痕組織が形成されて粘膜表面に深い陥凹を生じる．

浅い潰瘍の治ったあと
粘膜下層までの浅い潰瘍が治ると，粘膜下層の線維組織が収縮し，粘膜表面に浅い陥凹を生じる．

5 消化性潰瘍の推移　すべて内視鏡像

活動期	治癒期	瘢痕期
活動期の潰瘍は、辺縁に発赤と浮腫をともない、潰瘍の底部は白苔に覆われている．	潰瘍の辺縁の浮腫が軽減し、周囲からのひだの集中（ひきつれ）がみられる．再生上皮をともない、潰瘍が治癒しつつある．	潰瘍が治癒し、潰瘍の底部は消失して、発赤ないし白色の再生上皮に置き換わる（瘢痕）．画像では赤色の瘢痕となっている．

6 胃潰瘍と十二指腸潰瘍の特徴

	好発年齢	性差	症状	合併症
胃潰瘍	40歳代以降	ない	・食後の心窩部痛（みずおちの痛み）または上腹部痛 ・胸やけ、げっぷ ・NSAIDsに起因する場合、無症状も多い	・下血 ・穿孔 ・NSAIDsに起因する出血性の潰瘍では吐血がおこりやすい
十二指腸潰瘍	20～40歳代	男性に多い	・空腹時の心窩部痛または上腹部痛 ・胸やけ、げっぷ	・下血、吐血 ・穿孔にともない、突然起こる心窩部の激痛

【特徴】　高齢者はピロリ菌感染率が高く、加えて腰痛や関節痛などでNSAIDsを内服することが多いため、胃潰瘍とくに出血性胃潰瘍（74㌻図2-2）が増加していることに注意が必要である．一方、わが国では、若年者のピロリ菌感染率が著明に低下しており、若年者に多い十二指腸潰瘍は明らかに減少している．好発部位は、胃潰瘍では胃角から胃体部小彎側で、十二指腸潰瘍では球部前壁である（図4）．高齢者では胃体部の食道に近い場所に胃潰瘍がみられることがある．なお、内視鏡での診断では、活動期、治癒期、瘢痕期に大別されたステージ分類が指標となる（図5）．

【症状と合併症】　心窩部痛または上腹部痛、胸やけ、げっぷなどが典型的な症状であり、吐血、下血、消化管壁に穿孔が生じるなどの合併症もみられる（図6）．

胃潰瘍の痛みは食後短時間で出ることが多く、空腹時の痛みは十二指腸潰瘍に多い．NSAIDsに起因する胃潰瘍はまったく無症状であることも少なくなく、とくに高齢者では出血性の潰瘍であっても痛みのないことが多いため、便の色に注意する必要がある．穿孔は十二指腸球部前壁の潰瘍にとくに多くみられ、突然の猛烈な痛みで発症することが特徴的である．

【治療】　ピロリ菌に感染している場合は、除菌治療によるピロリ除菌と短期間の胃酸分泌抑制薬（プロトンポンプ阻害薬PPIなど）による治療が常識となっている．NSAIDsに起因する潰瘍の場合は、NSAIDsの中止が最優先である．腰痛など原疾患のコントロールのためにNSAIDsが中止できない場合は再発することが多いため、PPIを長期に内服する．

（上村　直実）

gastric cancer

胃がん

● 関連のある病気：
胃炎➡72ページ　がんの発生と転移のしくみ➡172ページ

1 胃の区分と名称

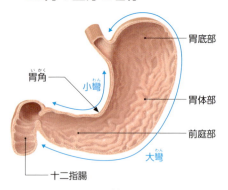

胃がんは前庭部の小彎側に発生しやすい．

2 内視鏡でみる胃がんの進行

早期胃がん → 進行胃がん → 転移をともなう進行胃がん

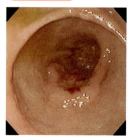

胃体部に平坦な退色病変をみとめるが，粘膜内にとどまり，内視鏡的切除が可能．

早期胃がんから数年後には大きな潰瘍をともなう状態になり，外科的手術が必要となる．

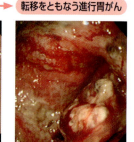

さらに数年後には末期がんとなり，腹膜や肝臓への転移も生じ，手術不能となる．

3 早期胃がん

1. 病態

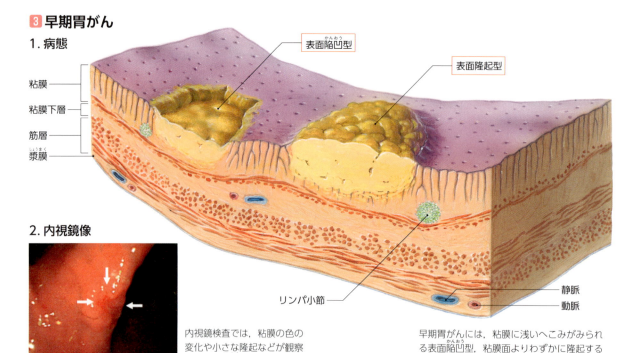

2. 内視鏡像

内視鏡検査では，粘膜の色の変化や小さな隆起などが観察できる．胃角にみとめられる発赤した病変（⇦）は，表面陥凹型の早期胃がんである．

早期胃がんには，粘膜に浅いへこみがみられる表面陥凹型，粘膜面よりわずかに隆起する表面隆起型，陥凹も隆起もみとめられない表面平坦型などのタイプがあり，表面陥凹型がもっとも多い．

　胃がんは，胃の粘膜に発生する悪性腫瘍である．わが国における胃がんによる死亡率は，近年，減少傾向にあり，部位別でみると男性では肺がん，大腸がんに次いで第3位，女性では第5位であるが，罹患数は増加傾向にある．男性の死亡率は女性の約2倍である．

【原因】　最近の研究から，胃がんの発生にはヘリコバクター・ピロリ（ピロリ菌）感染が深く関連していることが明らかになっている．胃がん患者の99％はピロリ菌に感染しており，生来，感染していない場合に胃がんが発症することはまれである．ほかに，塩分の過剰摂取や喫煙がリスク因子である．

【種類と経過】　がんが胃の壁をおかして広がる浸潤の深さによって，早期胃がんと進行胃がんに分けられる．がんの浸潤が粘膜内または粘膜下層にとどまるものが早期胃がん（図3），筋層より深く浸潤しているものが進行胃がん（図4）とされる．ヘリコバクター・ピロリ感染胃炎（73ページ）が小さな早期胃がんに発育するには5～10年の経過を要し，その後，数年の経過で手術可能

4 進行胃がん

1. X線像と内視鏡像

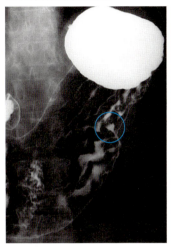
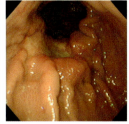

左・X線像. X線造影検査では，胃全体の変形や粘膜表面の凹凸をとらえやすい. 胃体部の大彎側にバリウムのたまり（○）をみとめ，陥凹性病変が疑われる.
上・同一症例の内視鏡像. 腫大をともなう潰瘍がみられる.

5 おもな転移先

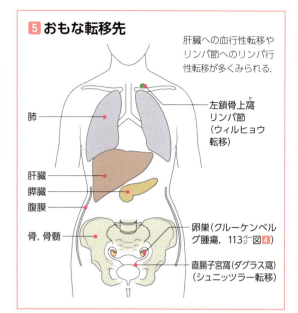

肝臓への血行性転移やリンパ節へのリンパ行性転移が多くみられる.

2. 病態

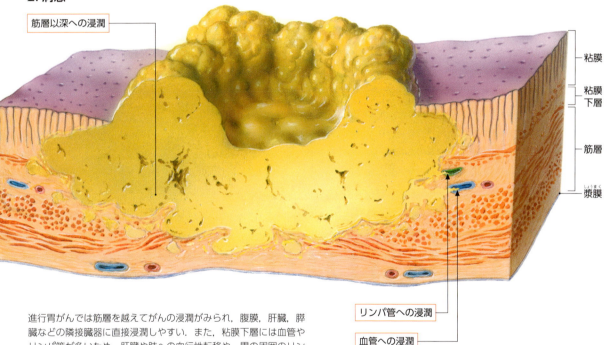

進行胃がんでは筋層を越えてがんの浸潤がみられ，腹膜，肝臓，膵臓などの隣接臓器に直接浸潤しやすい. また，粘膜下層には血管やリンパ管が多いため，肝臓や肺への血行性転移や，胃の周囲のリンパ節へのリンパ行性転移もおこりやすい.

な進行胃がん，さらに転移をともなう進行胃がんに至る（図2）. X線造影検査や内視鏡検査で診断される.

【症状】 早期胃がんの多くは無症状であり，健診などで偶然発見されることが多い. 進行胃がんでは，食欲不振，体重減少，貧血，腹痛，しこりを触れるなどの症状が現れることもあるが，無症状であることも少なくない. さらに進行すると他臓器に転移を生じ（図5），肝臓に転移すると肝臓が腫れる，腹膜に転移すると腹水がたまるなど，身体的な症状が出現することが多い.

【治療と注意】 治療法と生存率は，進行度により大きく異なる. 内視鏡的切除が可能な早期胃がんではほぼ100％治癒するが，外科的手術を要する進行胃がんでは5年生存率が60〜70％となり，他臓器に転移を生じて抗がん剤による化学療法を必要とする段階に至っては，最新の抗がん剤を用いても5年生存率が10％に満たない状態となる. したがって，早期発見がもっとも大切であり，自覚症状の有無にかかわらず，定期的な健診を受けることが重要である. 　　　　（上村 直実）

colonic polyp

大腸ポリープ

●関連のある病気：
大腸がん ➡82ページ　潰瘍性大腸炎 ➡114ページ
クローン病 ➡114ページ

1 大腸の位置と区分

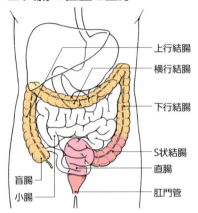

大腸は小腸に続く腸管である．右下腹部にはじまり，盲腸，結腸（上行，横行，下行，S状），直腸（肛門管を含む）に分けられる．大腸ポリープは直腸やS状結腸が好発部位である（■）．

2 大腸ポリープの分類

すべて内視鏡像

腫瘍性ポリープ

●腺腫（良性腫瘍）
もっとも高頻度に生じるポリープで，大腸ポリープの約80％を占める．がん化しやすい

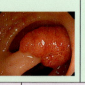

●がん（悪性腫瘍）
粘膜に直接発生するものと，腺腫ががん化したものがある

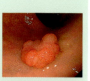

非腫瘍性ポリープ

●過誤腫性ポリープ
組織の奇形などによって生じる．若年性ポリープとポイツ-ジェガース型のポリープがあり，まれにがん化する

●炎症性ポリープ
潰瘍性大腸炎やクローン病，腸結核などによりおこった腸の炎症が治る過程でみられることが多い．良性である

●過形成性ポリープ
組織の過形成により生じ，小さいポリープが直腸やS状結腸に多くみられる．年齢とともに頻度は高くなる

3 腺腫の病態

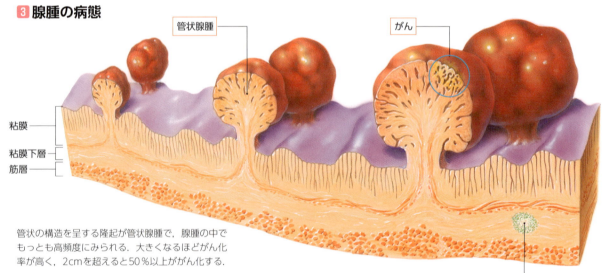

管状の構造を呈する隆起が管状腺腫で，腺腫の中でもっとも高頻度にみられる．大きくなるほどがん化率が高く，2cmを超えると50％以上ががん化する．

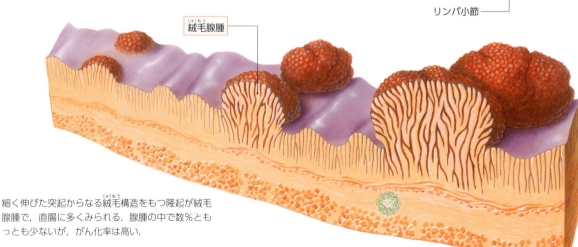

細く伸びた突起からなる絨毛構造をもつ隆起が絨毛腺腫で，直腸に多くみられる．腺腫の中で数％ともっとも少ないが，がん化率は高い．

4 大腸ポリポーシス

1. 家族性大腸腺腫症

100個以上の腺腫が発生し，高率にがん化する遺伝性疾患である．骨腫や軟部腫瘍の合併がみられる．

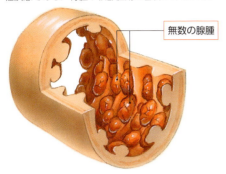

無数の腺腫

2. 大腸ポリポーシスの分類

● 遺伝性

腫瘍性	・家族性大腸腺腫症（ガードナー症候群） ・ターコット症候群
過誤腫性	・ポイツ-ジェガース症候群 ・若年性ポリポーシス

● 非遺伝性

炎症性	・炎症性ポリポーシス ・良性リンパ濾胞性ポリポーシス
その他	・過形成性ポリポーシス ・クロンカイト-カナダ症候群

遺伝性と非遺伝性に大別され，組織学的特徴によって腫瘍性，過誤腫性，炎症性などに分けられる．大腸以外の部位に随伴症状をみとめることが多い．

5 内視鏡的治療法

1. ポリペクトミー

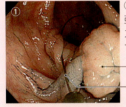

①ポリープが有茎性・亜有茎性なら，根元にスネア（ワイヤ）をかけて絞扼する．

有茎性ポリープ
スネア

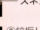

②絞扼したまま高周波電流を通電して切断する．なお，方法を問わず，切除したポリープは組織検査へ出す．

通電，切除

2. 内視鏡的粘膜切除術（EMR）

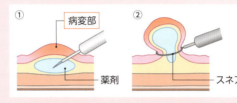

病変部
薬剤
スネア

①2cm以内で無茎性の病変が適応である．病変部の粘膜下層に薬剤を注入して隆起させる．
②スネアで病変を正常粘膜ごと絞扼し，通電して切除する．

3. 内視鏡的粘膜下層剥離術（ESD）

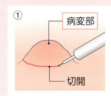
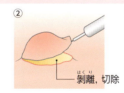

病変部
切開
剥離，切除

①2cm以上の病変が適応である．病変部の粘膜下層に薬剤を注入し，その周囲の粘膜を専用の電気メスで切開する．
②粘膜下層から病変を剥離して切除する．

　大腸ポリープとは，大腸粘膜に限局して隆起した病変を指す総称である．ポリープとは，組織の特徴ではなく形を表す用語であり，良性のものから"がん"まで含まれる．

【分類と特徴】　大腸ポリープは，腫瘍性ポリープと非腫瘍性ポリープに大別される（図2）．腫瘍性ポリープには，良性の腺腫と悪性のがんが含まれ，腺腫は大きさが増すほどがん化しやすい．非腫瘍性ポリープは組織学的な特徴から，過誤腫性ポリープ，炎症性ポリープ，過形成性ポリープに分類され，多くはがん化しない．しかし，過誤腫性ポリープでは，まれではあるが，がん化の報告がある．

　大腸ポリープのうち，もっとも高頻度にみられるのは腺腫である．男性に多く，加齢とともに増加し，直腸やS状結腸に好発する．組織学的特徴によって，管状腺腫と絨毛腺腫（図3），その2つの特徴をあわせもつ管状絨毛腺腫の3つに分けられる．

【大腸ポリポーシス】　大腸粘膜に多数のポリープが発生するものを大腸ポリポーシスとよぶ．遺伝性と非遺伝性に大別され，多くは遺伝性である（図4-2）．代表的な大腸ポリポーシスである家族性大腸腺腫症（図4-1）は100個以上の腺腫が発生する疾患で，顕性遺伝（優性遺伝）し，放置すると100％がん化するとされる．

【症状】　大腸ポリープの多くは無症状である．ポリープが大きい場合は，血便や，粘液が付着した便がみられることもある．

【治療】　治療の適応となるポリープは，がん化の可能性がある腺腫（早期がんを含む）と過誤腫性ポリープである．内視鏡を用いた治療法が一般的で，ポリープの大きさや形，部位などに応じて，ポリペクトミー，内視鏡的粘膜切除術（EMR），内視鏡的粘膜下層剥離術（ESD）などで病変を切除する（図5）．高率にがん化がみられる家族性大腸腺腫症などでは，がんが併存していなくても予防的に大腸をすべて切除する．　（五十嵐　正広）

colorectal cancer

大腸がん

●関連のある病気：
大腸ポリープ ➡ 80ページ　潰瘍性大腸炎 ➡ 114ページ
腸閉塞 ➡ 114ページ

1 大腸がんのおもな発生部位

大腸がんは，発生部位によって，盲腸がん，上行結腸がん，横行結腸がん，下行結腸がん，S状結腸がん，直腸がんに分類される．大腸は結腸と直腸に分けられるため，結腸がんと直腸がんに大別することもできる．

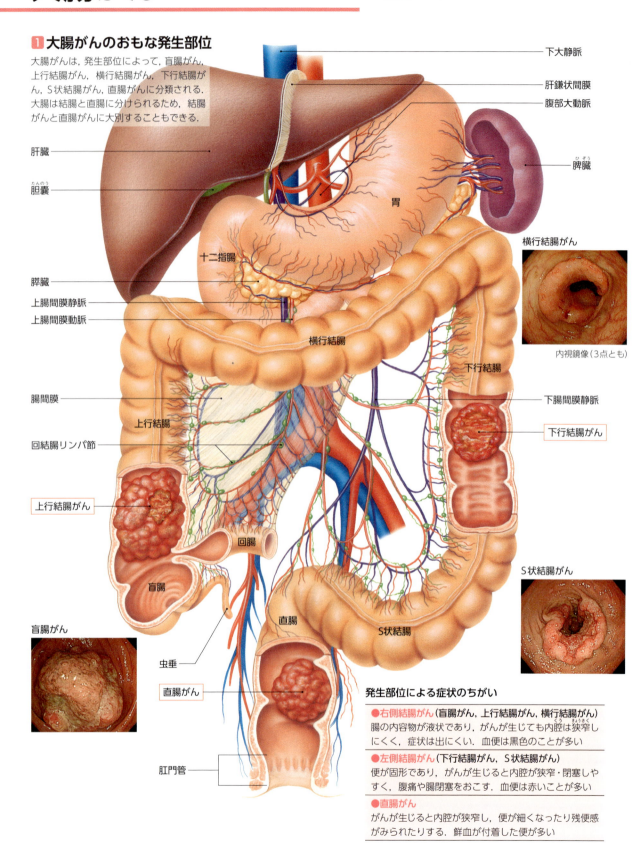

内視鏡像（3点とも）

発生部位による症状のちがい

●**右側結腸がん**（盲腸がん，上行結腸がん，横行結腸がん）
腸の内容物が液状であり，がんが生じても内腔は狭窄しにくく，症状は出にくい．血便は黒色のことが多い

●**左側結腸がん**（下行結腸がん，S状結腸がん）
便が固形であり，がんが生じると内腔が狭窄・閉塞しやすく，腹痛や腸閉塞をおこす．血便は赤いことが多い

●**直腸がん**
がんが生じると内腔が狭窄し，便が細くなったり残便感がみられたりする．鮮血が付着した便が多い

2 経過進展と分類

1. 早期がんと進行がん

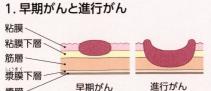

早期がんは粘膜下層までにとどまるがんで、粘膜内がんと粘膜下層浸潤がんに分けられる。進行がんは筋層またはそれより深部に達するがんである。

2. 見た目による分類

肉眼像と浸潤の形式から0型～5型に分類される。0型は早期がんに該当し、さらにⅠ型とⅡ型に分けられる。1型～4型は進行がんである。

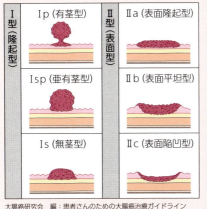

大腸癌研究会 編：患者さんのための大腸癌治療ガイドライン2022年版、金原出版、2022を参考に作成

3 おもな転移先

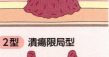
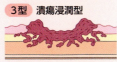
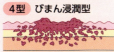

腹膜や膀胱などの周辺臓器のほか、リンパ管を経由してリンパ節、血管を経由して肝臓、肺、骨などへ転移する。

4 人工肛門（ストーマ）

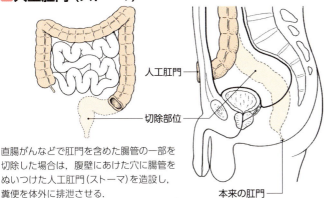

直腸がんなどで肛門を含めた腸管の一部を切除した場合は、腹壁にあけた穴に腸管をぬいつけた人工肛門（ストーマ）を造設し、糞便を体外に排泄させる。

　大腸がんは大腸粘膜から発生した悪性腫瘍で、結腸がんと直腸がんに大別される。発生部位によって、盲腸がん、横行結腸がん、S状結腸がんなどとよばれることもある（図1）。好発部位は直腸とS状結腸であり、大腸がんの約70％を占める。日本で罹患率（発生した率）がもっとも多いがんであり、日本人女性の死因の第1位である。

【原因】　遺伝的要因や、食生活の欧米化などが発生に関係するとされる。また、大腸がんの発生には2つの経路があると考えられている。粘膜に発生した腺腫（80㌻図3）からがん化するものと、腺腫の過程をとらずに粘膜から直接がん化するものである。

【経過と病態】　腸管壁への浸潤の程度によって、早期がんと進行がんに分類される。早期がんは粘膜および粘膜下層にとどまるがんで、進行がんは筋層以深に浸潤したものを指す（図2-1）。また、見た目によって6つに分類される（図2-2）。進行がんとされる1型～4型の中では、2型（潰瘍限局型）が多く、4型（びまん浸潤型）はまれである。

　転移は、早期がんのうち粘膜内がんにはみられないが、粘膜下層浸潤がんでは約10％でみとめる。進行がんでは深く浸潤するほど転移しやすい。大腸の周辺リンパ節への転移率が高く、腹膜や膀胱などの周囲臓器、肝臓、肺、骨などにも転移する（図3）。

【症状】　がんの発生部位によって症状は異なる（図1）。右側結腸がんでは初期は無症状のことが多く、進行してくると腫瘤（しこり）触知や貧血、下痢、腹痛などが出現する。左側結腸がんや直腸がんでは、初期症状は血便である。がんが進行して腸管内腔に狭窄をおこすと、腹痛や便が細くなるなどのほか、便秘も出現する。

【治療】　粘膜内がんや、粘膜下層浸潤がんのうち浸潤が軽度であるなど転移リスクが低いものは、内視鏡的治療法（81㌻図5）で完治が期待できる。それ以外では外科的手術が選択される。がんが他臓器に転移している場合は、化学療法や放射線療法が行われる。直腸がんでは人工肛門（ストーマ、図4）を造設する場合もあるが、術前に化学療法などでがんを縮小させ、肛門を温存する手術も行われている。　　　　（五十嵐 正広）

appendicitis

虫垂炎

●関連のある病気：
腹膜炎➡114ページ　ショック➡176ページ

1 虫垂の位置と構造

虫垂は，盲腸から突出する6〜10cmほどの管腔臓器である．リンパ小節が集合し，腸管の免疫や腸内細菌叢のバランスの維持に関与する．

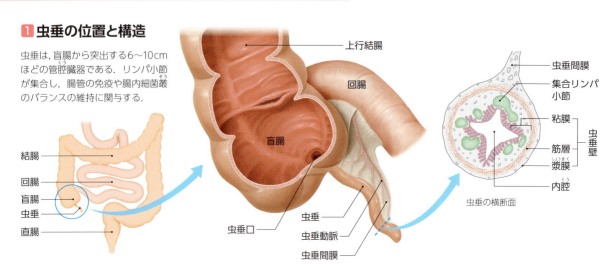

虫垂の横断面

2 虫垂炎の病態

1. カタル性虫垂炎

炎症が粘膜に限局した軽症の状態である．糞石がつまって内腔が閉塞することにより炎症が生じ，粘膜の浮腫，充血をおこす．虫垂は腫大・緊満し，内腔は膿で満たされる．

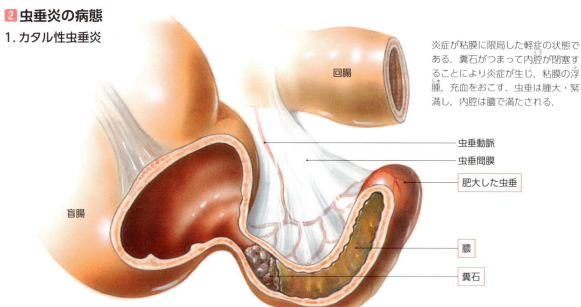

2. 蜂窩織炎性虫垂炎

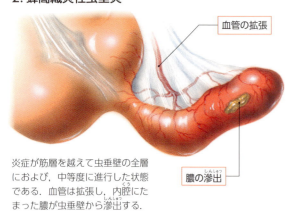

炎症が筋層を越えて虫垂壁の全層におよび，中等度に進行した状態である．血管は拡張し，内腔にたまった膿が虫垂壁から滲出する．

3. 壊疽性虫垂炎

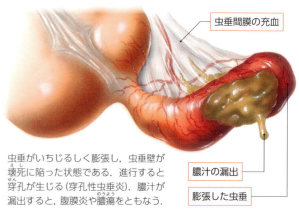

虫垂がいちじるしく膨張し，虫垂壁が壊死に陥った状態である．進行すると穿孔が生じる（穿孔性虫垂炎）．膿汁が漏出すると，腹膜炎や膿瘍をともなう．

84

3 虫垂炎の症状と特徴

1. 症状と経過

初期	進行期
・心窩部（みずおち）の痛みや不快感 ・右下腹部への痛みの移動 ・悪心，嘔吐 ・食欲不振	・圧痛 ・腹膜刺激症状（反跳痛，筋性防御） ・はげしい痛みの増強 ・発熱，白血球の増多 ・敗血症性ショック（重症時）

2. 特徴的な腹部所見

圧痛点（マックバーニー点，ランツ点），ローゼンシュタイン徴候，腸腰筋徴候などがみられる．

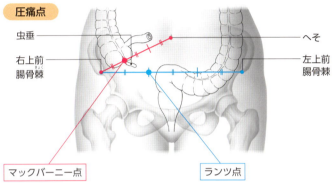

圧痛点

マックバーニー点
右上前腸骨棘とへそを結ぶ線を3等分した際，外側1/3に位置する圧痛点で，虫垂口あたりに該当する．

ランツ点
左右の上前腸骨棘を結ぶ線を3等分した際，右外側1/3に位置する圧痛点である．

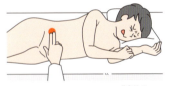

ローゼンシュタイン徴候
マックバーニー点の圧痛が，仰臥位（あおむけ）よりも左側臥位（左側が下）で増強する．虫垂が伸展するため生じる．

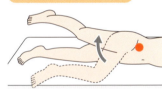

腸腰筋徴候
左側臥位で曲げた右脚を伸ばし，背側に過伸展させると右下腹部が痛む．炎症が大腿を動かす腸腰筋に達している．

4 合併症

- 横隔膜下膿瘍
- 腸間膜間膿瘍
- 左下腹部膿瘍
- 盲腸後膿瘍
- 虫垂周囲膿瘍（盲腸周囲膿瘍）
- ダグラス窩膿瘍
- 横隔膜
- 肝臓
- 胃
- 腹膜
- 大腸
- 小腸
- 子宮

図は女性

虫垂壁から膿が滲み出す，あるいは穿孔から膿汁が漏れ出した場合，腹膜に炎症が広がって腹膜炎をおこしたり，膿が腹腔に蓄積して膿瘍が形成されたりする．

虫垂は盲腸の下端に続く6〜10cmほどの管腔臓器である（図1）．虫垂炎は，虫垂になんらかの原因で炎症が生じた状態である．

【原因】 虫垂の管腔はとても細く，大腸の内容物が貯留して固まった糞石などがつまると，閉塞して血行が悪くなる．そこに，細菌やウイルスが侵入すると，炎症がおこると考えられている．

【分類】 炎症の進行度によって，カタル性虫垂炎，蜂窩織炎性虫垂炎，壊疽性虫垂炎に分類される（図2）．炎症がさらに進むと，虫垂に穿孔が生じて穿孔性虫垂炎となる．

【症状と経過】 初期には心窩部の痛みや不快感からはじまり，時間の経過とともに，右下腹部付近に痛みが移動するのが特徴である（図3-1）．さらに37〜39度台の発熱や悪心，嘔吐，食欲不振などの症状をともない，痛みは時間の経過とともに増強する．進行して穿孔性虫垂炎をおこすと，周辺臓器を含む腹腔全体に炎症が波及し，腹膜炎や膿瘍形成などの合併症をきたす（図4）．適切な治療が遅れると，重症化して敗血症性ショックを併発することがあり，命にかかわるので注意が必要である．

【特徴】 圧迫すると限局性の痛みをみとめる圧痛点がみられるのが，特徴的な腹部所見である（図3-2）．ほかに，ローゼンシュタイン徴候，腸腰筋徴候，反跳痛（ブルンベルグ徴候：腹部を押して離すと痛みが増強する現象），筋性防御（痛みで腹部が緊張し，硬くなった状態）なども典型的な所見となる．血液検査では白血球数の増多や，炎症の発生を示すCRP値の上昇がみられ，超音波検査やCT検査では虫垂の腫大が確認される．なお，大腸憩室炎，卵管炎，卵巣嚢腫茎捻転，子宮外妊娠，尿路結石など下腹部の急性腹症（急激に発症したはげしい腹痛）との鑑別が重要となる．

【治療】 カタル性虫垂炎と考えられる軽症例では，抗菌薬による保存的治療が選択され，症状が消失すれば完治となる．反跳痛などの腹膜刺激症状がみられ，進行した虫垂炎と診断された場合には手術の適応となる．手術には開腹手術と腹腔鏡下手術があり，炎症の進行度や合併症などを考慮して選択される．

（五十嵐　正広）

hemorrhoid, anal fistula, anal fissure

痔核，痔瘻，裂肛

1 肛門管と肛門

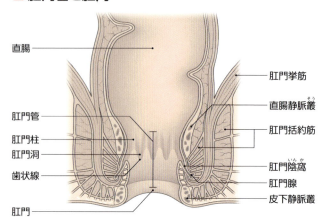

直腸の下端は肛門管に移行し，肛門で外界へ開く．歯状線より下部の内腔は肛門上皮に覆われており，粘膜から肛門皮膚に移行する．肛門は，肛門括約筋の緊張によってふだんは閉じている．

2 痔核の分類

●内痔核

内痔核は歯状線より直腸側に生じたものである．直腸内に入れた内視鏡の先端を反転させて肛門部をみた写真では，直腸静脈叢が青く膨らんだ内痔核（⇐）が観察される．

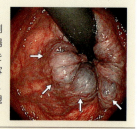

●外痔核

外痔核は歯状線より肛門側に生じたものである．内視鏡による肛門出口の写真では，皮下静脈叢が怒張して血管の拡張をともなう外痔核（←）が観察される．

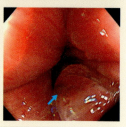

3 痔核の病態

内痔核は歯状線より直腸側にある直腸静脈叢がうっ血・怒張して生じ，歯状線をまたいだ状態になることが多い．外痔核は歯状線より肛門側にある皮下静脈叢がうっ血・怒張して生じる．内痔核と外痔核が混在することもある．

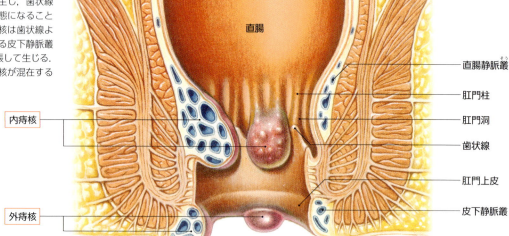

肛門の3大疾患は，痔核，痔瘻，裂肛であり，痔と総称される．痔核は肛門周囲の静脈叢などの組織が膨隆し，出血や肛門からの脱出をおこしたものである．痔瘻は肛門腺が炎症をおこして化膿し，膿を排出する瘻管が肛門周囲の皮膚などに開口したものである．裂肛は肛門上皮の裂創である．

●痔核

【原因】 肛門（図1）の歯状線近傍にある細い静脈のかたまり（直腸静脈叢）や結合組織からなる支持組織は，糞便の圧迫に対し，クッションとして働いている（肛門クッション）．いきみや便秘，長時間の立位などによって組織が減弱したり，静脈叢がうっ血や怒張をきたしたりすると，肛門クッションが肥大して痔核となる．

【分類と症状】 生じる位置によって内痔核と外痔核に分類される（図2，3）．内痔核では痛みはほとんどないが，出血がみられ，肛門からの脱出の程度によってⅠ～Ⅳ度に分けられる（図4）．脱出した痔核が，肛門括約筋で締めつけられるなどして急激なうっ血，浮腫や血栓を生じて腫脹し，もとにもどらなくなると（嵌頓痔核），はげしい痛みをともなう．外痔核では，血栓や

4 内痔核の病期分類

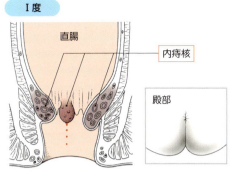

Ⅰ度

痔核が小さく、肛門外へ脱出することはない。痛みはないが、排便時に出血することが多い。

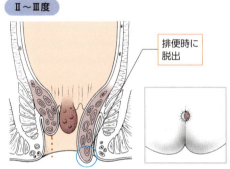

Ⅱ～Ⅲ度

痔核が大きくなり、排便時に肛門外へ脱出する。排便後、自然に肛門内へもどる場合はⅡ度、指で押し込まないともどらない場合はⅢ度と分類される。

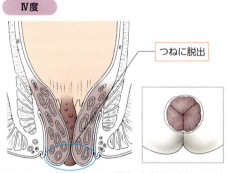

Ⅳ度

さらに痔核が大きくなり、常時、肛門外へ脱出した状態となる。指で押し込んでももとにもどらない。

5 痔瘻

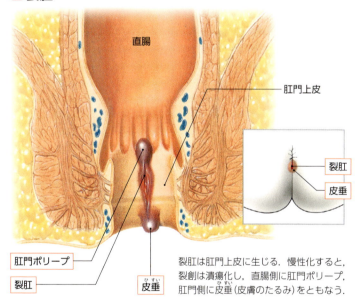

歯状線のくぼみ（肛門陰窩）から細菌が侵入して肛門腺が感染すると、膿瘍が生じる（肛門周囲膿瘍）。自潰しなければ膿瘍のままであるが、炎症が周囲の皮下組織に広がると、肛門周囲の皮膚や粘膜に膿を排出する瘻管が形成されて痔瘻となる。

6 裂肛

裂肛は肛門上皮に生じる。慢性化すると、裂肛は潰瘍化し、直腸側に肛門ポリープ、肛門側に皮垂（皮膚のたるみ）をともなう。

血腫ができると強い痛みを生じる（血栓性外痔核）。

【治療】 日常の生活指導、冷却、坐薬・塗り薬などの薬物療法、硬化療法、ゴム輪結紮療法、外科的手術療法などがある。個々の症例に適したもっとも侵襲の少ない治療法を選択することが必要である。

●痔瘻

肛門腺に細菌感染がおこると、肛門周囲膿瘍が形成される（図5）。炎症が肛門周囲の皮下組織へ広がり、皮膚や粘膜に達して交通すると膿が排出され（自潰）、痔瘻となる。その際に、細いトンネル（瘻管）が形成される。おもな症状は、痛みや腫れ、膿の排出、発熱などで、治療は手術が一般的である。慢性化して10年以上経過すると、痔瘻がんを発症することがある。

●裂肛

便秘によって硬くなった便を無理に排便することで生じる。裂創により排便時や排便後に痛みをともない、慢性化すると、肛門ポリープや皮垂（図6）、痛みから生じる肛門括約筋の緊張による肛門狭窄がみられる。便通を促す緩下薬などで軽快するが、肛門狭窄をきたした場合は手術が必要となる。 　　　　（五十嵐　正広）

肝炎

hepatitis

● 関連のある病気：
肝硬変➡92ページ　肝がん➡93ページ　黄疸➡94ページ
肝性脳症（肝性昏睡）➡114ページ　肝不全➡114ページ

❶ 肝臓の構造

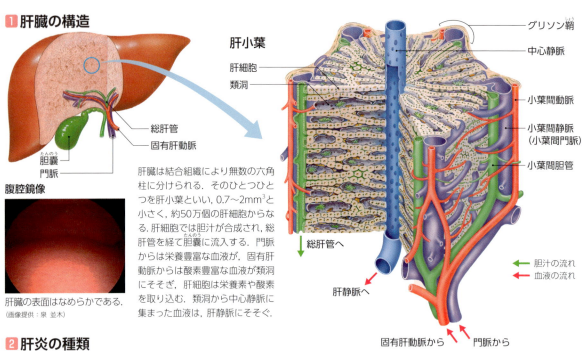

腹腔鏡像
肝臓の表面はなめらかである．
（画像提供：泉 並木）

肝臓は結合組織により無数の六角柱に分けられる．そのひとつひとつを肝小葉といい，0.7〜2mm³と小さく，約50万個の肝細胞からなる．肝細胞では胆汁が合成され，総肝管を経て胆嚢に流入する．門脈からは栄養豊富な血液が，固有肝動脈からは酸素豊富な血液が類洞にそそぎ，肝細胞は栄養素や酸素を取り込む．類洞から中心静脈に集まった血液は，肝静脈にそそぐ．

❷ 肝炎の種類

1. 経過による分類

急性肝炎	一過性で，6ヵ月以内に自然治癒することが多い
慢性肝炎	半年以上続く．多くはC型肝炎である
劇症肝炎	急性肝炎の1〜2%が移行する

2. 原因による分類

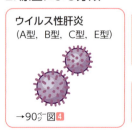

ウイルス性肝炎
（A型，B型，C型，E型）

→90ページ図❹

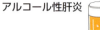

アルコール性肝炎

→91ページ図❺

代謝機能障害関連脂肪肝炎
（MASH）

→91ページ図❻

薬物性肝障害

自己免疫性肝炎

　さまざまな原因により，肝臓（図❶）に炎症がおこって，肝機能が障害された病気を肝炎という．
【種類と原因】　経過によって，急性肝炎，慢性肝炎，劇症肝炎に分類される（図❷-1）．また，原因の大半はウイルスであり，わが国では肝炎といえばウイルス性肝炎（90ページ図❹）を指すことが多い．アルコールの過剰摂取によっておこるアルコール性肝炎（91ページ図❺）も多く，ほかに薬物，自己免疫なども原因となる．糖尿病や肥満との関係が深いとされる，代謝機能障害関連脂肪肝炎（MASH，91ページ図❻）も増えている．
【急性肝炎】　急に発病して6ヵ月以内に治る病態を急性肝炎という（図❸-1）．なんらかの原因により肝細胞が障害されて肝臓の機能が低下すると，タンパク質の合成や糖代謝，解毒が十分に行われず，はげしい食欲低下や疲労感，吐き気がみられる．また，肝臓から十二指腸に排出されるべきビリルビン（胆汁の色素成分）が血液中に漏れ，黄疸が生じる．大部分の症例では，時間の経過とともに破壊された肝細胞は再生する．
　急性肝炎の1〜2%は8週間以内に急激に悪化し，肝細胞がほとんど死んでしまう．これを劇症肝炎という（図❸-3）．ウイルス性，薬物性，自己免疫性でみられるが，発症の原因が不明なものも多い．前駆症状は吐き気，嘔吐や腹痛で，発症後急激に悪化して肝臓は萎縮し，肝不全に陥って意識障害（肝性昏睡）が生じる．
【慢性肝炎】　症状はほぼみられないが，肝臓の検査をすると，肝機能障害をみとめる状態が半年以上続く病態が慢性肝炎である（図❸-2）．急に悪化したとき（増悪期）には食欲不振，全身倦怠感，吐き気，嘔吐，発熱，上腹部不快感，かゆみなどが現れ，軽度の黄疸がみられることがある．しかし，通常はこれらの症状がほとんどないまま，一部は肝硬変（92ページ）に進み，さらに肝細胞がん（93ページ）に移行する可能性がある．

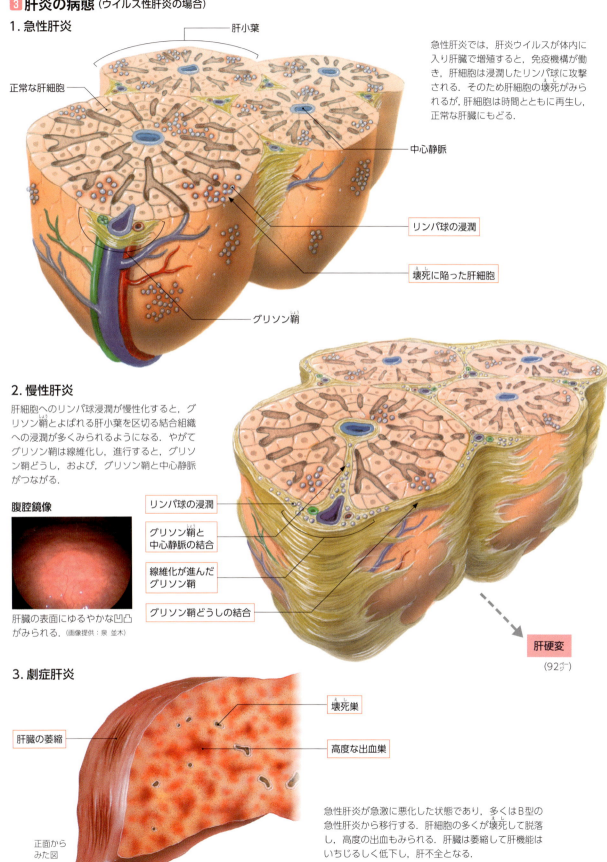

4 ウイルス性肝炎

	A型肝炎	B型肝炎	C型肝炎	E型肝炎
感染経路	A型肝炎ウイルスの存在する糞便を介して汚染された，飲料水や食べ物の摂取による経口感染 生ガキ	B型肝炎ウイルスの存在する血液を介する感染．性行為による体液感染が多い（性感染症） 針刺し事故	C型肝炎ウイルスの存在する血液を介する感染．性行為による体液感染は少ない．感染経路不明例もある	E型肝炎ウイルスの存在する飲料水や食べ物の摂取による経口感染．豚肉や豚レバーの生食，イノシシやシカなど野生鳥獣の肉・内臓の生食が感染経路となりやすく，人畜共通感染症のひとつとされる
潜伏期間	2～6週間の潜伏期間を経て急性肝炎を発病	1～6ヵ月間の潜伏期間を経て急性肝炎を発病	2週～4ヵ月間の潜伏期間を経て急性肝炎を発病するがまれであり，感染しても症状がないことが多い（不顕性感染）	平均6週間の潜伏期間を経て急性肝炎を発病
初期症状	発病約1週間前より前駆症状（発熱，食欲不振，全身倦怠感など）がみられる．発病すると，発熱のほか，吐き気，嘔吐，黄疸，肝腫大（肝臓の腫れ）が出現	発病約1週間前より前駆症状（食欲不振，全身倦怠感など）がみられる．発病すると吐き気，嘔吐，黄疸，肝腫大（肝臓の腫れ）などが出現	一般に症状ははっきりしない	A型肝炎に類似し，発熱，食欲不振，腹痛，黄疸などがみられる
経過	劇症化することは少ない．一度感染すると，終生免疫が得られるため慢性化はせず，大部分は2～3ヵ月で完治	劇症化することはあるが，その例をのぞくとほとんどが3ヵ月以内に軽快．ウイルスの遺伝子型によっては，慢性化することがある	劇症化することはほとんどない．多くは不顕性感染であり，そのうち60～80％の人が慢性肝炎となる	一過性で経過し，慢性化しない．高齢者では重症化，劇症化することがある
特徴	・青少年から成人に好発 ・冷凍食品の普及等により，最近では通年性 ・小児の感染は症状のない不顕性が多く，症状が出ても軽症 ・中年以上の感染では，ときに重症化する ・無症候性キャリア[※1]はいない ・高齢者施設，保育所，幼稚園，小・中学校などで小流行する ・男性同性愛者間における流行が報告されている ・ワクチンによる予防が可能	・幼少時の感染による無症候性キャリアの場合，成人になるとほとんどの人が発症し，そのうち10～20％が慢性肝炎や肝硬変をおこす ・垂直感染[※2]による無症候性キャリアがいる ・ワクチンによる予防が可能 垂直感染	・成人で初感染した場合は，急性肝炎を経て慢性肝炎に移行する傾向が強い ・垂直感染による無症候性キャリアはまれである ・ワクチンはない	・インド，ネパール，パキスタンなどに多く，渡航者が感染することもある ・栄養状態が不良な妊産婦では劇症化しやすく，致死率が10～20％と高い ・免疫抑制剤投与下で臓器移植をした患者では，慢性化の例がある ・ワクチンはない

※1 無症候性キャリアは，肝炎ウイルスに感染している病原体保有者であるが肝炎を発症していない．
※2 垂直感染とは，肝炎ウイルスに感染した妊婦の血液が妊娠・出産時に胎児やこどもの体内に入り，胎児やこどもが肝炎に感染すること．母子感染防止事業（ワクチン・免疫グロブリン投与）により激減した．

【ウイルス性肝炎】　肝炎を生じるウイルスには，飲料水や食べ物を介して感染するA型とE型，おもに血液や体液を介して感染するB型とC型がある（図4）．D型肝炎は，わが国では少ない．

　肝炎ウイルスが体内に入り肝臓で増殖すると，ウイルスを取り除こうと免疫機構が働く（89ｱ図3-1）．肝細胞は多量に破壊されるが，A型・E型肝炎では大部分が2～3ヵ月で完治し，B型肝炎ではほとんどが3ヵ月以内に軽快する．C型肝炎は慢性化しやすく，その多くは症状のない不顕性感染であり，ウイルスを体内に保持するため感染源となる．なお，B型肝炎では，急性肝炎を経て劇症肝炎（89ｱ図3-3）になることもある．免疫機構が完成していない出生直後にB型肝炎ウイルスに感染した場合，抗原抗体反応がおこらず肝炎を発症しないため，ウイルスが排除されずに無症候性キャリアとなって感染源となる．成人になるとほとんどの人が発症し，10～20％が慢性肝炎や肝硬変をおこす．

【アルコール性肝炎】　摂取したアルコールは肝臓で代

5 アルコール性肝炎

1. 肝細胞におけるアルコール代謝

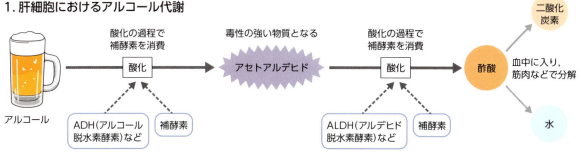

アルコールは，補酵素などにより毒性の強いアセトアルデヒドや無毒の酢酸へと代謝され，最終的には二酸化炭素や水に分解されて体外に排出される．

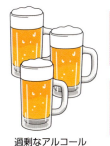

過剰摂取時
過剰なアルコール

脂肪の蓄積 過剰なアルコールを酸化するために補酵素が大量に消費されると，脂肪の代謝に働く補酵素が不足し，肝細胞に脂肪が蓄積する

壊死・線維化 過剰なアルコールが酸化されると毒性の強いアセトアルデヒドも増加し，肝細胞が壊死したり，肝細胞間の間質が線維化する

→ アルコール性肝炎

アルコールの多飲により肝細胞内には脂肪が蓄積する（アルコール性脂肪肝）．進展すると，肝細胞の線維化や壊死が生じてアルコール性肝炎となる．腹痛，食欲不振，倦怠感，発熱などがみられるが，強い症状が出ることはまれである．肝硬変に至ることが少なくない．

2. 病態

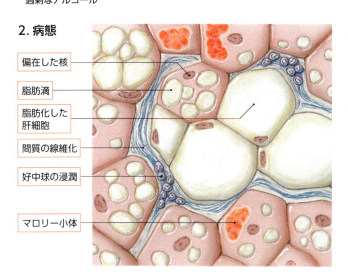

- 偏在した核
- 脂肪滴
- 脂肪化した肝細胞
- 間質の線維化
- 好中球の浸潤
- マロリー小体

肝細胞内に脂肪が蓄積し，脂肪滴が出現して核が偏在する．肝細胞の間質には線維化や好中球（白血球の一種）の浸潤がみられる．肝細胞内にマロリー小体とよばれる細胞内封入体がみとめられることもある．

6 代謝機能障害関連脂肪肝炎（MASH）

病理組織像
- 脂肪滴
- 間質の線維化

飲酒歴がない，あるいは少ないにもかかわらず，大小不同の脂肪滴の沈着，間質の線維化，肝細胞の腫大（風船様変性）などをみとめる．特徴的な症状はない．肥満，糖尿病，脂質異常症などの生活習慣病を有する例が多い．肝硬変や肝細胞がんへ進展することがあり，肝臓以外の悪性腫瘍などの合併も多い．

謝されており，長期にわたる過剰な飲酒はアルコール性肝炎をひきおこす（図5）．肝細胞内に脂肪が蓄積するなど肝細胞の変性や，肝細胞の壊死がみられるが，強い症状はまれで慢性に経過する．肝硬変に至る前なら飲酒をやめればよくなる．大量飲酒を契機に急激に悪化する重症型アルコール性肝炎では，急速に肝不全に進展して予後不良となる．また，アルコールを過剰に摂取しなくても，肝細胞内に脂肪沈着や炎症細胞の浸潤をみとめて間質の線維化が進行する．代謝機能障害関連脂肪肝炎（MASH，図6）が増えている．

【その他の肝炎】 薬物によるものは薬物性肝障害といい，おもな原因は鎮痛薬，抗菌薬・抗真菌薬，抗がん剤，サプリメント，漢方薬などである．急性肝炎（まれに劇症肝炎に移行）の経過を呈するが，一部は慢性に経過し，肝硬変に移行する．自己免疫の機序が関係するとされる自己免疫性肝炎は慢性に経過し，約20％が肝硬変，3～5％が肝細胞がんに進展する．まれに急性肝炎様に発症する．中年女性に多い． （正木 尚彦）

cirrhosis, liver cancer

肝硬変，肝がん

● 関連のある病気：
慢性肝炎➡88ページ　肝性脳症➡114ページ
肝不全➡114ページ　静脈瘤➡139ページ

1 肝硬変の病態

肝臓を構成している肝小葉は，結合組織（グリソン鞘）によって六角柱に分けられている．肝硬変では，肝細胞の壊死・再生にともない，結合組織の線維化が進行して肝小葉の構造が破壊される．その結果，線維性結合組織の隔壁に囲まれた結節（偽小葉）が形成され，肝臓内に血流障害が生じる．

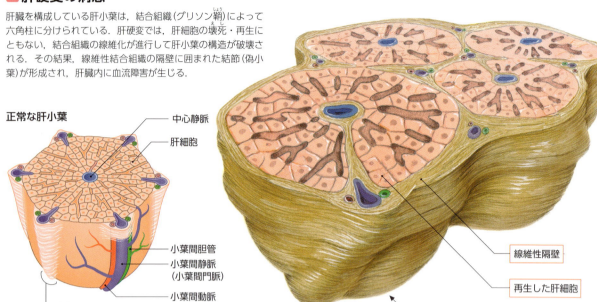

2 肝硬変と門脈圧亢進症

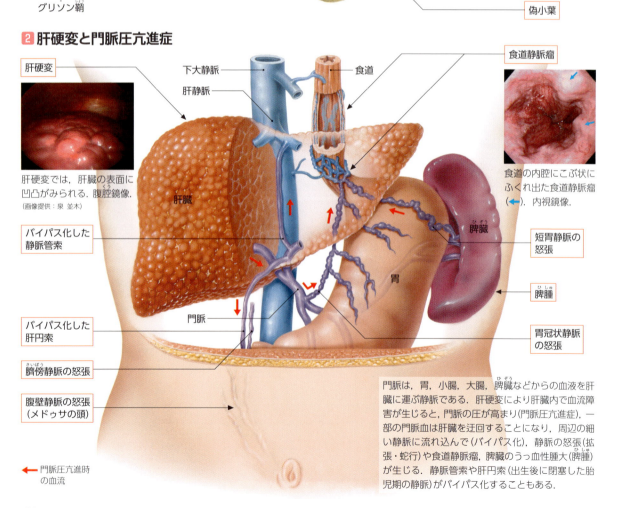

肝硬変では，肝臓の表面に凹凸がみられる．腹腔鏡像．
（画像提供：泉 並木）

食道の内腔にこぶ状にふくれ出た食道静脈瘤（←）．内視鏡像．

門脈は，胃，小腸，大腸，脾臓などからの血液を肝臓に運ぶ静脈である．肝硬変により肝臓内で血流障害が生じると，門脈の圧が高まり（門脈圧亢進症），一部の門脈血は肝臓を迂回することになり，周辺の細い静脈に流れ込んで（バイパス化），静脈の怒張（拡張・蛇行）や食道静脈瘤，脾臓のうっ血性腫大（脾腫）が生じる．静脈管索や肝円索（出生後に閉塞した胎児期の静脈）がバイパス化することもある．

3 肝硬変のおもな症状

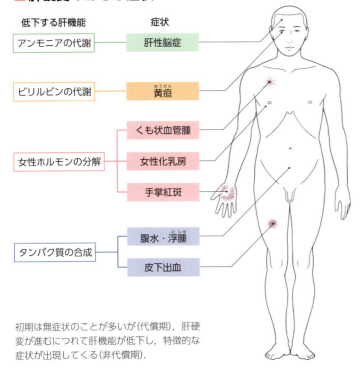

初期は無症状のことが多いが(代償期)，肝硬変が進むにつれて肝機能が低下し，特徴的な症状が出現してくる(非代償期)．

4 肝がん

1. 肝細胞がん

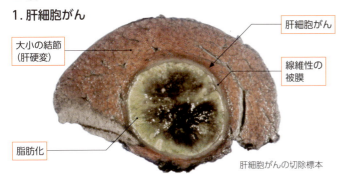

肝細胞がんの切除標本

肝細胞がんの多くは，肝硬変をともなっており，線維性の被膜や脂肪化がみられる．肝臓内の複数部位からの発生や，肝内門脈枝を介した肝内転移が多い．頻度は高くないが，血行性，リンパ行性に他臓器に転移する．黒くみえているのは，肝臓切除前の肝動脈塞栓術により，出血性壊死を生じた部分である．

2. 転移性肝がんの原発部位

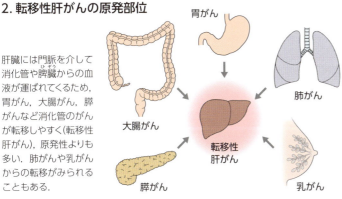

肝臓には門脈を介して消化管や脾臓からの血液が運ばれてくるため，胃がん，大腸がん，膵がんなど消化管のがんが転移しやすく(転移性肝がん)，原発性よりも多い．肺がんや乳がんからの転移がみられることもある．

　肝臓を構成する基本構造である肝小葉が，こぶ状に硬くなった状態(結節化)が肝硬変である．肝がんは肝臓にできる悪性腫瘍であり，肝硬変からしばしば生じる．

●肝硬変

【特徴】　肝硬変は，慢性肝炎(88ページ)など肝障害が持続した場合の終末像といわれる．慢性肝炎で結合組織(グリソン鞘)の線維化が進むと，グリソン鞘はたがいにつながり，肝小葉の構造が破壊されて，結節(偽小葉)ができる(図1)．この状態が肝硬変であり，肝臓は弾力を失って硬くなり，表面がでこぼこになる．

【症状】　肝硬変によって肝臓内に血流障害がおこると，消化管などから肝臓に血液を運ぶ門脈の圧が高まり(門脈圧亢進症，図2)，一部の門脈血は肝臓を経由できずに側副血行路(バイパス)に流入して心臓にもどる．そのため，胃冠状静脈や短胃静脈の怒張(拡張・蛇行)，脾腫(腫れて大きくなった脾臓)，食道静脈瘤などが生じる．食道静脈瘤はときに破裂し，大出血をおこす．

　また，肝細胞に十分な血液が供給されなくなるため，肝機能がいちじるしく低下する．ビリルビンの代謝やタンパク質の合成ができなくなるなど危険な状態となり(肝不全)，黄疸，腹水・浮腫などさまざまな症状がみられる(図3)．

●肝がん

【分類と特徴】　肝細胞から発生する肝細胞がん(図4-1)と，肝臓内に張りめぐらされた肝内胆管の上皮細胞ががん化する肝内胆管がんがある．ほとんどが肝細胞がんであり，肝炎ウイルスによる慢性肝炎や肝硬変から進展することが多い．近年は，代謝機能障害関連脂肪肝炎(MASH，91ページ図6)から肝硬変を経て，肝細胞がんへ移行する患者が増えている．また，肝臓には門脈血が流入するため，ほかの消化管からがんが転移して生じる転移性肝がんが多い(図4-2)．

【症状】　肝がんの初期は特徴的な症状に乏しく，自覚症状がほとんどないが，進行すると，腹部にしこりや痛みがみられることがある．肝細胞がんの場合，定期的な超音波診断や腫瘍マーカー検査が小さながんの発見に有用である．　　　　　　(正木　尚彦)

cholelithiasis, biliary tract infection, biliary tract cancer

胆石症, 胆道感染症, 胆道がん

● 関連のある病気：
肝がん➡93ページ　敗血症➡177ページ

肝臓で作られた胆汁が十二指腸に流入する経路を胆道という（図1）．胆石症は胆道のどこかに結石（胆石）が存在する状態，胆道感染症は細菌感染により生じた胆道の炎症，胆道がんは胆道に発生する悪性腫瘍である．

● 胆石症

【原因と種類】 胆石は，胆汁の成分であるビリルビンやコレステロールが結晶化して形成され，できる部位によって，肝内結石，胆嚢結石，総胆管結石に分けられる（図3-1）．原因としては，胆汁中のコレステロールの過飽和，胆嚢収縮機能の低下，胆管における細菌感染，胆汁のうっ滞などがある．

【症状】 もっとも多い胆嚢結石の約80％は無症状であるが，右上腹部痛がみられることもある．高脂質食を摂ると，胆嚢は胆汁を排出する際により強く収縮するため，胆石が胆嚢頸部や胆嚢管に嵌頓する（はまり込む）ことがあり，激烈な心窩部痛を生じる（胆石発作，図3-4）．肝内結石，総胆管結石は胆管の胆汁の流れを障害するため，腹痛，発熱，閉塞性黄疸（図2）がみられるが，無症状の場合もある．胆道感染症を合併することも多い．

● 胆道感染症

炎症のおこる部位によって胆管炎と胆嚢炎に分けられる．胆管炎は，胆石や悪性腫瘍などにより胆管が狭窄・閉塞し，胆汁がうっ滞することで細菌感染が生じておこる．胆道の内圧が上昇して周囲の血管にも細菌が流入するため，炎症反応が全身におよぶ敗血症（177ページ）となることもある．胆嚢炎は，胆石が胆嚢頸部や胆嚢管に嵌頓することで胆嚢内に胆汁がうっ滞し，細菌感染を続発して生じる（図3-2）．十二指腸からの胆汁の逆流や門脈経由で腸内細菌が侵入すると考えられている．

● 胆道がん

胆管がん，乳頭部がん，胆嚢がんに分けられる（図3-3）．もっとも多いのは胆嚢がんであり，胆石症や胆嚢炎を合併することがある．胆嚢がんの早期は症状がなく，検診の超音波検査でみつかる場合もある．胆管がんも無症状のことが多いが，乳頭部がんでは早期から黄疸が出ることがある．　　　　（伊佐山 浩通）

1 胆道

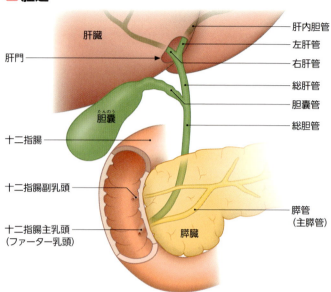

胆道は，胆汁の通り道である．肝内胆管を経て肝臓から排出された胆汁は，左右の肝管，総肝管，胆嚢管を通って胆嚢に流入し，濃縮・貯蔵される．食物が十二指腸に入ると，胆嚢は収縮し，胆汁が排出され，胆嚢管，総胆管を通って十二指腸主乳頭から十二指腸にそそぐ．なお，総胆管は膵臓内で膵管と合流する．

2 胆管の閉塞と黄疸

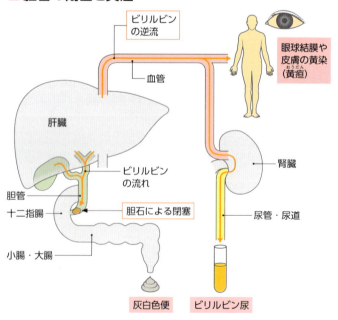

胆汁には，肝臓での解毒・代謝により生成されたビリルビン（胆汁色素）が含まれている．胆汁は十二指腸を経て，最終的には便として体外へ排出されるため，正常時は便にビリルビンの色が反映されている．胆石や胆道がんなどが生じて胆管が閉塞すると，胆汁は逆流して血管へ流入し，血中ビリルビン濃度が上昇して黄疸を生じる（閉塞性黄疸）．胆汁は腎臓を経て排出されるため尿の色は濃くなり（ビリルビン尿），便は灰白色になる（灰白色便）．

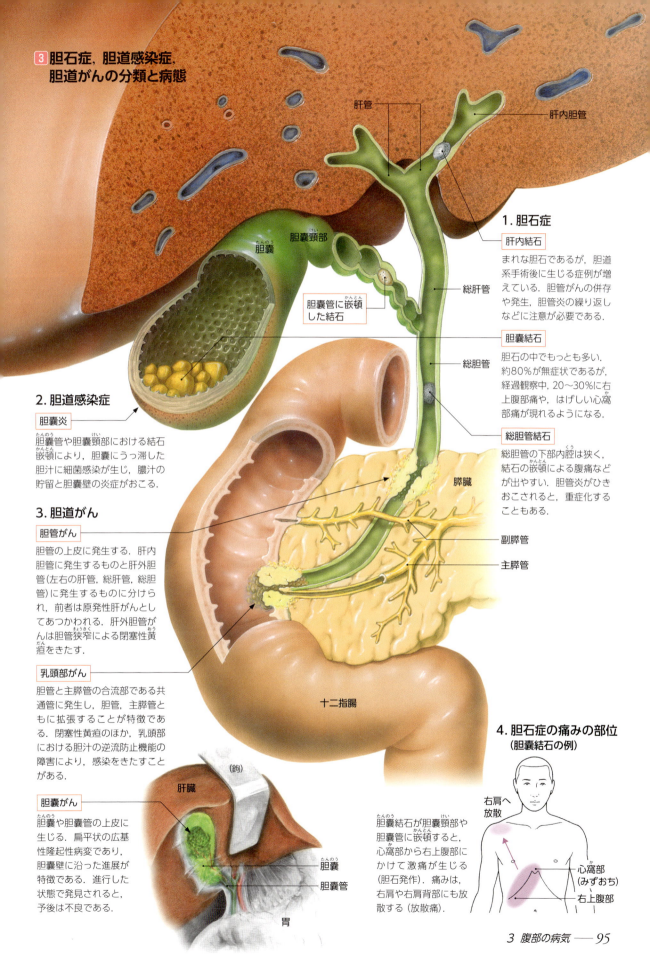

pancreatitis, pancreatic cancer

膵炎，膵がん

● 関連のある病気：
胆石症 ➡ 94ページ　腹膜炎 ➡ 114ページ
糖尿病 ➡ 154ページ　ショック ➡ 176ページ

1 膵臓の構造とはたらき

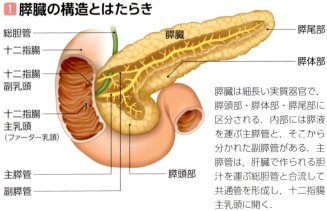

膵臓は細長い実質器官で，膵頭部・膵体部・膵尾部に区分される．内部には膵液を運ぶ主膵管と，そこから分かれた副膵管がある．主膵管は，肝臓で作られる胆汁を運ぶ総胆管と合流して共通管を形成し，十二指腸主乳頭に開く．

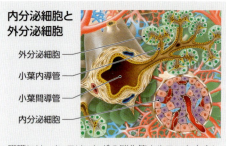

膵臓には，インスリンなどの消化管ホルモンを血中に分泌する内分泌細胞と，消化液である膵液を消化管内に分泌する外分泌細胞がある．膵液は消化酵素に富み，小葉内導管・小葉間導管を経て膵管にそそぐ．

2 急性膵炎の病態

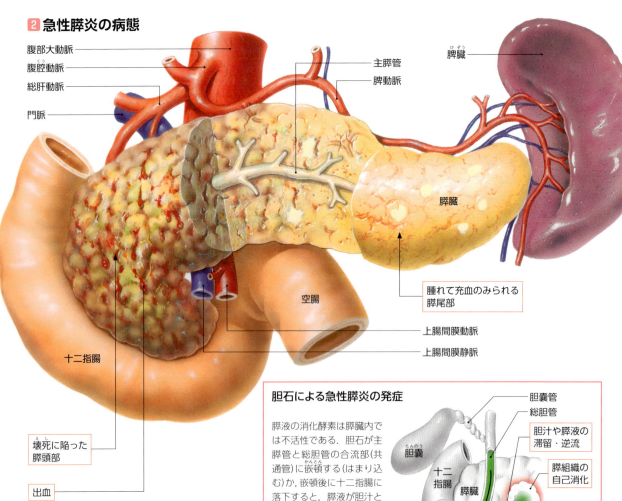

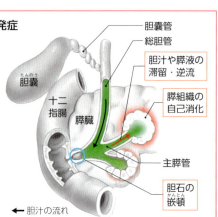

胆石による急性膵炎の発症

膵液の消化酵素は膵臓内では不活性である．胆石が主膵管と総胆管の合流部(共通管)に嵌頓する(はまり込む)か，嵌頓後に十二指腸に落下すると，膵液が胆汁と混ざることで消化酵素が活性化され，膵組織の自己消化がおこる．また，胆石の刺激によって共通管に腫大や炎症が生じ，膵管内圧が上昇することも原因となる．

← 胆汁の流れ

膵臓は全体に腫れ，ときに2〜3倍になることがある．重症例では膵組織の壊死に加え，血管が障害されて出血をみとめる．膵臓より浸出した消化酵素により，周囲の脂肪組織も自己消化されて，広い範囲に炎症が生じる．

3 慢性膵炎

MRI像

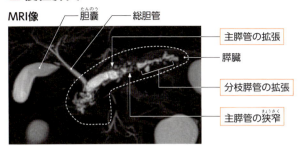

CT像

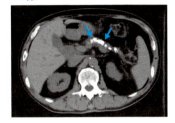

慢性膵炎では、進行すると膵管や膵実質に特徴的な所見がみられる。
上・主膵管の拡張や狭窄、分枝膵管の拡張をみとめる。
下・膵臓内に石灰化や主膵管の結石（膵石）と考えられる病変（←）をみとめる。膵石は、主膵管の狭窄部にしばしば嵌頓する。

（画像2点提供：髙﨑祐介）

4 膵がん

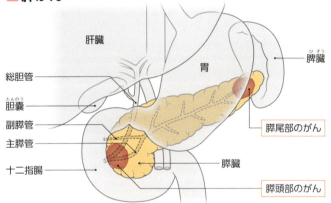

膵がんの8割近くは膵頭部に生じる。ある程度大きくなると総胆管が圧迫され、胆汁が血中へ逆流して黄疸をきたすため、膵尾部のがんに比べて発見しやすい。膵がんが進行すると、周囲のリンパ節や胆管、胃、小腸、肝臓、肺、腹膜などに転移する。

5 膵管内乳頭粘液性腫瘍（IPMN）

内視鏡像　**MRI像**

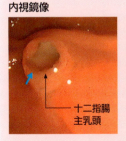 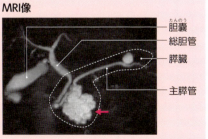

膵管内にゼリー状の粘液が貯留して囊胞状の拡張をきたしたものを膵管内乳頭粘液性腫瘍（IPMN）といい、近年増えている。主膵管に生じる主膵管型では、十二指腸主乳頭へ粘液が流出し、出口が開大する（←）。分枝膵管に生じる分枝型では、多房状の囊胞がみられる（←）。主膵管型はがん化率が高い。分枝型はがん化率は低いが、膵管がんの併存に注意が必要である。（画像2点提供：神保泰久）

膵炎は膵臓（図1）が分泌する膵液が膵臓自身を自己消化する病気である。自己消化の経過により、急性膵炎、慢性膵炎がある。膵がんは膵臓の悪性腫瘍である。

●膵炎

【急性膵炎】 膵液に含まれる消化酵素は十二指腸で活性化され、タンパク質を分解する。しかし、なんらかの原因により膵臓内で活性化すると、自己消化がおこって膵炎となる（図2）。原因は、男性の場合、アルコールや胆石が多い。女性の場合は、胆石や原因を特定できない特発性のことが多い。症状は心窩部や上腹部におこる激烈な腹痛・背部痛や吐き気などで、ショック、急性腹膜炎などをともなうこともある。

軽症例では膵臓の浮腫、炎症細胞浸潤をみとめる程度であるが、膵組織が壊死すると重症化の可能性が高まる。周囲に膵液を含む浸出液が漏れ広がると、脂肪組織が壊死に陥る。膵壊死と脂肪壊死が広がって多臓器不全に至ることもあり、致死率が高い。

【慢性膵炎】 男性はアルコール性が多く、女性は特発性が多い。膵臓内で膵液の消化酵素が持続的に活性化されて自己消化が進み、徐々に組織が線維化するのが特徴で、膵石の発生や、膵管の拡張・狭窄もみられる（図3）。飲酒や脂質の摂取などにより腹背部痛などの症状が断続的に続くが、急性増悪時は急性膵炎と同様の症状がみられる。膵臓の線維化が進むと膵機能が低下し、外分泌機能不全（消化酵素の分泌低下）では脂肪や栄養素の吸収障害による体重減少や脂肪便を、内分泌機能不全（消化管ホルモンの分泌低下）では糖尿病を合併する。

●膵がん

膵がん（図4）はほとんどが膵管上皮から生じるため、一般に膵管がんを指す。早期は無症状のことが多く、特異的な症状もなく、画像検査での発見も困難なので、進行してからみつかる場合が多い。膵頭部のがんは、黄疸（94ページ図2）などの症状が出るため比較的発見がはやいが、潜在的な転移による切除後の遠隔転移再発も多い。腹腔の神経への浸潤によるがん性疼痛のほかに、胆管閉塞、十二指腸閉塞、がん性腹膜炎などの合併も多い。

（伊佐山 浩通）

glomerulonephritis

糸球体腎炎（腎炎）

● 関連のある病気：
腎不全→100ページ　ネフローゼ症候群→114ページ
高血圧→134ページ　血管炎→176ページ

1 腎臓とネフロン

腎臓は腰椎の両脇にある1対の臓器で、尿を作っている。そのはたらきを担う最小単位をネフロンとよび、1個の腎小体とそれに続く尿細管からなる。腎臓をめぐる血液は、毛細血管のかたまりである糸球体で濾過される。濾過液（原尿）は、尿細管から集合管を流れる間に物質の分泌や水分の再吸収を受け、腎乳頭から尿として排出される。

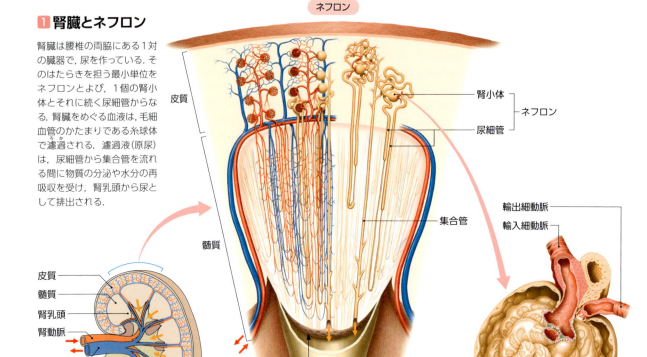

血液を濾過して尿を作るはたらきをしている腎臓の糸球体（図1）が障害されるのが、糸球体腎炎（腎炎）である。急性、急速進行性、慢性に分けられる。

● 急性糸球体腎炎（急性腎炎）

【原因】扁桃炎などの上気道炎や皮膚感染症にかかると、感染の原因菌（抗原）に対する抗体が体内で作られ、抗原と結合する。その結合物を免疫複合体といい、血液中を流れる。免疫複合体は、血液が腎臓の糸球体で濾過される際、糸球体の毛細血管に沈着することがあり、炎症が生じる（図2）。その結果、血管の透過性が亢進し、タンパク質や赤血球が漏れ出す。

【症状と経過】感染症にかかったあと、1～4週間（平均10日間）の潜伏期を経て発病する。おもな自覚症状は顔や足の浮腫で、血尿、タンパク尿、高血圧もみられる。発病しても自覚症状がないまま経過する場合もあれば、一過性に腎機能がいちじるしく低下する場合もある。予後は良好だが、慢性糸球体腎炎に移行する例が少数みられる。どの年齢層にもおこりうるが、小児に多く、いずれの経過においても安静が第一である。

● 急速進行性糸球体腎炎

急性糸球体腎炎や全身性の血管炎などにより、まれに急速に腎機能の低下をきたし、腎不全（100ページ）に陥る病気である。中高年に多く、予後は悪い。

● 慢性糸球体腎炎（慢性腎炎）

【原因と種類】発病には種々の原因が関係しており、不明なことが多い。発症時期も同定できない。メサンギウム細胞と線維組織からなる領域がおもに障害されるIgA腎症、基底膜の上皮細胞側に沈着物をみとめる膜性腎症、その両者に病的変化がみとめられる膜性増殖性糸球体腎炎などが含まれる（図3）。

【症状と経過】無症状のことが少なくなく、健診時の血尿、タンパク尿から発見される場合が多い。慢性糸球体腎炎の半数以上では、タンパク尿（尿タンパクが1日3.5g以上）や、低タンパク血症（6g/dL以下）、浮腫を特徴とする、ネフローゼ症候群がみられる。経過については、症例により大きな差があり、尿所見が続いても腎機能の悪化を生涯みとめない例もあれば、数十年で末期腎不全に至る例もある。

（五味　朋子）

2 急性糸球体腎炎の病態

メサンギウム細胞（通常は1～2個）が増殖し，毛細血管の内皮細胞は腫大して増殖する．そのため，血管内腔が狭くなって血流が減少し，尿に排泄されるべき老廃物や水分の排泄量が低下して原尿は減少するが，かなり進行するまで尿量の減少はみとめられないことが多い．

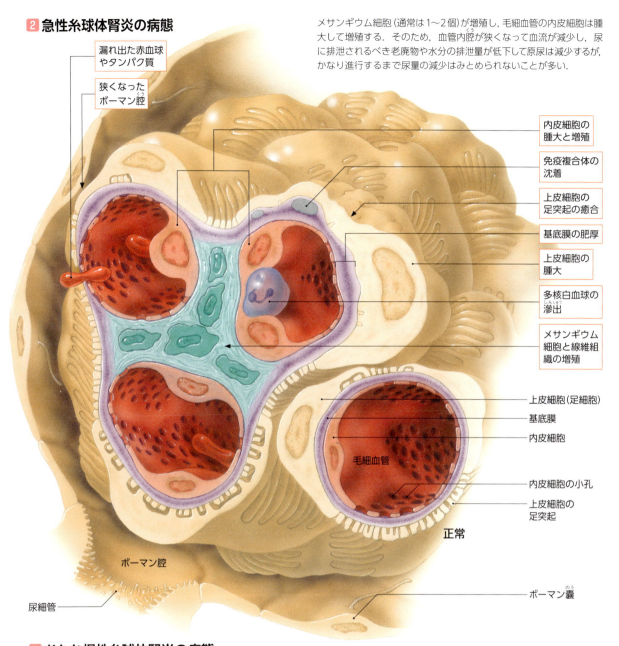

3 おもな慢性糸球体腎炎の病態

1. IgA腎症

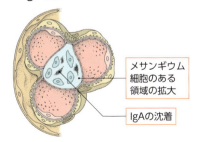

メサンギウム細胞のある領域の拡大と，免疫グロブリンA（IgA）の沈着が特徴である．放置すると，約10年で15～20％，約20年で40％弱の確率で末期腎不全に至る．

2. 膜性腎症

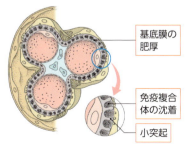

基底膜に免疫複合体が沈着することによる基底膜の肥厚，小突起（スパイク）の形成が特徴である．約70％はネフローゼ症候群を呈する．中高年の発症が多い．

3. 膜性増殖性糸球体腎炎

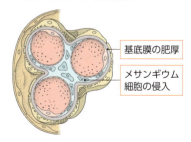

基底膜の肥厚，メサンギウム細胞の増殖が特徴である．増殖したメサンギウム細胞は基底膜と毛細血管壁の間へ入り込む．ネフローゼ症候群を呈することが多い．

腎不全

renal failure

● 関連のある病気：
糸球体腎炎➡98ページ　腎硬化症➡114ページ
高血圧➡134ページ　糖尿病➡154ページ
糖尿病性腎症➡157ページ　ショック➡176ページ

　腎臓が本来の機能を十分に発揮できなくなった状態を腎不全という．腎機能の低下の進み方によって，急性と慢性に分けられる．

● 急性腎不全

【特徴と原因】 2～3日で腎機能（図1）が低下する状態で，大量出血，ショック，尿路閉塞によっておこることが多い．異常がおこる部位によって，腎前性，腎性，腎後性に分類され（図2-1），一般によくみられるのは，腎前性と腎後性である．重症例では尿毒症に陥り，神経症状（意識障害やけいれんなど），消化器症状（吐き気や嘔吐など），呼吸困難，尿量減少といった症状が出現する．

【経過】 4つの病期に分けられる（図2-2）．尿が減少しはじめる発病期，尿量の減少が持続する乏尿期（無尿期），腎機能が回復しはじめて尿量が増える利尿期，腎機能が改善して尿量が正常になる回復期である．多くはこのような経過により腎機能が発症前の状態にまで回復することが期待できるが，軽度から中等度の障害を残す症例もある．近年は，腎機能低下の指標となる血清クレアチニン値の軽度の上昇がみられれば，急性腎障害（AKI）と診断して早期から治療を行っている．

● 慢性腎不全

【特徴と原因】 腎機能が徐々に低下して回復不能に陥った状態である．原因には慢性腎炎や糖尿病，高血圧などがある．糖尿病性腎症（157ページ）がもっとも多いが，高齢化によって腎硬化症によるものも増加している．検査では異常（高窒素血症など）がみとめられるものの自覚症状に乏しい状態から，尿毒症症状などを呈する状態までさまざまな段階がある（図3）．近年では，腎機能の低下を早期に発見して慢性腎不全の発症を防ぐ目的で，タンパク尿がみられる場合や，血液検査による糸球体濾過量の推定値（eGFR）が低い場合などを慢性腎臓病（CKD）としてあつかい，原疾患や血圧の管理などを行う．

【経過】 原疾患の発病から10年前後の長い経過ののち，末期腎不全に至るのが一般的で，ほぼ廃絶状態となった腎機能を代行する透析療法（図4）が必要となる．　　　　　（五味 朋子）

1 腎臓のはたらき

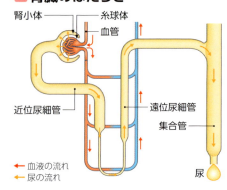

腎臓には1分間に約1Lの血液が流れ込み，糸球体で濾過されて1日に150～180Lの濾過液（原尿）が作られる．そのうち約1％が尿として排出され，残り99％は尿細管で再吸収されて血液中にもどされる．1個の腎小体とそれに続く1本の尿細管が尿の生成の単位で，ネフロンとよばれる．

2 急性腎不全の分類と経過

1. 原因による分類

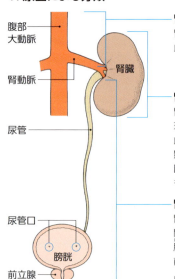

腎前性
腎臓への血流量の減少によるもの．出血や脱水による循環血液量の減少（ショック）や，心臓のポンプ作用の低下（急性心筋梗塞など）が原因．

腎性
腎臓（実質）の障害によるもの．急性糸球体腎炎や急速進行性糸球体腎炎，虚血や腎毒性物質（抗がん剤，抗菌薬，造影剤など）による尿細管壊死などが原因．腎前性や腎後性から移行することもある．

腎後性
腎臓以降の尿路（尿を排出する経路）の閉塞でおこる，尿のうっ滞によるもの．腫瘍の後腹膜への浸潤，後腹膜線維症，前立腺肥大症などが原因．

図は男性

2. 経過とおもな症状

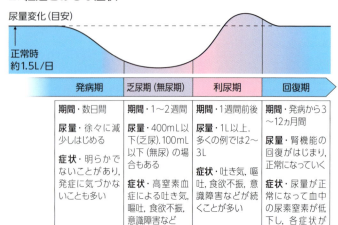

	発病期	乏尿期（無尿期）	利尿期	回復期
期間	数日間	1～2週間	1週間前後	発病から3～12ヵ月間
尿量	徐々に減少しはじめる	400mL以下（乏尿）．100mL以下（無尿）の場合もある	1L以上．多くの例では2～3L	腎機能の回復がはじまり，正常になっていく
症状	明らかでないことがあり，発症に気づかないことも多い	高窒素血症による吐き気，嘔吐，食欲不振，意識障害など	吐き気，嘔吐，食欲不振，意識障害などが続くことが多い	尿量が正常になって血中の尿素窒素が低下し，各症状が改善する

3 慢性腎不全の病態と経過

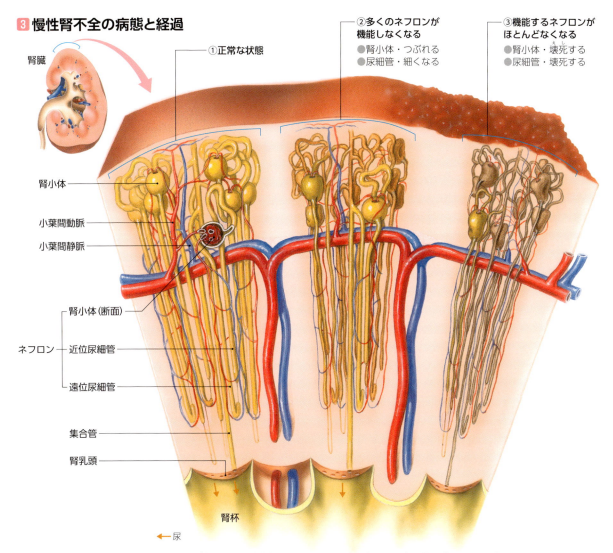

慢性腎不全では，正常に機能するネフロンが数ヵ月から数十年にわたって徐々に減っていく．①は正常な状態．正常なネフロンが減り，1/2程度になっても，ほとんど自覚症状はない．②は正常なネフロンがかなり減った腎不全の状態．軽度の高窒素血症，尿濃縮力低下による夜間多尿，軽度の貧血がみられる．③は正常なネフロンのいちじるしい減少により，腎機能が10％以下にまで低下した末期腎不全の状態．腎臓は萎縮し，食欲不振，頭重感，貧血，足のけいれんといった尿毒症症状が出現し，全身諸臓器の障害が進む．

4 透析療法

1．血液透析

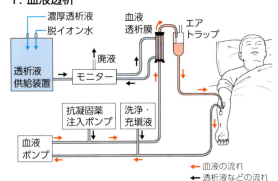

血液を体外に循環させ，血液透析膜（半透膜）を介して血液と透析液が接することで，体内にたまった老廃物は拡散により透析液側にすてられ，透析液より不足している物質が補われる．

2．腹膜透析（CAPDの例）

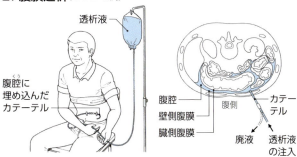

腹腔にカテーテルを埋め込み，透析液を注入する．腹膜を介して，透析液と腹膜に分布する毛細血管内の血液が接することで，血液透析と同様の効果があり，在宅で行える．持続携行式腹膜灌流法（CAPD）が多く用いられている．

urolithiasis

尿路結石症

● 関連のある病気：
前立腺肥大症 ➡ 106ページ　　腎盂腎炎 ➡ 114ページ
副甲状腺の病気 ➡ 166ページ

1 尿路結石の位置による分類と病態

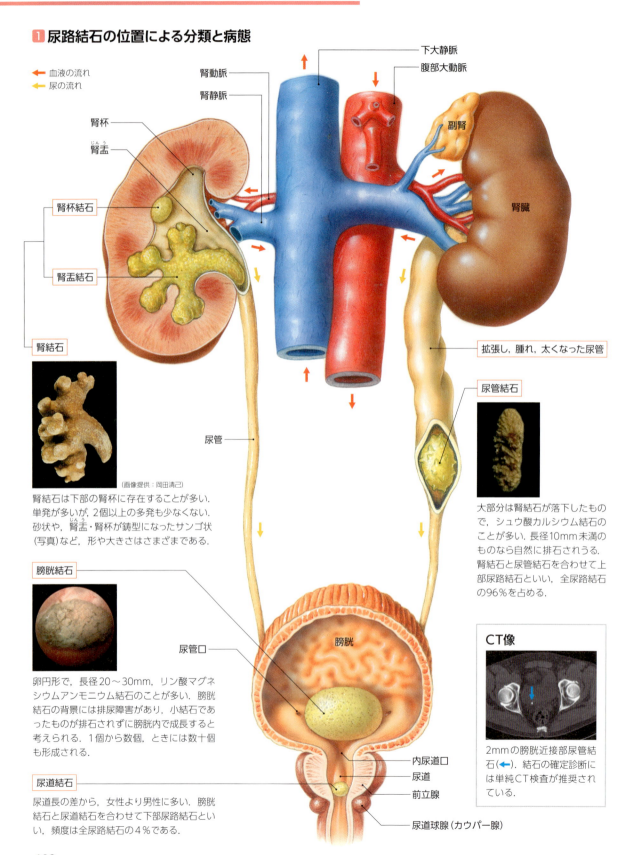

腎結石は下部の腎杯に存在することが多い．単発が多いが，2個以上の多発も少なくない．砂状や，腎盂・腎杯が鋳型になったサンゴ状（写真）など，形や大きさはさまざまである．

大部分は腎結石が落下したもので，シュウ酸カルシウム結石のことが多い．長径10mm未満のものなら自然に排石されうる．腎結石と尿管結石を合わせて上部尿路結石といい，全尿路結石の96％を占める．

卵円形で，長径20〜30mm，リン酸マグネシウムアンモニウム結石のことが多い．膀胱結石の背景には排尿障害があり，小結石であったものが排石されずに膀胱内で成長すると考えられる．1個から数個，ときには数十個も形成される．

尿道長の差から，女性より男性に多い．膀胱結石と尿道結石を合わせて下部尿路結石といい，頻度は全尿路結石の4％である．

CT像

2mmの膀胱近接部尿管結石（←）．結石の確定診断には単純CT検査が推奨されている．

2 尿路結石の誘因とできやすい結石

尿路通過障害

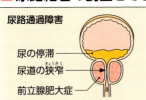

- 前立腺肥大症などで尿道の通過障害がおこると，尿が停滞し，リン酸マグネシウムアンモニウム結石ができる

尿路感染症

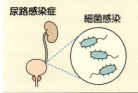

- ウレアーゼ産生菌などの細菌に感染すると，尿中の尿素が分解されてアンモニアが生成され，リン酸マグネシウムアンモニウム結石ができる

内分泌異常・代謝異常

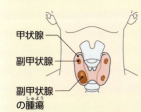

- 副甲状腺に腫瘍ができて副甲状腺ホルモンが大量に分泌されると，尿中にカルシウムとリンが排出され，リン酸カルシウム結石ができる
- 尿酸の代謝異常で腎臓からの尿酸の排出が増えると，尿酸結石ができやすい
- シスチン（アミノ酸の一種）尿症ではシスチン結石ができやすい

長期臥床

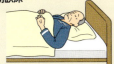

- 寝たきりの状態が長期にわたることでカルシウム代謝に異常をきたし，カルシウム結石ができる

食事，薬剤の影響

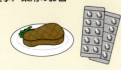

- 動物性タンパク質の大量摂取により尿中の尿酸が増えて尿酸結石ができやすくなる
- 緑内障の治療薬などの副作用でリン酸カルシウム結石が生じることがある

3 痛みの出る部位

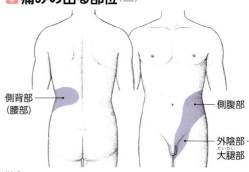

腎盂結石が腎盂尿管移行部につまると，側背部痛をきたす．尿管結石では側腹部から背部にかけてはげしい痛み（疝痛発作）がおこり，結石が下降するにつれ，痛みが外陰部・大腿部へ放散する．図は結石が左腎，左尿管にある場合．

4 水腎症

結石が短期間で排石されれば合併症などはないが，長期間とどまると，尿の停滞や逆流により腎盂の内圧が上昇して拡張する（水腎症）．正常な腎盂の容量は5mL程度であるが，水腎症では100mL以上になることもある．腎実質は萎縮し，腎機能は低下する．また，停滞した尿に感染が生じやすく，腎盂腎炎を併発する．

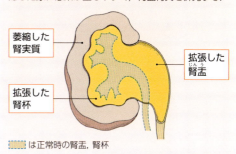

　　　　は正常時の腎盂，腎杯

　腎臓の腎杯，腎盂から尿管までを上部尿路，膀胱と尿道を下部尿路という．この尿路のどこかに結石ができた状態が尿路結石症である．

【誘因】　結石の発生そのものの原因は不明な点が多いが，その誘因となる基礎疾患が見いだされることもある（図2）．第1は尿路通過障害である．おもに下部尿路において，たとえば前立腺肥大症などによる通過障害があると，尿の停滞がおこり結石ができやすくなる．第2は尿路感染症であり，おもに下部尿路においておこる．第3は内分泌異常・代謝異常で，副甲状腺の腫瘍，尿酸の代謝異常，先天性代謝異常のシスチン尿症などがある．第4は長期臥床で，寝たきりの状態が長期にわたるとカルシウム代謝に異常をきたし，結石ができやすくなる．第5は食事，薬剤の影響で，動物性タンパク質の大量摂取や緑内障の治療薬などの副作用で結石が生じることがある．

【症状と経過】　腎結石は腎臓内に存在する結石を指す．腎杯に発生した小結石は腎杯結石であり，これが成長して腎盂に移り腎盂結石となる（図1）．結石が腎盂尿管移行部以降に落下した尿管結石の場合，症状は発作的に繰り返すはげしい痛み（疝痛発作，図3）と血尿に代表される．しばしば急性腎盂腎炎を合併する．さらに膀胱へ落下すると，膀胱結石とよばれる．膀胱，尿道に異常がなければ，ほとんど無症状で排石されるが，前立腺肥大症などがあると，膀胱にとどまり大きくなる．症状として，排尿時痛，頻尿，血尿などがみられる．結石が尿道にとどまってしまう状態を結石尿道嵌頓といい，尿閉（膀胱に尿が充満しているのに排尿できない状態）をきたす．

【治療】　長径10mm未満のものなら自然に排石されうるので，薬物を用いて疼痛緩和や尿管蠕動の抑制を行い，自然排石を待つ保存療法が選択される．自然排石しない場合や長径10mm以上の場合，体外衝撃波砕石術か経尿道的尿管砕石術が標準的である．（山口　健哉）

3 腹部の病気——103

renal cell carcinoma, bladder cancer

腎細胞がん，膀胱がん

●関連のある病気：
水腎症➡103ページ

1 腎細胞がんと腎盂・尿管がんの病態

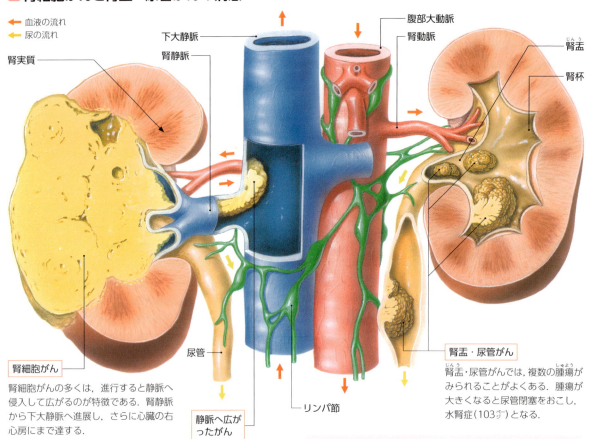

← 血液の流れ
← 尿の流れ

腎実質／下大静脈／腎静脈／腹部大動脈／腎動脈／腎盂／腎杯／尿管／腎盂・尿管がん

腎盂・尿管がんでは，複数の腫瘍がみられることがよくある．腫瘍が大きくなると尿管閉塞をおこし，水腎症（103ページ）となる．

腎細胞がん

腎細胞がんの多くは，進行すると静脈へ侵入して広がるのが特徴である．腎静脈から下大静脈へ進展し，さらに心臓の右心房にまで達する．

静脈へ広がったがん／リンパ節

腎細胞がんのCT像

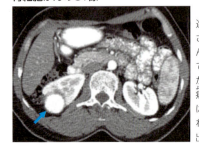

造影剤により白く強調された左腎の腎細胞がん（←）．CT検査などで偶然発見されることが多い．転移がなく腫瘍が4cm以下の場合は腎臓の部分切除，それを超えると腎臓の摘出を行う．

2 ウィルムス腫瘍

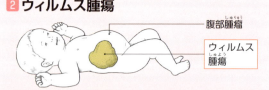

腹部腫瘤／ウィルムス腫瘍

乳幼児・小児期にみられる腎臓の悪性腫瘍．胎生期に出現する，腎臓のもとになる腎芽細胞から発生し，腎芽腫ともよばれる．初期はほとんど無症状のため，放置されることが少なくなく，腹部の腫瘤が目立つようになってから発見されることが多い．

　腎細胞がんは腎臓の実質にできる悪性腫瘍であり（図1），腎臓にできるがんのほとんどを占める．膀胱がんは膀胱の上皮にできる悪性腫瘍である（図3）．

●腎細胞がん
【特徴と原因】　腎細胞がんは，腎実質内の尿細管（98ページ図1）に発生して腎実質を圧迫し，腎周囲をおかして浸潤する．腎細胞がんでもっとも多い組織型の淡明細胞がんでは，近位尿細管細胞におけるVHL遺伝子の欠失が原因とされている．

【症状と経過】　初期は無症状であるが，がんがある程度大きくなると，側腹部の痛み，血尿がみられるようになり，腫瘤も触知される．さらに進行すると，周囲のリンパ節，臓器へ転移する．転移先の臓器は，肺，肝臓，骨，脳が多い．腎細胞がんは小さな腫瘍でもときに腹部超音波検査やCT検査でみつかることがあるため，健康診断が欠かせない．

●膀胱がん
【特徴】　膀胱の内腔は伸縮性に富む移行上皮に覆われ

3 膀胱がんの病態

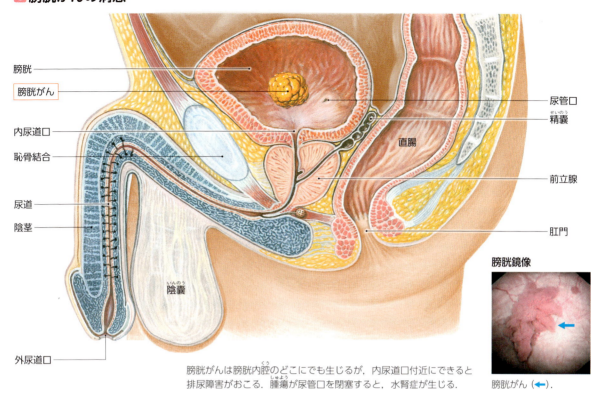

膀胱がんは膀胱内腔のどこにでも生じるが，内尿道口付近にできると排尿障害がおこる．腫瘍が尿管口を閉塞すると，水腎症が生じる．

4 膀胱がんの経過

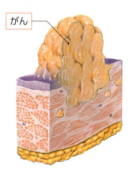

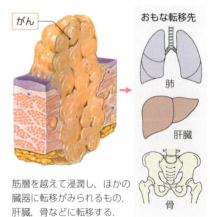

1. 筋層非浸潤がん
粘膜下層までの浸潤で，筋層に浸潤していないもの．乳頭状・有茎性であることが多い．

2. 筋層浸潤がん
筋層に浸潤しているもの．乳頭状・広基性(下部が広がっている形状)であることが多い．

3. 転移をともなう膀胱がん
筋層を越えて浸潤し，ほかの臓器に転移がみられるもの．肝臓，骨などに転移する．

ているため，膀胱がんの多くは移行上皮がんである．尿路(腎杯，腎盂，尿管，膀胱，尿道)の内腔はいずれも移行上皮で覆われており，移行上皮がんは尿路上皮がんともよばれる．移行上皮がんは同時にあちこちに発生する性質(多中心性)があり，膀胱内に多発するのみでなく，腎盂や尿管に生じたり(腎盂・尿管がん，図1)，膀胱から続く尿道にも発生したりする．

【原因】　もっとも重要な発がん因子は喫煙である．膀胱がんの50％近くは，喫煙のために発生すると推測されている．発がん因子のひとつに芳香族アミン(化学物質の一種)があげられており，これらをあつかう職種の人に発生したものは職業性膀胱がんとよばれる．現在では，膀胱がんの原因となる化学物質のほとんどの使用が禁止されている．

【症状】　初期は無症状であるが，ときに肉眼的血尿がみられ，進行すると，疼痛も出現する．無症候性(痛みをともなわない)の肉眼的血尿が現れたら，すぐに膀胱鏡の検査を受けることが望ましい．　　(山口 健哉)

benign prostatic hyperplasia, prostatic cancer

前立腺肥大症，前立腺がん

1 前立腺の位置

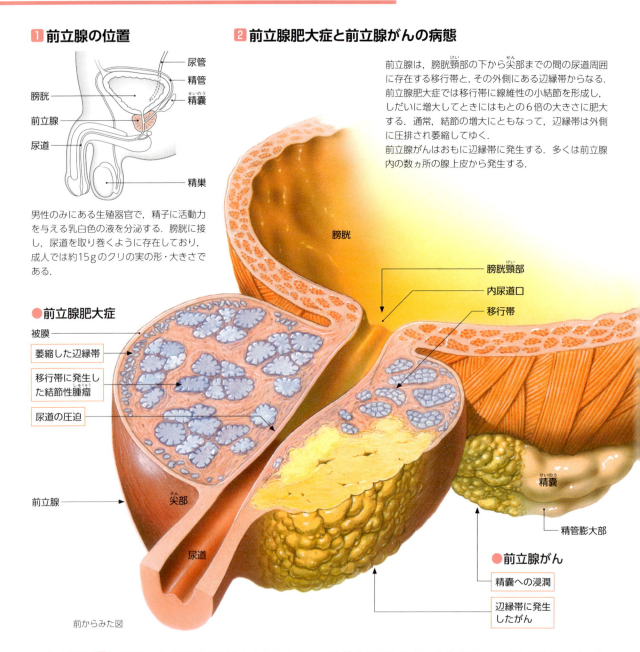

男性のみにある生殖器官で，精子に活動力を与える乳白色の液を分泌する．膀胱に接し，尿道を取り巻くように存在しており，成人では約15gのクリの実の形・大きさである．

2 前立腺肥大症と前立腺がんの病態

前立腺は，膀胱頸部の下から尖部までの間の尿道周囲に存在する移行帯と，その外側にある辺縁帯からなる．前立腺肥大症では移行帯に線維性の小結節を形成し，しだいに増大してときにはもとの6倍の大きさに肥大する．通常，結節の増大にともなって，辺縁帯は外側に圧排され萎縮してゆく．
前立腺がんはおもに辺縁帯に発生する．多くは前立腺内の数ヵ所の腺上皮から発生する．

前立腺（図1）は男性の生殖器官で男性ホルモンの支配を受けており，移行帯と辺縁帯に大きく分けられる．前立腺肥大症は移行帯が肥大，増殖し，良性結節性腫瘤を作った状態で，前立腺がんはおもに辺縁帯から発生する悪性腫瘍である（図2）．

●前立腺肥大症

【原因】 発生要因は，男性ホルモン，前立腺の炎症，炎症で誘導される成長因子，交感神経系の刺激など多岐にわたる．移行帯の間質（平滑筋と結合組織）は，増殖因子を介して腫瘤の発生に関与する．男性ホルモンは数種分泌されるが，治療薬によってその比率を変えると肥大していた前立腺が縮小することから，加齢による男性ホルモンの構成比の変化も一因と考えられる．

【経過と症状】 症状は，経過を3つに分類すると理解しやすい（図3）．膀胱刺激期では，膀胱や尿道が刺激され，会陰部の不快感，夜間頻尿，軽度の排尿困難などをうったえる．残尿発生期では，尿が出はじめるまで時間がかかる，排尿が終わるまで時間がかかる，力を入れないと尿が出ないといった症状がみられ，残尿感や頻尿が強くなり，残尿が生じる．尿閉期になると，

3 前立腺肥大症の経過

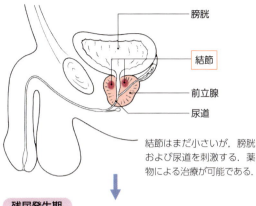

膀胱刺激期

結節はまだ小さいが，膀胱および尿道を刺激する．薬物による治療が可能である．

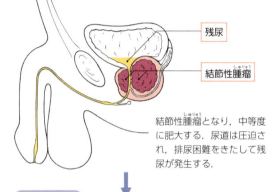

残尿発生期

結節性腫瘤となり，中等度に肥大する．尿道は圧迫され，排尿困難をきたして残尿が発生する．

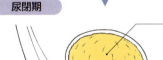

尿閉期

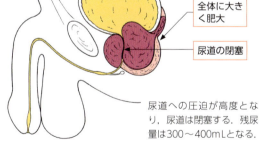

尿道への圧迫が高度となり，尿道は閉塞する．残尿量は300～400mLとなる．

4 前立腺がんの経過

●**限局がん**

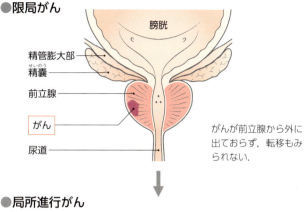

がんが前立腺から外に出ておらず，転移もみられない．

●**局所進行がん**

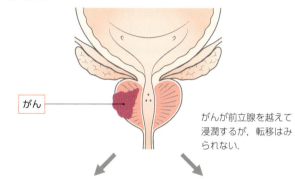

がんが前立腺を越えて浸潤するが，転移はみられない．

●**周囲臓器浸潤がん**

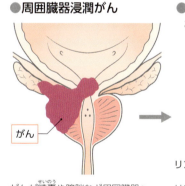

がんが精囊や膀胱など周囲臓器へ浸潤する．転移はみられない．

●**転移がん**
おもな転移先

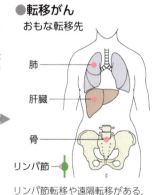

リンパ節転移や遠隔転移がある．初診時に多くみられる転移先は骨，次いでリンパ節，肺，肝臓である．

膀胱排尿筋のはたらきによる自己排尿がむずかしくなる．それでもわずかずつ排尿できるが，これはむしろ膀胱内圧が上がったときに尿が少しずつあふれ出てくる状態で，溢流性尿失禁とよばれる．尿閉（尿が出ない状態）が持続すると腎機能への影響が大きく，治療の時期を逸すると尿毒症（100ページ）にまで陥る．なお，これらの症状は腫瘍の大きさとは必ずしも関係しない．

●**前立腺がん**

【特徴】 発生頻度は国や人種による差が大きく，わが国では低い値であった．しかし，血液中のPSA（前立腺特異抗原）検査による診断数の増加から，患者数がいちじるしく増加した．家族に前立腺がん患者がいると罹患リスクは約2～5倍に高まるが，確立された原因遺伝子や後天的要因はない．しばしば前立腺肥大症に合併するが，前立腺肥大症から移行することはない．

【経過と症状】 がんの浸潤の程度や転移の有無により分類される（図4）．限局がんでは症状はほぼなく，多くはPSA異常値がきっかけで発見される．局所進行がんも症状に乏しい．周囲臓器浸潤がんは，尿道，膀胱に浸潤すると尿閉や血尿を示す． （山口 健哉）

uterine myoma, uterine adenomyosis, endometriosis

子宮筋腫，子宮腺筋症，子宮内膜症

●関連のある病気：
月経困難症➡114ページ
不妊症➡114ページ

骨盤の中に位置する西洋ナシのような形をした中空の臓器が子宮で，上方2/3を子宮体部，下方1/3を子宮頸部という．子宮体部の内腔は粘膜（子宮内膜）で覆われ，その外側に不随意筋である平滑筋でできた筋層，さらに子宮の外側を覆う漿膜がある．筋層にできた良性の腫瘍を子宮筋腫（図1，2），子宮内膜を形成する組織が筋層内に出現したものを子宮腺筋症（図2），子宮以外の場所に出現したものを子宮内膜症（図3）という．

● 子宮筋腫

【特徴と原因】 平滑筋腫ともよばれ，好発年齢は30〜40歳代である．ごく小さいものまで含めると，女性の半数以上にみられ，多発することが多い．発生や増殖には女性ホルモンのエストロゲンが関係しており，閉経後にエストロゲンの分泌が少なくなると，筋腫はそれ以上大きくならず，縮小することさえある．

【症状と経過】 筋腫が大きくなると子宮内膜を圧迫し，過多月経や不正性器出血，不妊の原因となる．子宮の外方へ向かって増殖すると直腸や膀胱を圧迫し，便秘や頻尿などをもたらす．症状が強い場合は手術が必要である．

● 子宮腺筋症

【特徴と原因】 筋層内に子宮内膜組織が増殖し，子宮全体が腫大する．30歳代後半〜40歳代の経産婦に好発する．病変の発生・進行にはエストロゲンが関与している．

【症状と経過】 月経痛，過多月経などをともなう月経困難症がみられる．月経痛は月経を重ねるごとに増強する．

● 子宮内膜症

【特徴と原因】 卵巣，骨盤内の腹膜（ダグラス窩，図3-2）などにできやすく，20〜40歳代に多い．子宮内膜組織がどのように子宮以外の部位に生じるかについては，卵管経由で卵巣や腹腔に達する，各部位が独自に子宮内膜を形成するなどの説がある．

【症状】 多くは月経困難症をうったえる．月経とともに病変部からもしばしば出血し，卵巣内に出血をともなうチョコレート嚢胞を形成することもある．ホルモン療法で効果がなければ病巣部を切除する． （坂本 穆彦）

1 子宮筋腫の病態

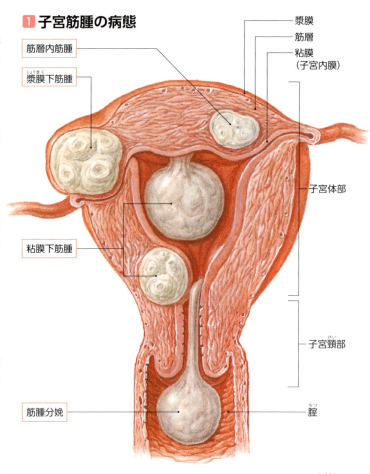

子宮筋腫は発育する方向によって，子宮筋層内にとどまる筋層内筋腫，漿膜を押し上げ子宮外側に突出する漿膜下筋腫，子宮内腔側に突出する粘膜下筋腫に分けられる．漿膜下筋腫と粘膜下筋腫ではときに有茎でポリープ状に発育するものがある．後者が腟腔に達すると筋腫分娩とよばれる．

2 子宮筋腫と子宮腺筋症

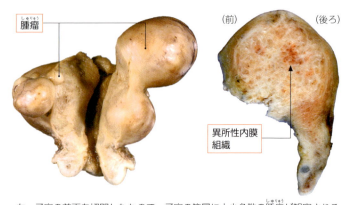

左・子宮の前面を切開したもので，子宮の筋層に大小多数の腫瘤が観察されるが，これらひとつひとつが子宮筋腫である．右・子宮腺筋症の子宮の断面をみたもので，黄白色のネットワークは増殖した平滑筋であり，その中に点在する赤みを帯びた部分が子宮内膜組織（異所性内膜組織）である．

3 子宮内膜症
1. 周期的に変化する子宮内膜

子宮内膜は，卵巣から分泌される女性ホルモンのエストロゲンとプロゲステロンの影響で，周期的に増殖と剝離・出血（月経）を繰り返す．このような性質をもつ子宮内膜の組織が子宮以外の場所に発生し，月経痛や不妊症などをともなう病気が子宮内膜症である．病変組織は，つねに出血をおこすとはかぎらず，増殖期の子宮内膜のような状態にとどまっている場合も多い．

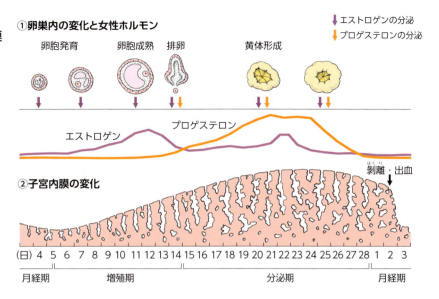

2. 好発部位（●）と病態

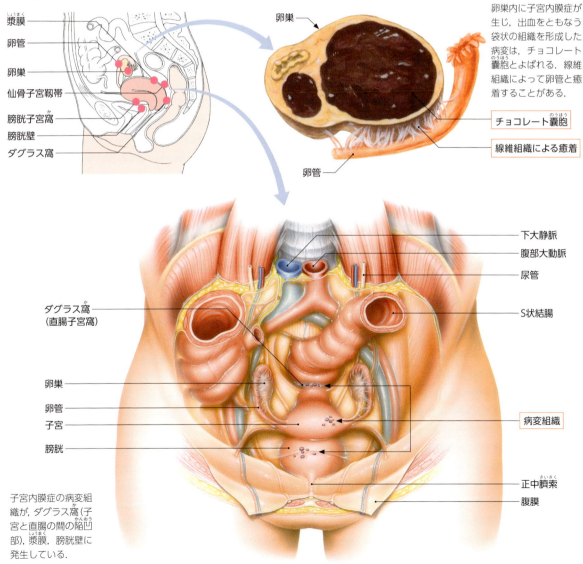

子宮内膜症の病変組織が，ダグラス窩（子宮と直腸の間の陥凹部），漿膜，膀胱壁に発生している．

3 腹部の病気 —— 109

uterine cervical cancer, endometrial carcinoma

子宮頸がん，子宮内膜がん

1 後ろからみた女性生殖器

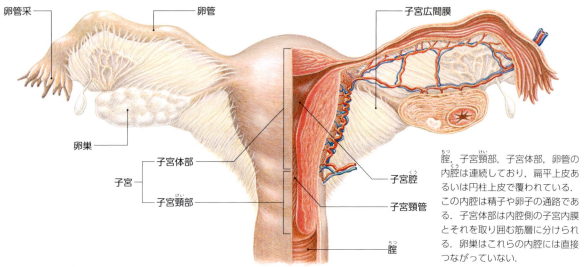

腟，子宮頸部，子宮体部，卵管の内腔は連続しており，扁平上皮あるいは円柱上皮で覆われている．この内腔は精子や卵子の通路である．子宮体部は内腔側の子宮内膜とそれを取り囲む筋層に分けられる．卵巣はこれらの内腔には直接つながっていない．

2 子宮頸がん

1. 病態

初期のがんは平坦である．進行すると，外方への増殖が目立つようになる．

感染した扁平上皮細胞（細胞診）

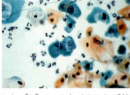

ヒトパピローマウイルスに感染した細胞．核の周囲が明るくみえる（コイロサイトーシス）．

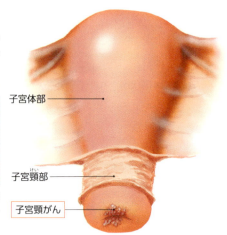

2. 好発部位

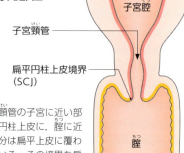

子宮頸管の子宮に近い部分は円柱上皮に，腟に近い部分は扁平上皮に覆われている．その境界を扁平円柱上皮境界（SCJ）とよび，子宮頸がんの好発部位である．

■ 円柱上皮
■ 扁平上皮

3 子宮頸がんの進行経過

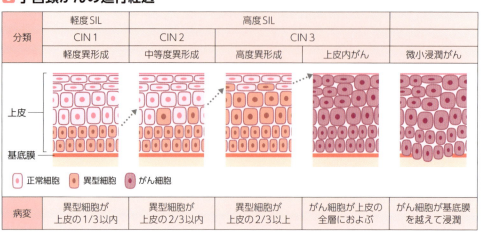

分類	軽度SIL	高度SIL			
	CIN 1	CIN 2	CIN 3		
	軽度異形成	中等度異形成	高度異形成	上皮内がん	微小浸潤がん
病変	異型細胞が上皮の1/3以内	異型細胞が上皮の2/3以内	異型細胞が上皮の2/3以上	がん細胞が上皮の全層におよぶ	がん細胞が基底膜を越えて浸潤

□ 正常細胞　■ 異型細胞　■ がん細胞

ヒトパピローマウイルス感染によって異常が生じた異型細胞からなる病変は，異形成とよばれる．軽い異常（軽度異形成）の場合は，これ以上悪化せずに消失することも少なくない．中等度以上の異常（中等度異形成）は，放置すると上皮内がんを経て浸潤をともなう進行がんへと進展する．

SIL：扁平上皮内病変　CIN：子宮頸部上皮内腫瘍

日本婦人科腫瘍学会 編：患者さんとご家族のための子宮頸がん・子宮体がん・卵巣がん治療ガイドライン 第3版，金原出版，2023を参考に作成

4 子宮内膜がんの病態

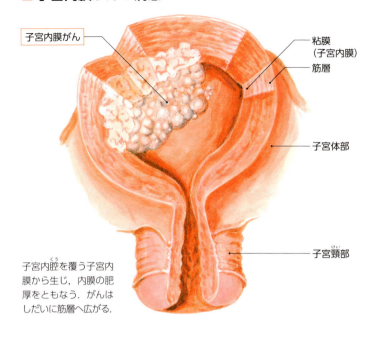

子宮内腔を覆う子宮内膜から生じ、内膜の肥厚をともなう。がんはしだいに筋層へ広がる。

5 子宮内膜がんの分類

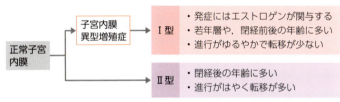

Ⅰ型は前がん状態である子宮内膜異型増殖症を経るので、この段階で治療が行われることも少なくない。Ⅱ型よりも予後は良好である。

6 子宮がんのおもな転移先

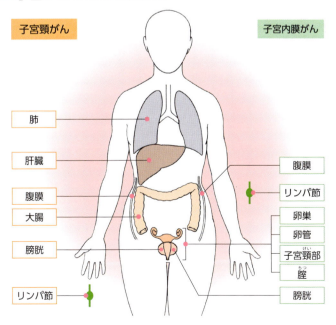

子宮に発生するがんには、子宮頸がん(図2)と子宮体がんがある。これらは病因や病態の異なる別のがんである。また、子宮体がんの多くは、粘膜(子宮内膜)から発生する子宮内膜がんである(図4)。

● 子宮頸がん

【原因】 多くの場合、ヒトパピローマウイルス感染が原因と考えられている(図2-1)。

【特徴と症状】 女性生殖器のがんの中でもっとも多く、近年は発症年齢が低下する傾向にある。多くは、前がん状態である異形成という、正常の細胞とは異なった様相を呈する時期を経て、がんに移行するとされている(図3)。異形成は20歳代に多く、そのまま放置しても多くは消えていく。しかし、消えずに残ると、30~40歳代でがん化することになる。初期は上皮内がんといって、表層上皮内にとどまるが、進行すると周囲の組織に浸潤する。上皮内がんの段階までは無症状であることが多い。浸潤がんでは、性交時などに異常出血をともなう。

【治療と予防】 上皮内がんの段階で発見され、円錐切除術などの適切な治療を受ければ、ほとんど治癒する。浸潤がんに進行すると、子宮摘出などの手術が必要で、手術ができない場合は、放射線治療や化学療法が行われる。早期発見には定期的ながん検診が不可欠である。なお、ヒトパピローマウイルスワクチン接種は海外では広まっているが、わが国ではいきわたっていない。

● 子宮内膜がん

【原因】 発症や進行に、女性ホルモンのエストロゲンが影響することが多いと考えられている(図5)。肥満、高血圧、糖尿病、未経産なども誘因である。閉経後の発症が多い。近年、患者が増加している。

【症状と経過】 不正性器出血や下腹部痛が主症状である。子宮内膜から生じたがんは筋層へ浸潤し、進行すると、子宮頸部へ広がったり、腹膜や卵巣、周囲のリンパ節などに転移する(図6)。

【治療】 手術で子宮が摘出される。リンパ節および卵巣、卵管も同時に切除されることもある。手術ができない場合や、がんが広い範囲にわたっている場合は、放射線治療や化学療法が用いられる。 (坂本 穆彦)

ovarian tumor

卵巣腫瘍

● 関連のある病気：
胃がん➡78ページ　大腸がん➡82ページ
子宮内膜症➡109ページ

1 卵巣の内部

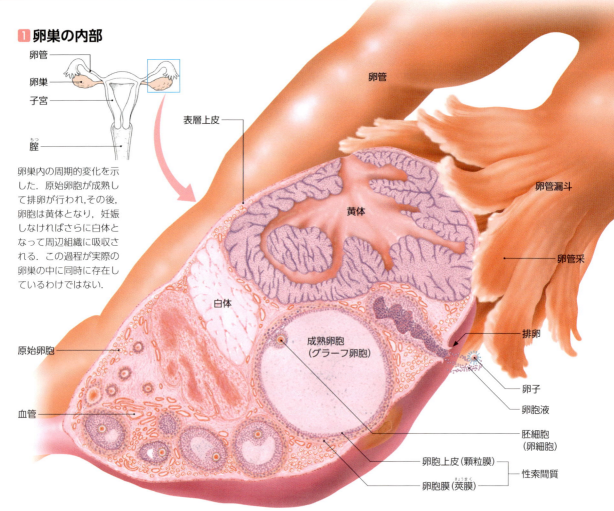

卵巣内の周期的変化を示した．原始卵胞が成熟して排卵が行われ，その後，卵胞は黄体となり，妊娠しなければさらに白体となって周辺組織に吸収される．この過程が実際の卵巣の中に同時に存在しているわけではない．

　卵巣は子宮の両側に対をなして存在し（図1），卵子を作り，女性ホルモンの分泌を担っている．卵巣にできるあらゆる腫瘍をまとめて卵巣腫瘍といい，多くの種類がある．これらは悪性度により良性，境界悪性，悪性に分けられる．境界悪性腫瘍は適切に切除されれば，転移や再発のおそれはきわめて少ない．

【種類と特徴】　卵巣腫瘍はできる部位によって，大きく3つに分けられる．卵巣の表面を覆う表層上皮に発生する腫瘍，卵子のもとになる胚細胞にできる腫瘍，そして胚細胞を包む卵胞の一部の性索間質という組織にできる腫瘍である．

　もっとも多いのは，表層上皮に発生する腫瘍である．多くは，水様液や粘液が入った嚢胞（袋）であるが（図2），組織のみからなる充実性の場合もある（図3）．まったくの嚢胞なら良性，多少とも充実性の部分があれば悪性のことが多い．胚細胞にできる腫瘍は良性である．胚細胞は人体のあらゆる組織を作る能力をもつ

ため，腫瘍内には，人体のさまざまな組織がみられる．性索間質にできる腫瘍はまれである．性ホルモンを分泌するため，早熟になったり，男性化したりする．

　また，一般に表層上皮に発生する腫瘍は高齢者に多く，胚細胞にできる腫瘍は若年者に多い．

【症状と経過】　初期には無症状のことが多く，両側の卵巣に腫瘍があっても，排卵や月経に異常が出ない．そのため発見が遅くなり，手遅れになりやすい．かなり大きくなると，自分で腹部を触ればわかる．また，膀胱や直腸が圧迫されて，頻尿や便秘が現れる．

　良性腫瘍で多くみられるのは茎捻転である．腫瘍が大きくなると卵巣が回転し，卵管がねじれて血行がとだえるために，腫瘍や卵巣の中で出血し，細胞が壊死するもので，緊急の開腹手術が必要である．悪性腫瘍では，しばしば血の混じった腹水が多量にたまる．

【治療】　腫瘍のある卵巣を手術で取り除く．悪性の場合は，手術のほかに化学療法も行われる．　　（坂本 穆彦）

2 おもな良性の卵巣腫瘍

漿液性嚢胞腺腫

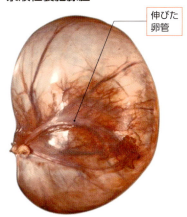

表層上皮に発生した腫瘍．1層の上皮でできた袋状をしており，中には漿液がたまっている．発生頻度は高い．緊満感あふれる袋状の病変の中央を横切って，伸びきった卵管がみとめられる．

皮様嚢腫

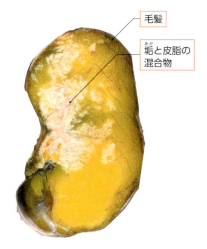

胚細胞にできる腫瘍の代表格．袋状の病変で，内腔には外に排出できない皮膚の垢や皮脂がたまるほか，毛髪もみられる．

チョコレート嚢胞

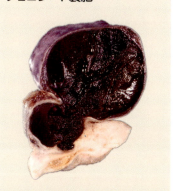

卵巣内に子宮内膜組織が出現し，月経時に出血したものが排出されずに貯留することで生じる子宮内膜症である．良性の卵巣腫瘍に含めることがある．写真は断面で，古い血液がチョコレート色にみえる．

3 おもな悪性の卵巣腫瘍

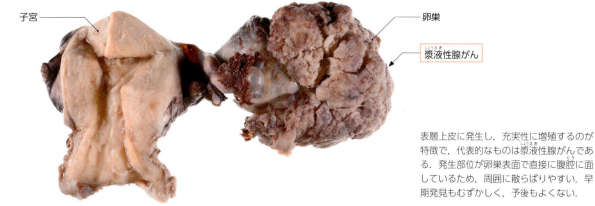

表層上皮に発生し，充実性に増殖するのが特徴で，代表的なものは漿液性腺がんである．発生部位が卵巣表面で直接に腹腔に面しているため，周囲に散らばりやすい．早期発見もむずかしく，予後もよくない．

4 クルーケンベルグ腫瘍

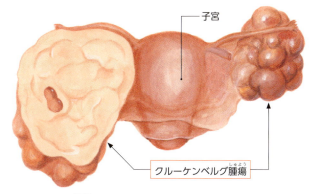

卵巣への転移性腫瘍のうち，胃がんや大腸がんからの転移によるものをクルーケンベルグ腫瘍という．両側の卵巣に発生する，大きくなるなどの特徴が知られている．

5 卵巣腫瘍と転移

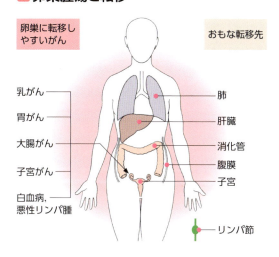

腹部のその他の病気

●潰瘍性大腸炎
大腸の粘膜や粘膜下層に炎症が生じ、びらんや潰瘍が形成される病気。原因不明であるが、免疫異常が関与すると考えられている。病変は直腸から連続的に口側へ広がり、大腸全体におよぶこともある。おもな症状は、粘血便、下痢、腹痛であり、重症化すると発熱なども現れる。再発することも多く、長期間炎症が持続すると、大腸がんを合併することもある。
→大腸ポリープ 80🔖、大腸がん 82🔖、自己免疫疾患 171🔖

●過敏性腸症候群
炎症や潰瘍などの器質的疾患がないのに大腸の機能が失調し、腸管の運動亢進によって便通異常（下痢、便秘）が現れる病気。腸管の蠕動運動は自律神経系の副交感神経が働いてもたらされる。精神的不安やストレスにより自律神経系のバランスが崩れると運動亢進が生じ、腹痛、腹部膨満感などがみられるようになる。頭痛、めまい、動悸などの自律神経失調症状や、うつなどの精神症状をともなうこともある。

●肝性脳症（肝性昏睡）
劇症肝炎や肝硬変などの肝障害により、肝臓のはたらきが極度に低下して生じる精神神経症状をいう。肝臓のはたらきを担っている肝細胞が壊死に陥って、毒性物質が肝臓の解毒作用を受けずに脳に至り、脳機能を障害するためにおこる。態度や気分の変化、傾眠状態といった軽度の症状から、意識の消失（昏睡）や痛み刺激への無反応といった重度の症状までさまざまである。
→肝炎 88🔖、肝硬変 92🔖

●肝不全
肝臓のはたらきが極度に低下した状態。発症のしかたにより急性と慢性に分けられる。急性肝不全の多くは、急激に高度な肝機能障害をきたす劇症肝炎である。慢性肝不全は、慢性肝炎や肝硬変など長期にわたる肝障害の終末期にみられる。いずれも症状は黄疸、出血傾向、腹水、肝性脳症などで、予後不良である。
→肝炎 88🔖、肝硬変 92🔖

●クローン病
小腸（回腸）や大腸をはじめ消化管のあらゆる部位に発生しうる、慢性潰瘍をともなう炎症性の病気。若年者に好発する。原因は不明であるが、免疫異常、細菌・ウイルス感染、遺伝などが考えられている。緩慢に発症し、徐々に進行する。おもな症状は慢性の下痢、腹痛、発熱、貧血、体重減少など。大腸クローン病では患者の多くに肛門周囲膿瘍や痔瘻などの肛門部病変がみられる。
→大腸ポリープ 80🔖、痔核、痔瘻、裂肛 86🔖

●月経困難症
月経直前または月経開始時に下腹部の痛みや腰痛などの随伴症状がひどく、治療を必要とする状態。骨盤内の器質的疾患をともなわない原発性月経困難症（機能性月経困難症）と、子宮内膜症や子宮筋腫などの器質的疾患をともなう続発性月経困難症（器質性月経困難症）がある。
→子宮内膜症 108🔖

●子宮外妊娠（異所性妊娠）
受精卵が正常な着床部位である子宮内膜以外に着床した状態。卵管、卵巣、子宮頸管、子宮筋層などに着床する場合があるが、卵管に着床する卵管妊娠が大部分を占める。妊娠5〜14週ごろまでに、卵管流産や、卵管壁が破れて穿孔する卵管破裂をおこす。卵管破裂では下腹部の痛みは激烈で、出血性ショックに陥る場合が少なくない。

●腎盂腎炎
腎臓の実質や腎杯・腎盂に発生する炎症性の病気。細菌感染による尿道炎や膀胱炎が腎臓に波及しておこる。大腸菌が原因である場合が多い。急性と慢性がある。急性腎盂腎炎は女性に好発し、おもな症状は、悪寒、高熱、腰背部痛などである。慢性腎盂腎炎は、尿路に腫瘍や結石などの基礎疾患をもつ人に好発する。症状はないか、軽度の腰痛や発熱のみであることが多いが、やがて間質の線維化、腎実質の萎縮がみられるようになる。
→尿路結石症 102🔖

●腎硬化症
高血圧により、腎臓の血管に動脈硬化がおこって血液の流れが悪くなり、糸球体や尿細管など腎臓の組織が萎縮と硬化をきたした状態。軽度〜中等度の本態性高血圧（原因不明の高血圧）によって生じる良性腎硬化症では、初期は無症状の場合が多い。急激な血圧上昇をひきおこす悪性高血圧にともなって生じる悪性腎硬化症では、急激に腎機能が低下し、腎不全や心不全、意識障害となりうる。
→腎不全 100🔖、高血圧 134🔖

●多発性嚢胞腎
腎臓の中に多数の嚢胞（液体の入った袋）ができ、徐々に腎機能が低下していく遺伝性疾患。遺伝形式により、常染色体顕性（優性）のものと常染色体潜性（劣性）のものがある。多くを占める常染色体顕性多発性嚢胞腎は、たいてい無症状の期間を経たのち、30〜40歳代になって血尿や腹部が張るなどの症状が現れる。高血圧や脳動脈瘤の合併にも注意が必要である。
→高血圧 134🔖

●腟炎
腟粘膜に炎症が生じる病気。カンジダ菌の感染によるカンジダ腟炎、トリコモナス原虫の感染によるトリコモナス腟炎などがある。また、女性ホルモンであるエストロゲンの分泌が低下する閉経後は、腟粘膜が萎縮するとともに、腟の自浄作用が弱くなって感染しやすくなり、萎縮性腟炎（老人性腟炎）がおこる。症状は、帯下（おりもの）の増加、外陰部のかゆみなど。

●腸閉塞
腸管の内容物が肛門側へ輸送されなくなる病気。イレウスともよばれる。手術後などにおこる腸管の癒着、腸管の捻転（ねじれ）、腸壁の腫瘍などにより通過障害がおこる機械的腸閉塞と、腸の蠕動運動の異常などにより通過障害が発生する機能的腸閉塞に大別される。おもな症状は腹痛、吐き気（悪心）、嘔吐、腹部膨満感、排便・排ガスの停止、脱水など。
→大腸がん 82🔖

●ネフローゼ症候群
尿中にタンパク成分（おもにアルブミン）が流出することにより、血液中のタンパク成分が低下する低タンパク血症となるほか、全身の浮腫、脂質異常症などが現れる病気。糸球体腎炎などによる一次性ネフローゼ症候群と、糖尿病性腎症や悪性リンパ腫などに続発する二次性ネフローゼ症候群がある。
→糸球体腎炎 98🔖

●腹膜炎
腹膜に発生する炎症性の病気。急性と慢性がある。また、炎症が腹膜の広い範囲におよぶ汎発性と、一部分にとどまる限局性に分けられる。急性虫垂炎、急性膵炎などの腹部内臓の炎症から二次的に発症することが多い。胃・十二指腸潰瘍や虫垂炎にともなう穿孔などで胃や腸の内容物が漏れ出る場合は、急性汎発性腹膜炎とよばれる重篤なもので、はげしい腹痛が時間の経過とともに腹部全体に波及し、ショックに陥ることがある。一方、急性限局性腹膜炎では、病変部に一致した圧痛などがみられ、膿瘍を形成することもある。慢性腹膜炎では、結核性病変からのリンパ行性・血行性の感染や、腹膜透析にともなう感染により、持続的に炎症が生じる。
→虫垂炎 84🔖、膵炎 96🔖

●不妊症
生殖可能な年齢の男女が妊娠を希望して性生活を営んでいるにもかかわらず、1年を経ても妊娠しない状態。全カップルの約10%が不妊症であるとされる。原因が男女のどちらにあるのかにより、男性不妊と女性不妊に分けられる。男性不妊の原因は造精機能障害が多く、女性不妊の原因は排卵障害や卵管閉塞などである。
→子宮筋腫 108🔖

●胞状奇胎
胎盤の一部である絨毛に水疱状の小さな嚢胞が異常増殖し、ブドウの房状に腫大する病気。強いつわりや断続的な不正性器出血があり、妊娠高血圧症候群の症状（高血圧、タンパク尿）が早期に現れる。子宮内容物の除去手術後、10%程度は胞状奇胎絨毛が子宮筋層内に浸潤する侵入奇胎へ、数%は絨毛がんへと至る。

4 全身の病気
General

骨折
脱臼，靱帯損傷
スポーツ障害
肩の痛み，頸椎症
骨粗鬆症
椎間板ヘルニア，脊柱管狭窄症
変形性関節症
関節リウマチ，腱鞘炎
骨腫瘍
高血圧
動脈硬化
動脈瘤，静脈瘤
白血病
悪性リンパ腫
HIV感染症
湿疹・皮膚炎
蕁麻疹
単純ヘルペス，帯状疱疹
脱毛症
糖尿病
脂質異常症
痛風
内分泌腺の病気
アレルギー，自己免疫疾患
がんの発生と転移のしくみ

fracture
骨折

●関連のある病気：
スポーツ障害➡120ページ　骨粗鬆症➡124ページ
骨腫瘍➡132ページ

1 おもな骨折と部位

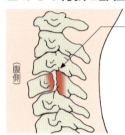
●頸椎骨折
交通外傷や，高所からの転落，飛び込みなど，体に大きな力が加わる外傷により生じる．

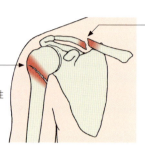
●上腕骨近位部骨折
若年者でも生じるが，骨粗鬆症の高齢の女性に多い．

●鎖骨骨折
もっとも頻度の高い骨折で，どの年代にも生じる．肩を下に転倒して強打するなどでおこりやすい．

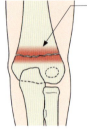
●上腕骨顆上骨折
肘関節の骨折は2歳～12歳の小児に多い．なかでも上腕骨顆上骨折の頻度が高く，肘を伸ばして手をついたときにおこりやすい．
右肘を後方からみた図

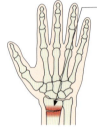
●橈骨遠位部骨折
成人の骨折でもっとも頻度が高く，中高年に多い．転倒して手をついたときに生じやすい．骨片が背側に転位することが多い（コレス骨折）．
右手を手背側からみた図

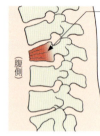
●椎体圧迫骨折
骨粗鬆症の高齢者の下位胸椎と上位腰椎に多く生じる脆弱性骨折である．多くは軽微な外傷により生じ，原因がない場合も少なくない．

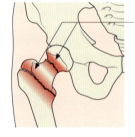
●大腿骨近位部骨折
骨粗鬆症の高齢者に多い脆弱性骨折で，転倒するなどで生じる．股関節内でおこる大腿骨頸部骨折（右）と，股関節外でおこる大腿骨転子部骨折（左）がある．

●踵骨骨折
高所から転落して踵部（かかと）を強く打ちつけておこる．両足に生じることも少なくない．

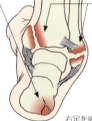
●足関節骨折（果部骨折）
スポーツや交通外傷，階段で足を滑らせるなどで足関節をひねったときに生じる．
右足を後方からみた図

外力によって，骨が構造上の連続性を断たれた状態を骨折という．骨の状態や外力の加わり方により外傷性骨折，脆弱性骨折，病的骨折，疲労骨折に大別する．

【分類と特徴】［外傷性骨折］正常な骨に強い力がかかって生じる．骨折部周囲の軟部組織（皮膚や筋肉）が損傷して骨折部と外界が交通している場合を開放骨折（図3），軟部組織が保たれている場合を皮下骨折とよぶ．

［脆弱性骨折］加齢にともなう骨粗鬆症などの原因により，強度が低下した骨に軽微な外傷を契機として生じる骨折をいう．四肢の骨では橈骨遠位部，上腕骨近位部，大腿骨近位部（頸部，転子部）に多く生じ，体幹部では胸椎，腰椎の椎体圧迫骨折の頻度が高い（図1）．大腿骨近位部骨折に対して適切な治療を行わないと，ロコモティブシンドローム（骨，関節，筋肉，神経などが障害されて移動機能が低下した状態）に至るだけではなく，生命予後も不良となる．

［病的骨折］がんの骨転移，原発性骨腫瘍（132ページ），化膿性骨髄炎などにより，局所の骨の強度が低下して，通常では骨折をおこさない程度の軽微な外力で生じる．

［疲労骨折］正常な骨に，ランニングなど1回の外力では骨折を生じない程度の負荷が繰り返しかかることにより生じる骨折である．スポーツ活動量が増加したときや，新たなスポーツ種目や動作に取り組んだときに生じやすく，使いすぎ症候群のひとつである．

【症状と経過】骨折直後は，痛み，腫脹，皮下出血，変形や異常可動性を生じる．骨の支持性が失われ，運動器機能が大きくそこなわれる．適切に処置されると，骨折部の仮骨形成を経て癒合，治癒する（図2）．治癒までの期間は，年齢，部位，骨折型，全身状態などにより異なる．

【合併症】急性期には神経や血管の損傷，軟部組織損傷が生じる危険性がある．骨折部が変形して治癒すると，四肢や体幹の変形，関節可動域制限などが残る．骨癒合に障害が生じて遷延治癒や偽関節（図4-1）に至った場合，骨の支持性は回復しない．慢性骨髄炎（図4-2）が生じると，感染の鎮静化に難渋する．　（中川 匠）

❷ 骨折の状態と骨の修復過程

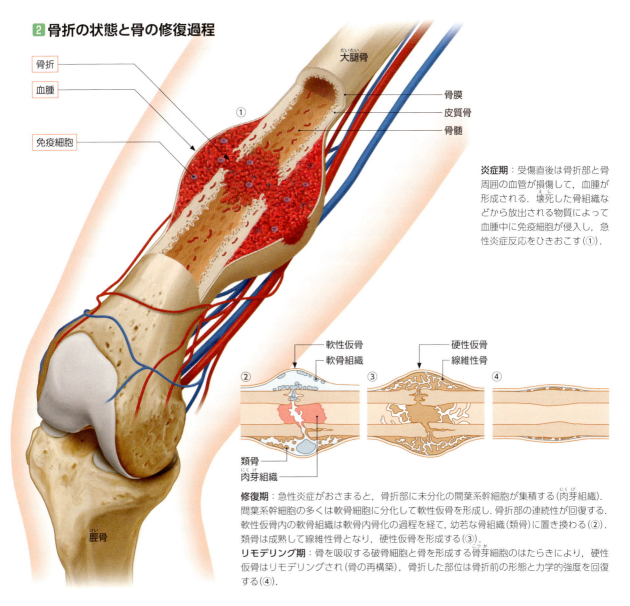

炎症期：受傷直後は骨折部と骨周囲の血管が損傷して，血腫が形成される．壊死した骨組織などから放出される物質によって血腫中に免疫細胞が侵入し，急性炎症反応をひきおこす(①)．

修復期：急性炎症がおさまると，骨折部に未分化の間葉系幹細胞が集積する(肉芽組織)．間葉系幹細胞の多くは軟骨細胞に分化して軟性仮骨を形成し，骨折部の連続性が回復する．軟性仮骨内の軟骨組織は軟骨内骨化の過程を経て，幼若な骨組織(類骨)に置き換わる(②)．類骨は成熟して線維性骨となり，硬性仮骨を形成する(③)．

リモデリング期：骨を吸収する破骨細胞と骨を形成する骨芽細胞のはたらきにより，硬性仮骨はリモデリングされ(骨の再構築)，骨折した部位は骨折前の形態と力学的強度を回復する(④)．

❸ 開放骨折

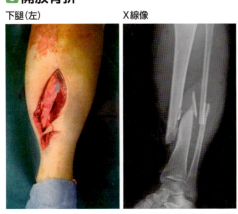

下腿(左)　　X線像

骨折部周囲の皮膚，筋肉などの軟部組織が損傷し，骨折部と外界が交通する．骨折部が汚染されて感染を併発する危険性が高く，できるだけ早期に骨折部の洗浄や一時的固定などの処置が必要である．

❹ 合併症

1. 偽関節

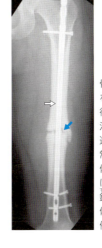

骨折治癒に必要な期間を経過しても骨癒合が得られない状態を遷延治癒という．骨癒合が進まずに，骨折部が異常可動性を示す状態を偽関節とよぶ．写真は，大腿骨骨折を髄内釘(⇦)で固定したが，偽関節(⬅)に陥った症例である．単純X線像．

2. 骨髄炎

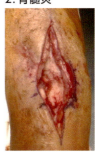

開放骨折では，細菌が侵入して骨と骨髄に感染し，炎症や膿瘍が生じて骨組織が破壊され，骨髄炎がおこる場合がある．慢性骨髄炎になると，病巣部を除去する外科的処置を行う．写真は脛骨に生じた慢性骨髄炎．

dislocation, ligament injury

脱臼，靱帯損傷

●関連のある病気：
骨折 ➡ 116ページ

1 脱臼と靱帯損傷における関節面のちがい

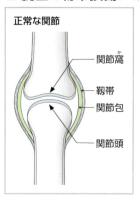
正常な関節

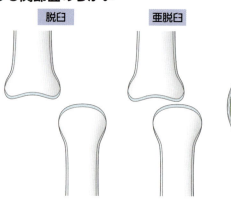
脱臼　亜脱臼　靱帯損傷

関節面どうしの接触がまったくない状態を脱臼，関節面の一部が接触しているが適合性がそこなわれている状態を亜脱臼という．なお，靱帯損傷では，関節面どうしの適合性は正常に保たれている．

2 脱臼の病態

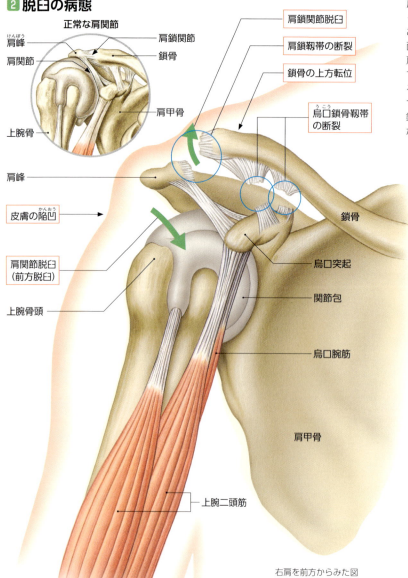

右肩を前方からみた図

肩関節では，上腕骨頭（関節頭）の大きさにくらべ，肩甲骨の関節窩は小さくて浅く，あらゆる方向への運動を可能にしている反面，不安定性をきたしやすい．
肩関節脱臼は，スポーツ活動中などに発生する頻度が高く，その多くは前方脱臼である．肩鎖関節脱臼は，肩を強く地面に打ちつけるような受傷で生じることが多い．肩鎖靱帯と烏口鎖骨靱帯が断裂すると，鎖骨が上方に転位する．

X線像（右肩）

肩関節脱臼

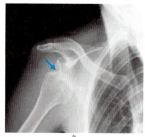

上腕骨頭が関節窩の前下方に位置しており（←），関節面どうしの接触が失われている．

肩鎖関節脱臼

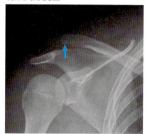

鎖骨の遠位端（体幹から遠い端）が肩峰から大きく上方に転位している（←）．

3 さまざまな脱臼・亜脱臼

1. 膝蓋骨亜脱臼

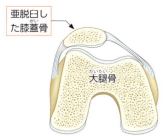

右の膝関節を下方からみた図

スポーツ活動中，上体をひねった姿勢で膝を伸ばそうとしたときに膝関節や下腿に強い力がかかり，膝蓋骨が外側に引っ張られるとおこりやすい．

2. 肘内障（肘関節の亜脱臼）

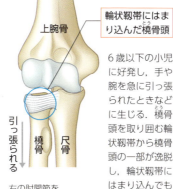

右の肘関節を前方からみた図

6歳以下の小児に好発し，手や腕を急に引っ張られたときなどに生じる．橈骨頭を取り囲む輪状靱帯から橈骨頭の一部が逸脱し，輪状靱帯にはまり込んでもどらなくなる．

3. 発育性股関節形成不全（先天性股関節脱臼）

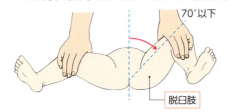

生まれる前や出生後の発育過程で，大腿骨頭が脱臼した状態である．乳幼児検診で，股関節が硬く開きにくい（開排制限），大腿部のしわが左右非対称などの所見が多い．

4 おもな靱帯損傷

1. 膝関節

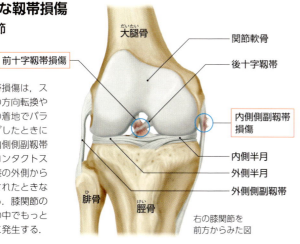

右の膝関節を前方からみた図

前十字靱帯損傷は，スポーツ中の方向転換やジャンプの着地でバランスをくずしたときに生じる．内側側副靱帯損傷は，コンタクトスポーツで膝の外側からタックルされたときなどに生じる．膝関節の靱帯損傷の中でもっとも高頻度に発生する．

2. 足関節

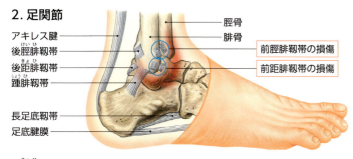

前距腓靱帯の損傷はもっとも頻度の高い外傷で，階段で足を踏みはずした際やスポーツの際，足底が内側を向くように足関節をひねると（内がえし）生じる．前脛腓靱帯の損傷はサッカー，ラグビーなどのはげしいスポーツにおいて，足先が甲のほうへ反った状態（背屈位）で，下腿が外側へ回旋するような外力がかかると発生する．

　関節に生理的範囲を越える大きな力が加わると，関節を安定させている靱帯，腱，関節包などの軟部組織が損傷し，関節が外れて脱臼，亜脱臼が生じる．軟部組織の損傷があっても脱臼や亜脱臼をともなわない場合は，靱帯損傷という．これらは肩関節や膝関節など，関節を構成する骨どうしが大きく動く四肢の大関節でおこりやすい．

【分類と特徴】 関節内での骨どうしの相対的位置関係によって靱帯損傷，亜脱臼，脱臼に分けられ（図❶），この順に重症度は上がると考えてよい．ただし，これらの分類は単純X線像など静的な状態での位置関係によるものであることに注意が必要である．関節の位置関係に異常がみられない場合でも，スポーツ動作などにともない関節にストレスがかかると，亜脱臼が生じることがあるからである．なお，脱臼が関節内や関節周囲の骨折をともなう場合は脱臼骨折とよばれ，一般に脱臼とは区別される．また，靱帯損傷では骨折をともなわない．

【症状】 脱臼（図❷）では関節が完全に外れているため，関節が変形してふつうに動かすことが困難となり，疼痛とともに患者に大きな苦痛をもたらす．そのため，できるだけ早期に解剖学的に正常な位置関係にもどす「整復」という処置を行う．肩関節脱臼では医療機関での整復が必要であるが，膝蓋骨脱臼では自然整復される場合もある．

　亜脱臼（図❸）では関節の一部が接触しているが適合性がそこなわれているため，関節の機能障害が生じる．痛みは強くない．

　靱帯損傷（図❹）では，周囲の軟部組織に腫脹がみられたり，疼痛が生じたりする．

【合併症・後遺症】 肩関節脱臼では腋窩神経麻痺を合併することがある．また，初回脱臼時に損傷した軟部組織が治癒せず反復性脱臼に移行することがあり，その場合には関節制動術などの外科的治療が行われる．

　膝関節や足関節の靱帯損傷のあとには，関節の不安定性が残ることがある．これを放置すると日常生活やスポーツ活動に支障が生じるだけでなく，軟骨損傷や半月損傷を併発する危険性をともなう．関節の安定性を回復するには，靱帯の外科的治療が必要である．

（中川　匠）

sports injuries
スポーツ障害

●関連のある病気：
骨折 ➡ 116ページ

1 野球肩

1. おもな損傷部位

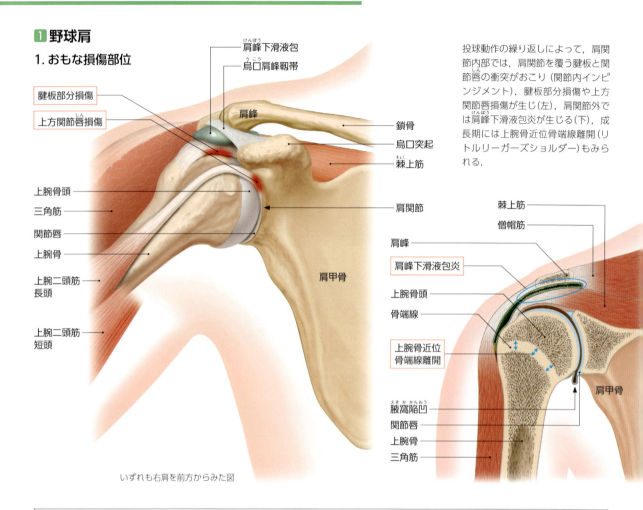

投球動作の繰り返しによって，肩関節内部では，肩関節を覆う腱板と関節唇の衝突がおこり（関節内インピンジメント），腱板部分損傷や上方関節唇損傷が生じ（左），肩関節外では肩峰下滑液包炎が生じる（下），成長期には上腕骨近位骨端線離開（リトルリーガーズショルダー）もみられる．

いずれも右肩を前方からみた図

2. 投球動作の流れと肩への負荷

一連の投球動作の中でも，肩関節が大きく外側に旋回するコッキング後期から加速期にかけてもっとも負荷がかかり，さまざまな障害が生じるリスクが高い．

  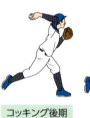 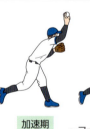 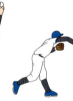

ワインドアップ期　ストライド期　コッキング前期　コッキング後期　加速期　減速期〜フォロースルー期

2 テニス肘（上腕骨外側上顆炎）

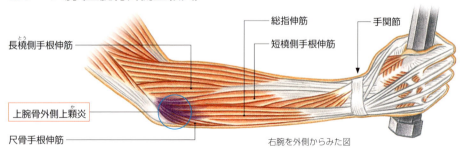

右腕を外側からみた図

上腕骨外側上顆（上腕骨遠位部の外側へ突出した部分）には手関節や手指を伸ばす筋の腱が付着しており，繰り返し負荷がかかると，腱に微小な断裂や変性が生じて肘関節の外側に疼痛がおこる．

3 ランナー膝

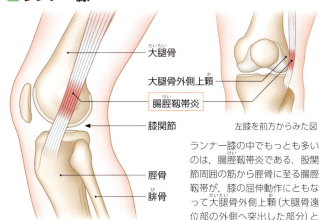

左脚を外側からみた図　左膝を前方からみた図

ランナー膝の中でもっとも多いのは，腸脛靱帯炎である．股関節周囲の筋から脛骨に至る腸脛靱帯が，膝の屈伸動作にともなって大腿骨外側上顆(大腿骨遠位部の外側へ突出した部分)とこすれあい，膝の外側が痛む．

4 オスグッド-シュラッター病

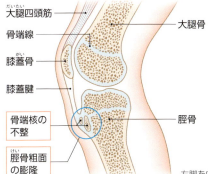

右脚を内側からみた図

骨の急な成長で相対的に短縮した大腿四頭筋がスポーツ中に繰り返し収縮し，膝蓋腱が付着する脛骨粗面に大きな牽引力がかかっておこる．骨端核(軟骨内に生じる骨化の中心となる部分)の不整などが現れ，脛骨粗面が膨隆する．

5 疲労骨折の好発部位と原因となるスポーツ

スポーツ活動にともなう疲労骨折は全身の骨に生じ，スポーツ種目特有の動作と関連している．成長期には，腰椎の疲労骨折である腰椎分離症が好発する．

上肢の骨	野球，ソフトボール
腰椎，骨盤	サッカー，バレーボール，バスケットボール，レスリング，野球
下腿の骨	陸上，バスケットボール，サッカー
足の骨	バスケットボール，サッカー，陸上

X線像

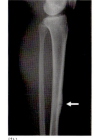
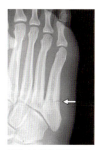

脛骨跳躍型疲労骨折(⇐)．　第5中足骨疲労骨折(ジョーンズ骨折，⇐)．

スポーツ活動では長時間，同じ動作を繰り返すため，いわゆるオーバーユースに陥りやすい．その結果，運動器に過度の負担がかかり，筋，腱，神経，骨などの組織に炎症が発生することをスポーツ障害という(使いすぎ症候群)．成長期では成長軟骨板(骨端線)の，成人では筋，腱など軟部組織の障害の頻度が高い．運動器の疼痛などの症状によって競技力が低下し，重症例では日常生活にも支障が生じる．

【野球肩】 スポーツ動作の中でもっとも大きい加速や減速をともなう投球動作(図1-2)により，肩関節に過大な負荷がかかっておこる障害である．一連の動作の中でもコッキング後期から加速期にかけてリスクが高い．腱板と関節唇が衝突することによる腱板部分損傷や上方関節唇損傷(図1-1)が多くみられる．成長期は骨端線が閉鎖前で脆弱なため，上腕骨の骨端線に繰り返し負荷がかかって上腕骨近位骨端線離開がおこる．

【テニス肘】 テニスなどのスポーツや重労働による繰り返す負荷により，上腕骨外側上顆付近の腱に微小な断裂や変性が生じた病態である(図2)．肘関節の外側の疼痛の原因としてもっとも多く，中年によくみられる．安静，ストレッチ，サポーターが有効である．

【ランナー膝】 ランニング動作はジャンプの連続であり，走行中に膝関節の周囲に繰り返しストレスがかかる．その結果，膝に痛みが生じた病態をランナー膝といい，ランニングによる障害の中でもっとも高頻度にみられる．膝関節の外側が痛む腸脛靱帯炎の頻度が高い(図3)．腸脛靱帯のストレッチ，走行距離の調整，シューズ変更などが症状の軽減に効果的である．

【オスグッド-シュラッター病】 10〜15歳の成長期の活発に運動を行う男子に好発する．大腿四頭筋の収縮により，脛骨粗面に大きな牽引力がかかって膨隆や腫脹をきたす(図4)．脛骨粗面部に疼痛のうったえがあり，ランニング，ジャンプ，膝立ちなどのスポーツ動作後に悪化する．スポーツ活動量の調整，患部のアイシング，ストレッチ，膝バンドなどで対応する．

【疲労骨折】 繰り返すスポーツ動作により，微小な外傷が繰り返し骨に生じて骨折する(図5)．疼痛があっても，単純X線像では異常所見がとらえられないこともある．疲労骨折の多くは運動を中止することにより治癒し，スポーツ復帰が可能である． (中川 匠)

肩の痛み，頸椎症

shoulder pain, cervical spondylosis

1 肩の痛みをひきおこす病態

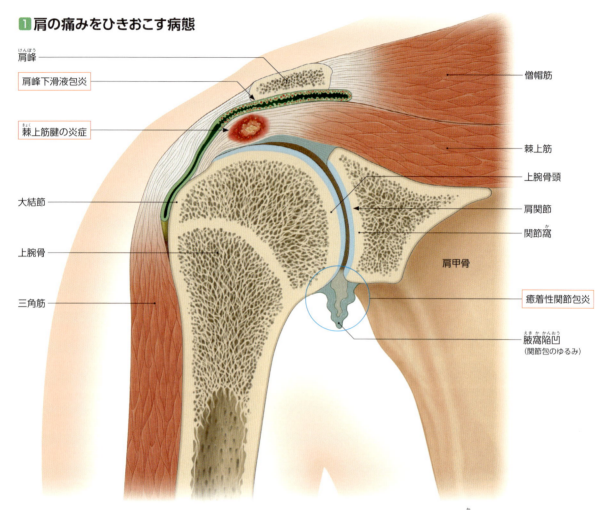

右肩を前方からみた図．
肩甲下筋，棘下筋，小円筋はみえない

肩関節は上腕骨頭に対して肩甲骨の関節窩が小さく，安定性を高めるには周囲を覆う腱板（肩甲下筋，棘上筋，棘下筋，小円筋の腱）が重要である．肩の痛みは，腱板や，関節の摩擦を軽減している肩峰下滑液包，関節を包む膜である関節包などに炎症が生じておこる．癒着性関節包炎がおこると，肩の動きの制限（拘縮）をきたすようになる．

2 インピンジメント症候群

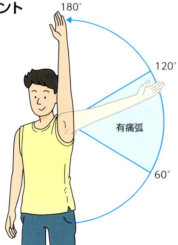

インピンジメント症候群では，肩を側方から挙上（外転）したり，挙上位から降ろしたりする途中のおよそ60°〜120°の範囲で痛みをきたし，この範囲を有痛弧とよぶ．肩峰と上腕骨頭に挟まれる間隙は，有痛弧の範囲では狭くなるため，棘上筋腱の炎症や肩峰下滑液包炎などがあると，動作時に痛みを生じる．

肩関節は広い可動域をもつが，その構造は不安定で，周囲の筋や関節包が安定性を高めるのに重要な役割を果たしている．加齢などによりそれらの組織に炎症が生じると，肩の痛みがおこる．一方，加齢とともに頸椎の椎間板が変性をきたす疾患が頸椎症である．

●肩の痛み

成人では肩の痛みをうったえる頻度が高く，代表的疾患は凍結肩やインピンジメント症候群である．

【凍結肩】 明らかな誘因がなく，インピンジメント症候群（図2）など既知の疾患に該当しない，肩関節の痛みと動きの制限（拘縮）をきたす疾患をいう．凍結肩の名は，拘縮という症状に注目したもので，癒着性関節

3 頸椎症（頸部脊椎症）の病態
1. 頸椎の構造と神経の圧迫

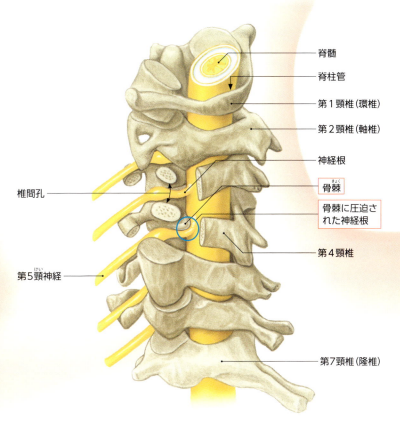

頸椎を構成する7つの椎骨は椎間板（126ページ図1）で連結してからだを支え，脊柱管は脊髄の通り道になっている．脊髄から出る第5頸神経から第1胸神経までの5つの神経根は椎間孔を通り，上肢に分布する．頸椎症は加齢によって椎間板に変性がおこり，椎間板の厚みが減少したり，椎骨のふちに出っ張り（骨棘）ができたりする疾患である．

2. 頸椎症性神経根症

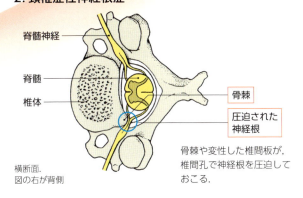

骨棘や変性した椎間板が，椎間孔で神経根を圧迫しておこる．

3. 頸椎症性脊髄症

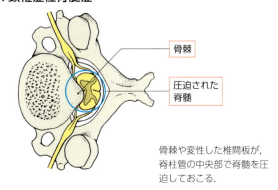

骨棘や変性した椎間板が，脊柱管の中央部で脊髄を圧迫しておこる．

包炎（図1），肩関節周囲炎ともよばれる．加齢が関係するとされ，中高年に好発する．手を高くあげようとする動作や背中に回すような動作で痛みが出ることが多く，夜間にずきずきと痛むこともある．炎症期（疼痛と可動域制限の進行），拘縮期，回復期（可動域制限の改善）を経て，1～4年の経過で軽快する．

【インピンジメント症候群】 肩の挙上や下降の動作の途中で痛みを生じる症候群である（図2）．肩の動作の繰り返しによる棘上筋腱の炎症や断裂，肩峰下滑液包炎（図1），また肩峰の骨棘形成などが原因となる．

● 頸椎症（頸部脊椎症）
【原因と特徴】 椎間板の変性やそれにともなう骨棘の形成は，加齢や頸椎への過剰な負担が関係しておこる（図3-1）．中高年に発症し，好発高位は可動域が大きい第4～第7の中下位頸椎である．

【症状】 局所症状として，首，肩，肩甲骨部の痛みや首の運動制限，運動時痛などがある．頸椎を後屈することで症状が出やすい．神経根が圧迫される神経根症（図3-2）では，首や肩の痛みに加え，腕や手指のしびれや手の力が入りにくいなどの症状が出て，頸椎の後側屈で増悪する．脊髄が圧迫される脊髄症（図3-3）では，両手足のしびれや，ボタンのはめはずしがうまくできなくなる，歩行で足がもつれるなどの症状が出るほか，下肢の腱反射が亢進する． （中村 耕三）

osteoporosis

骨粗鬆症

●関連のある病気：
骨折 ➡ 116ページ

1 骨粗鬆症の病態

1. 腰椎部の病的変化

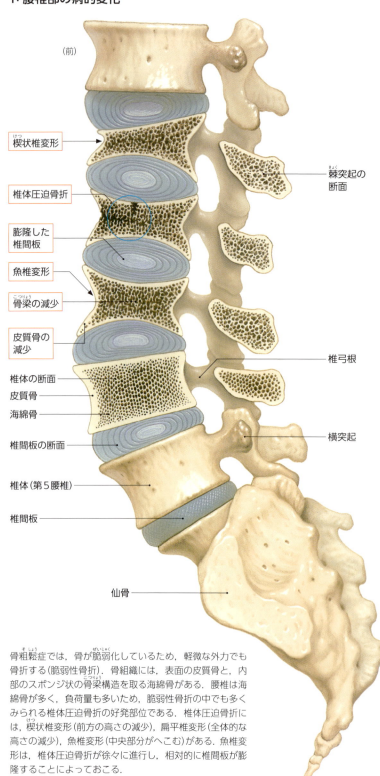

2. X線像（脊椎側面）

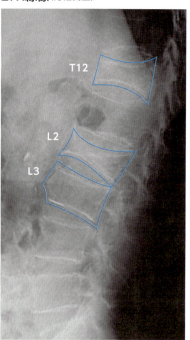

第12胸椎（T12），第2腰椎（L2），第3腰椎（L3）に椎体圧迫骨折がみられる（□）．

3. 椎体骨折の評価

グレード0 正常	椎体高 / 椎体面積
グレード1 軽度の骨折	20～25%低下 / 10～20%減少
グレード2 中等度の骨折	25～40%低下 / 20～40%減少
グレード3 高度の骨折	40%以上低下 / 40%以上減少

椎体骨折のグレードは，側面像で椎体の高さの低下と椎体面積の減少の程度によって判定する．図は楔状椎変形の場合．

骨粗鬆症では，骨が脆弱化しているため，軽微な外力でも骨折する（脆弱性骨折）．骨組織には，表面の皮質骨と，内部のスポンジ状の骨梁構造を取る海綿骨がある．腰椎は海綿骨が多く，負荷量も多いため，脆弱性骨折の中でも多くみられる椎体圧迫骨折の好発部位である．椎体圧迫骨折には，楔状椎変形（前方の高さの減少），扁平椎変形（全体的な高さの減少），魚椎変形（中央部分がへこむ）がある．魚椎変形は，椎体圧迫骨折が徐々に進行し，相対的に椎間板が膨隆することによっておこる．

2 加齢と骨密度の変化

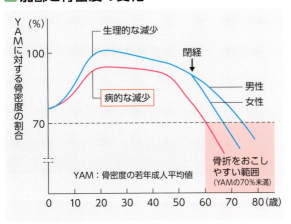

骨密度(※)は20歳頃にピークに達し40歳頃までは維持されるが，その後は減少する．女性では閉経後に顕著に減少する．
※骨密度とは，骨量を骨面積で補正したもので，骨量を代表する値として用いる．

3 (原発性)骨粗鬆症の診断基準

1. 脆弱性骨折がある
   ① 椎体骨折または大腿骨近位部骨折がある
   ② 椎体骨折と大腿骨近位部骨折以外の脆弱性骨折(※)があり，骨密度がYAM(若年成人平均値)の80％未満

2. 脆弱性骨折がない
   ① 骨密度がYAMの70％未満

※軽微な外力(立った姿勢からの転倒など)による肋骨，恥骨，坐骨，仙骨，上腕骨近位部，橈骨遠位端，下腿骨の骨折

原発性骨粗鬆症は，不動性(安静臥床など)や栄養性(吸収不良症候群など)といった，加齢や閉経以外の原因でおこる続発性骨粗鬆症を除外したものである．

4 骨吸収と骨形成(リモデリング)

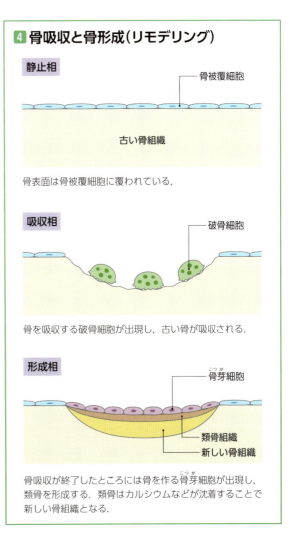

骨表面は骨被覆細胞に覆われている．

骨を吸収する破骨細胞が出現し，古い骨が吸収される．

骨吸収が終了したところには骨を作る骨芽細胞が出現し，類骨を形成する．類骨はカルシウムなどが沈着することで新しい骨組織となる．

骨粗鬆症は，骨強度の低下により，骨が脆弱化し骨折をきたしやすい，あるいは骨折をきたしている状態をいう(図1)．骨強度の低下は，皮質骨と海綿骨の減少による骨量(骨密度)低下と，骨内のコラーゲンの劣化による骨質低下によっておこる．

【骨の組成と機能】 骨はⅠ型コラーゲンを中心とした骨基質に，カルシウムとリン酸からなるハイドロキシアパタイトが沈着した組織で，強い強度があり，からだを支持している．同時に，骨はカルシウムやリン酸の貯蔵庫でもあり，これらをからだへ供給する．

【骨の代謝回転と骨粗鬆症】 骨組織は，骨の吸収と形成という再構築現象を繰り返すことで，古い骨が新しい骨に置き換わり，維持されている(図4)．この新陳代謝(代謝回転)をリモデリングとよぶ．この代謝には，高齢，遺伝，性ホルモン，ビタミンDやカルシウムなどの栄養，骨に加わる負荷量，ステロイドなどの薬物，併存疾患などが関係している．骨粗鬆症では，加齢や閉経によって骨吸収と骨形成のアンバランスがおこり，それが骨量低下と骨質低下をひきおこして(図2)，骨強度が低下する．高齢の女性に多くみられる．

【診断と症状】 診断の基本は，脆弱性骨折の既往と，定期的な骨密度測定で(図3)，新規の脆弱性骨折の確認にはMRI検査が有用である．脊椎に圧迫骨折がある例では，脊柱の前弯変形による身長低下のほか，不良姿勢による腰背部痛や腹部の圧迫による逆流性食道炎などが生じる．大腿骨近位部骨折がある例では，寝たきりに結びつく．いずれの場合も日常生活動作(ADL)が不自由となり，生活の質(QOL)の低下に直結する．

【予防】 骨粗鬆症は無症状で経過し進行するため，予防が重要となる．とくに，脆弱性骨折の既往がある場合，身長が若いときより4cm以上低下している場合，両親に脆弱性骨折のある場合，糖尿病などの生活習慣病がある場合は注意が必要である．予防の基本は適度の運動と栄養摂取である．骨密度がYAM(若年成人平均値)の70％未満など，骨粗鬆症と診断される場合は薬物治療による骨折の予防が考慮される．(中村 耕三)

椎間板ヘルニア, 脊柱管狭窄症

intervertebral disc herniation, spinal canal stenosis

1 椎間板ヘルニアの病態（腰椎の例）

2 腰椎椎間板ヘルニアの症状出現部位

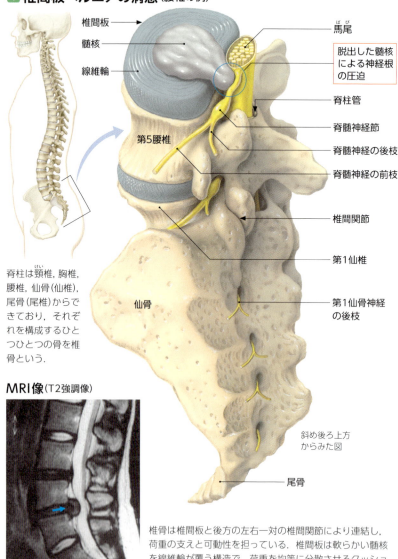
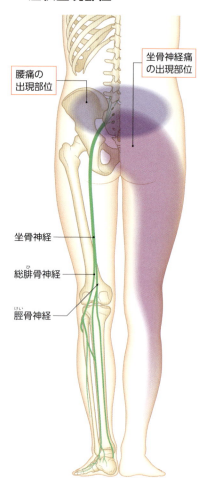

脊柱は頸椎, 胸椎, 腰椎, 仙骨（仙椎）, 尾骨（尾椎）からできており, それぞれを構成するひとつひとつの骨を椎骨という.

MRI像（T2強調像）

←は椎間板ヘルニア, 矢状断.

椎骨は椎間板と後方の左右一対の椎間関節により連結し, 荷重の支えと可動性を担っている. 椎間板は軟らかい髄核を線維輪が覆う構造で, 荷重を均等に分散させるクッションの機能がある. 椎間板が変性し, 髄核が後方の線維輪を破って脊柱管内に突き出たり, 飛び出したりして, 脊髄や馬尾, 神経根を圧迫したものが椎間板ヘルニアである.

おもな症状は, 椎間板の損傷そのものによる腰痛と, ヘルニアが神経根を障害することによる坐骨神経痛である. 坐骨神経は腰椎下部から神経根として外に出て殿部を通り, 下肢の後外側を走る. 障害されると, 腰部から殿部, 下肢の痛みやしびれ, 足の筋力低下などをきたす.

脊柱の内部には脊柱管という空間があり, 神経の通り道になっている. 椎間板が変性・膨隆して脊柱管の前方から神経が圧迫されるのが椎間板ヘルニア, 脊柱とその周囲の組織の変性が進んで脊柱管の前方や後方から神経が圧迫されるのが脊柱管狭窄症である.

●椎間板ヘルニア

【原因】 加齢のほか, 過度な運動, 喫煙, 遺伝などにより, 椎間板は変性をきたし, 髄核が脱出する（図1）.

【特徴】 腰椎の中でも下部の腰仙椎（第4〜第5腰椎間と第5腰椎〜第1仙椎間）には大きな動きで負担がかかるため, 髄核の脱出がおこりやすく, 椎間板ヘルニアの好発高位である. 20〜40歳代に好発し男性に多い.

【症状】 ヘルニアの高位によって所見は異なるが, 腰痛と片側の下肢痛（坐骨神経痛）が典型的である（図2）. 下腿外側から足部のしびれなど感覚の異常や, 足首や足趾を上方に持ち上げる力の減少をきたす. 仰向けで伸ばした下肢を検査者が挙上しようとすると, 下肢の痛みや腰痛により, 挙上ができないのは典型的な所見

③ 脊柱管狭窄症

1. 病態

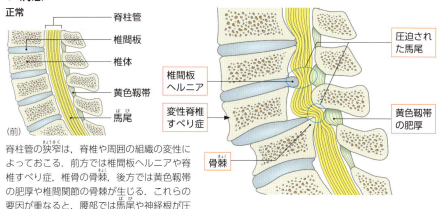

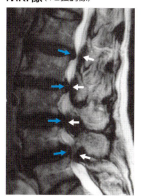

MRI像(T2強調像)

←は椎間板ヘルニアによる圧迫, ⇐は黄色靱帯肥厚による圧迫. 矢状断.

脊柱管の狭窄は, 脊椎や周囲の組織の変性によっておこる. 前方では椎間板ヘルニアや脊椎すべり症, 椎骨の骨棘, 後方では黄色靱帯の肥厚や椎間関節の骨棘が生じる. これらの要因が重なると, 腰部では馬尾や神経根が圧迫され, さまざまな症状が現れる.

2. 神経の圧迫部位と症状

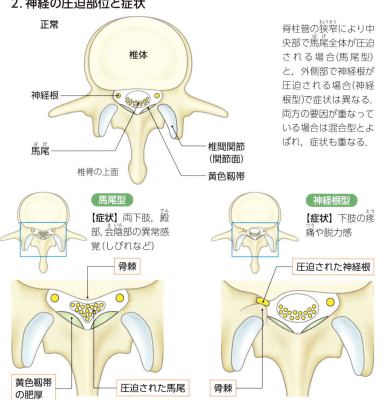

脊柱管の狭窄により中央部で馬尾全体が圧迫される場合(馬尾型)と, 外側部で神経根が圧迫される場合(神経根型)で症状は異なる. 両方の要因が重なっている場合は混合型とよばれ, 症状も重なる.

④ 神経性間欠性跛行

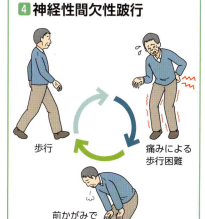

歩行によって脊柱管狭窄症の下肢症状(しびれ, 疼痛など)が悪化することで, 歩行を継続できなくなる状態を神経性間欠性跛行という. 前かがみになったり, 座ったりして短時間休息することにより, 下肢の症状は回復し, ふたたび歩けるようになる.

である(下肢伸展挙上テスト). ヘルニアが大きい場合には排尿障害をきたすことがあり, 注意が必要である. 無症候性の椎間板ヘルニアもある.

●脊柱管狭窄症

【原因】 加齢のほか, 過度な運動, 喫煙, 遺伝などによって脊柱や周囲組織が変性し, 脊柱管の狭窄が生じる.

【特徴】 腰椎が好発部位である(図❸). 60歳代以降に多く, 高齢者での有病率は男女とも約10%である. 女性では変性脊椎すべり症によるものが多い.

【症状】 殿部から下肢にかけて症状がみられ, 特徴的なものは, 姿勢変化の影響がある神経性間欠性跛行である(図❹). 症状は腰椎後屈で増悪し, 前屈で軽減しやすい. また, 腰を斜め後ろに反らす姿勢で下肢症状が出る, あるいは増悪する(ケンプテスト). 狭窄の診断にはMRI検査が有用であるが, 狭窄があっても症状の出ない人もいる. 間欠性跛行は動脈疾患による血行障害でもおこるが, 姿勢変化の影響がない点, 足部で動脈拍動を触れない点で違いがある. (中村 耕三)

osteoarthritis

変形性関節症

●関連のある病気：
発育性股関節形成不全➡119ページ
関節リウマチ➡130ページ

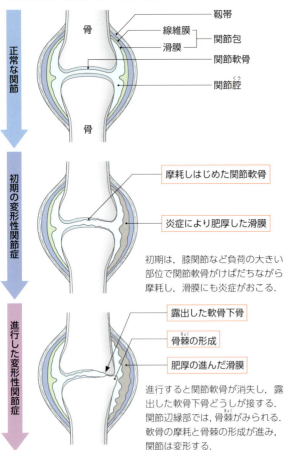

1 変形性関節症の進み方

正常な関節：靱帯／線維膜／滑膜／関節包／関節軟骨／関節腔／骨

初期の変形性関節症：摩耗しはじめた関節軟骨／炎症により肥厚した滑膜
初期は，膝関節など負荷の大きい部位で関節軟骨がけばだちながら摩耗し，滑膜にも炎症がおこる．

進行した変形性関節症：露出した軟骨下骨／骨棘の形成／肥厚の進んだ滑膜
進行すると関節軟骨が消失し，露出した軟骨下骨どうしが接する．関節辺縁部では，骨棘がみられる．軟骨の摩耗と骨棘の形成が進み，関節は変形する．

2 おもな変形性関節症

大きな負荷がかかる下肢の関節に生じやすい．上肢では，よく動かす肘関節，手指の先端に近い第1・第2関節，母指の付け根のCM関節に多く生じる．

変形性肘関節症／変形性股関節症／変形性膝関節症／変形性足関節症／変形性指関節症／母指CM関節症／ヘバーデン結節（第1関節）／ブシャール結節（第2関節）

　変形性関節症は，加齢性変化と，肥満や運動などで生じた過剰な力学的負荷によって，関節の変性と変形が進み，運動障害を生じる疾患である．関節軟骨の摩耗・変性による破壊と，関節辺縁での骨新生（骨棘形成）がみられる（図1）．

【分類と特徴】　加齢による関節軟骨の変性に，体重が重いなど関節への負荷が加わっておこる一次性のものと，先天性疾患や外傷後の変形などが原因となる二次性のものがある．

　おこりやすい関節は，膝関節，股関節，足関節など，負荷のかかる下肢の荷重関節や，肘関節，手指の関節である（図2）．膝関節（図3）では，肥満の人，とくに中年以降の肥満女性によくみられ，O脚を呈する．股関節（図4）では，発育性股関節形成不全（119ページ）のある人に多い．足関節では，関節内骨折後に生じるものが多い．肘関節では，関節内骨折後や，野球のピッチャーなど肘を酷使する人にみられる．手指（図5）では，母指の付け根のCM関節，先端の第1関節や第2関節に生じ，中年以降の女性に多い．

【症状】　変形性膝関節症では，歩きはじめや立ち上がるとき，変形性指関節症では指を曲げたり伸ばしたりするときなど，動かしはじめに痛みを感じる．動かしているうちに痛みはいったん軽くなるが，さらに動かし続けていると，また痛みが強くなることもある．進行すると，安静時でも痛みを生じる．関節に変形や腫れが生じたり，関節液がたまったりすることで運動が制限され，日常生活に支障をきたす．症状の類似点が多い関節リウマチ（130ページ）との鑑別が重要である．

【治療】　基本は保存療法である．下肢の関節の場合，かかる負担を減らすために減量を心がける．膝関節の場合は，関節の安定性を高めるために太ももの筋肉を強化するとよい．上肢の関節の場合，根本的には解決できないが，痛めている関節の負担を減らす．進行した場合は，薬物療法や手術を検討する．　　（門野　夕峰）

3 変形性膝関節症

内側の関節軟骨が摩耗,消失するとともに,とげ状の骨棘が形成され,膝関節の変形を呈する.進行すると,滑膜の炎症によって関節内に関節液がたまって腫れ,曲げづらくなることもある.

X線像(右膝前面)

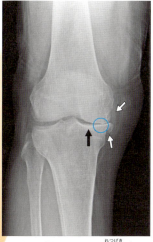

関節軟骨が摩耗して関節裂隙が消失している(○).大腿骨,脛骨ともに内側に骨棘があり(⇦),脛骨では軟骨下骨の硬化像もみられる(←).

左膝関節の変形

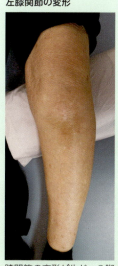

膝関節の変形が生じ,O脚を呈する.

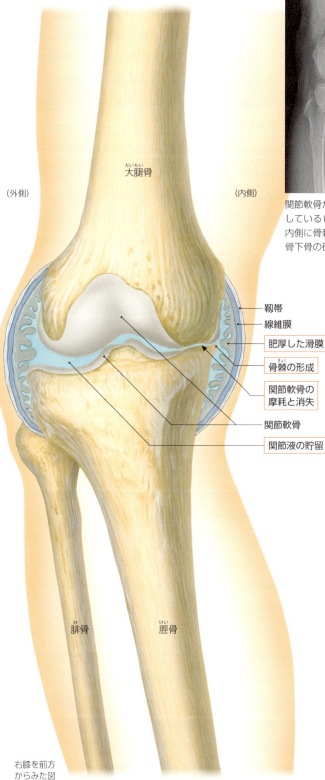

- 靭帯
- 線維膜
- 肥厚した滑膜
- 骨棘の形成
- 関節軟骨の摩耗と消失
- 関節軟骨
- 関節液の貯留

大腿骨
(外側) (内側)
腓骨 脛骨

右膝を前方からみた図

4 変形性股関節症

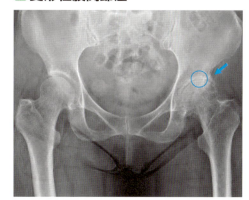

股関節の単純X線像.左の股関節は関節軟骨の摩耗によって,関節裂隙がほとんどない(○).骨盤側に骨棘形成がみられる(←).右の股関節は正常である.

5 変形性指関節症(ヘバーデン結節)

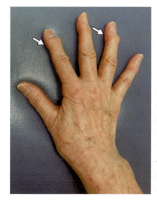

示指(人差し指)から小指までの第1関節がこぶ状に腫れている(結節).屈曲変形や横への偏位(ずれ,⇦)をともなうことが多く,痛みを生じることもある.

rheumatoid arthritis, tenosynovitis

関節リウマチ，腱鞘炎

● 関連のある病気：
脱臼 ➡ 118ページ　自己免疫疾患 ➡ 171ページ
膠原病 ➡ 176ページ

1 進行型の関節リウマチの病態

正常な関節

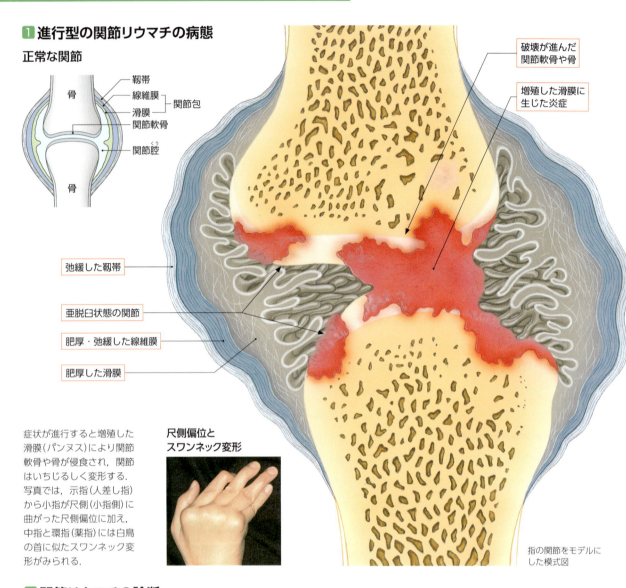

- 靱帯
- 線維膜
- 滑膜
- 関節包
- 関節軟骨
- 関節腔
- 骨

- 破壊が進んだ関節軟骨や骨
- 増殖した滑膜に生じた炎症
- 弛緩した靱帯
- 亜脱臼状態の関節
- 肥厚・弛緩した線維膜
- 肥厚した滑膜

指の関節をモデルにした模式図

症状が進行すると増殖した滑膜（パンヌス）により関節軟骨や骨が侵食され，関節はいちじるしく変形する．写真では，示指（人差し指）から小指が尺側（小指側）に曲がった尺側偏位に加え，中指と環指（薬指）には白鳥の首に似たスワンネック変形がみられる．

尺側偏位とスワンネック変形

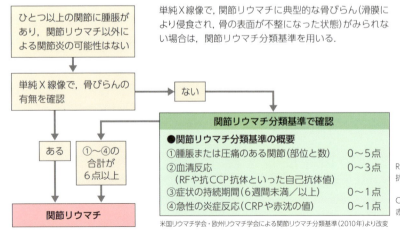

2 関節リウマチの診断

単純X線像で，関節リウマチに典型的な骨びらん（滑膜により侵食され，骨の表面が不整になった状態）がみられない場合は，関節リウマチ分類基準を用いる．

```
ひとつ以上の関節に腫脹があり，関節リウマチ以外による関節炎の可能性はない
        ↓
単純X線像で，骨びらんの有無を確認 ──→ ない
   ↓              ↓
  ある         ①〜④の合計が6点以上
   ↓              ↓
        関節リウマチ
```

関節リウマチ分類基準で確認

●関節リウマチ分類基準の概要
① 腫脹または圧痛のある関節（部位と数）　0〜5点
② 血清反応（RFや抗CCP抗体といった自己抗体値）　0〜3点
③ 症状の持続期間（6週間未満／以上）　0〜1点
④ 急性の炎症反応（CRPや赤沈の値）　0〜1点

米国リウマチ学会・欧州リウマチ学会による関節リウマチ分類基準（2010年）より改変

好発部位

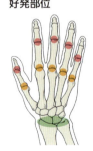
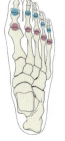

- 指節間関節
- 中手指節関節
- 手関節
- 趾節間関節
- 中足趾節関節

RF：リウマチ因子
抗CCP抗体：抗環状シトルリン化ペプチド抗体
CRP：C反応性タンパク
赤沈：赤血球沈降速度

3 腱鞘の基本構造

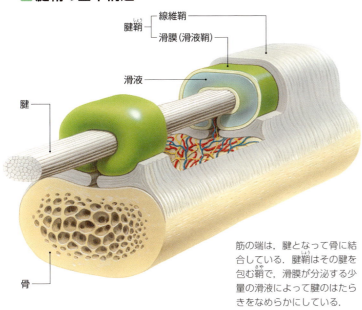

筋の端は，腱となって骨に結合している．腱鞘はその腱を包む鞘で，滑膜が分泌する少量の滑液によって腱のはたらきをなめらかにしている．

4 代表的な腱鞘炎

1. ドケルバン病の病態

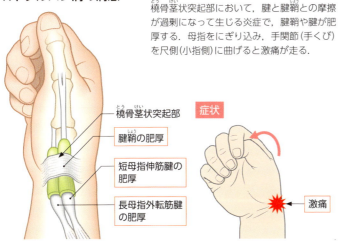

橈骨茎状突起部において，腱と腱鞘との摩擦が過剰になって生じる炎症で，腱鞘や腱が肥厚する．母指をにぎり込み，手関節（手くび）を尺側（小指側）に曲げると激痛が走る．

2. ばね指の病態（母指の例）

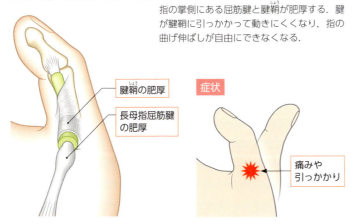

指の掌側にある屈筋腱と腱鞘が肥厚する．腱が腱鞘に引っかかって動きにくくなり，指の曲げ伸ばしが自由にできなくなる．

関節リウマチは，免疫の異常によって関節包を裏打ちする滑膜に慢性炎症が生じ，やがて関節軟骨や骨が破壊される疾患である．全人口の1％弱にみられ，女性に多い．腱鞘炎は，腱を包み，その動きを円滑にしている腱鞘（図3）に生じた炎症をいう．

●関節リウマチ

【原因】 遺伝的素因に環境要因が加わっておこる免疫異常が原因とされる．外来抗原に対する免疫反応により，体内のタンパク質が変化して非自己と認識されるようになると，抗体が産生されて炎症反応がおこり，自己の組織を攻撃して滑膜に炎症が生じる（図1）．免疫異常のきっかけのひとつとして，喫煙による気道炎症が考えられている．

【症状】 手足などの小さい関節が罹患することが多いが（図2），肘，足関節（足くび），膝などにも生じる．関節の痛み，腫脹，運動制限とこわばりが特徴的な症状で，痛みは運動時だけでなく安静時にもみられ，こわばりは朝方に強い．進行すると骨などが侵食され，スワンネック変形，尺側偏位などさまざまな変形が生じる．後頭部，肘頭，膝などこすれる部分に硬いしこり（リウマトイド結節）がみられることもある．

●腱鞘炎

【原因】 外傷，化膿など原因が特定できるものもあるが，多くは原因が特定できない非特異的なものである．使いすぎなどにより，腱鞘の滑膜に過剰なストレスが繰り返し加わることで炎症がおこる．

【症状】 手関節（手くび）の橈骨茎状突起部や，中手指節関節（指の付け根）に多く，いずれも痛みや腱の肥厚がみられる．

橈骨茎状突起部の腱鞘炎は，ドケルバン病ともよばれ（図4-1），女性に多い．押さえると痛く，ものをにぎる，つまむ，タオルをしぼるなどの動作で痛みが増強する．

指の腱鞘炎は，ばね指（弾発指）ともいう（図4-2）．指の付け根に痛みを生じ，指を曲げ伸ばしする際，ばね仕掛けのように引っかかる．ほかの指で引っ張って伸ばそうとすると，バチンとはじけるように引っかかりが取れて伸びるようになる．中高年の女性と小児に多い．　　　　（門野 夕峰）

bone tumor

骨腫瘍

●関連のある病気：
骨折➡116㌻　高カルシウム血症➡176㌻

1 原発性骨腫瘍の病態

1. 良性骨腫瘍(内軟骨腫)

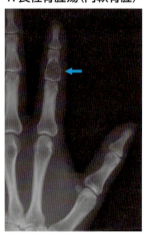

左の示指(人差し指)に生じた内軟骨腫(←)の単純X線像．代表的な良性骨腫瘍で，膨張性に増大するため，正常組織との境界は明瞭である．皮質骨は薄くなる．

骨肉腫のX線像

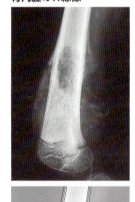

(画像提供：竹山信成)

2. 悪性骨腫瘍(骨肉腫)

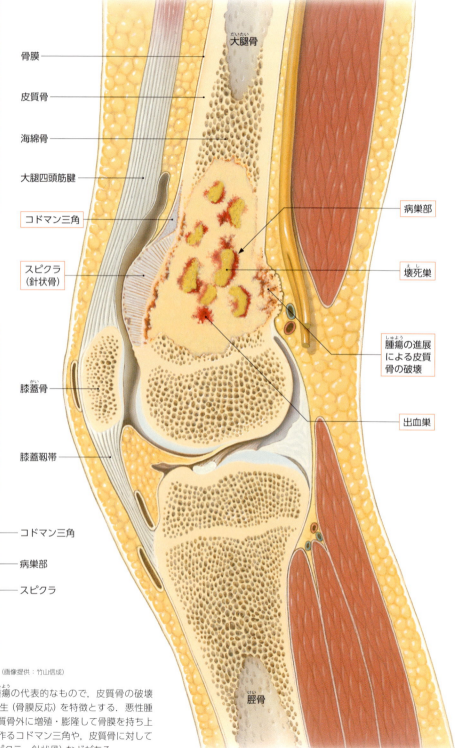

右膝を内側からみた図

骨肉腫は，原発性の悪性骨腫瘍の代表的なもので，皮質骨の破壊や，腫瘍の刺激による骨の新生(骨膜反応)を特徴とする．悪性腫瘍の骨膜反応には，腫瘍が皮質骨外に増殖・膨隆して骨膜を持ち上げ，皮質骨との間で三角形を作るコドマン三角や，皮質骨に対して垂直に並ぶ針状の骨新生(スピクラ，針状骨)などがある．

2 転移性骨腫瘍の病態

大腿骨への骨転移

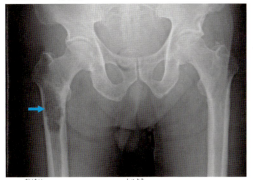

右の大腿骨に生じた転移性骨腫瘍の単純X線像．多くの転移性骨腫瘍は骨組織を破壊し，骨が吸収されたような溶骨像（←）を呈する．

脊椎への骨転移

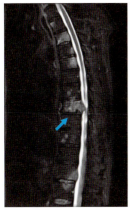

前立腺がん，乳がんなどから転移した転移性骨腫瘍では，単純X線像で造骨像（←）を示す．脊椎に生じた転移性骨腫瘍によって脊髄麻痺などが生じると，生活の質（QOL）の低下のみならず，がん治療継続の妨げにもなる．

3 転移性骨腫瘍の原発巣と好発部位

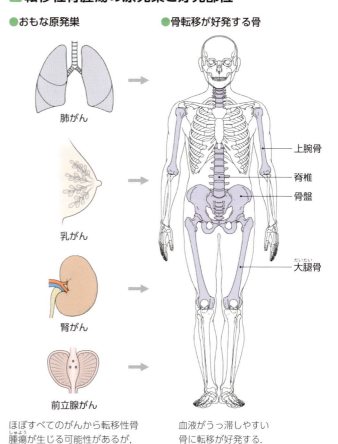

●おもな原発巣
- 肺がん
- 乳がん
- 腎がん
- 前立腺がん

ほぼすべてのがんから転移性骨腫瘍が生じる可能性があるが，とくに肺がん，乳がん，腎がん，前立腺がんでは頻度が高い．

●骨転移が好発する骨
- 上腕骨
- 脊椎
- 骨盤
- 大腿骨

血液がうっ滞しやすい骨に転移が好発する．

骨腫瘍は骨に発生する腫瘍の総称で，骨自体に発生する原発性骨腫瘍と，ほかの臓器にできた悪性腫瘍（がん）が転移して発生する転移性骨腫瘍に分けられる．ほかに，厳密には腫瘍ではない骨腫瘍類似疾患がある．

【原発性骨腫瘍】 20種類の良性骨腫瘍，23種類の悪性骨腫瘍，そして9種類の中間型骨腫瘍に分類される．腫瘍によって，好発年齢，好発部位は違う．

良性骨腫瘍の代表的なものは骨軟骨腫や内軟骨腫（図1-1）である．症状が乏しく，偶然発見されることが多い．予後は良好で治療を要しないことがあるが，強度が低下し病的骨折（116㌻）が生じることもある．

原発性悪性骨腫瘍は肉腫とよばれ，骨肉腫（図1-2），軟骨肉腫，ユーイング肉腫などがあるが，発生数は合わせて年間500例程度で，希少がんに分類される．徐々に悪化する疼痛と腫脹が生じるが，病的骨折によってみつかることもある．手術療法，放射線療法，薬物療法などを組み合わせる集学的な治療の進歩によって，予後は改善してきている．

【転移性骨腫瘍】 ほぼすべてのがんで骨転移が生じる可能性がある．転移性骨腫瘍は原発性悪性骨腫瘍よりもはるかに多く，もっとも頻度が高い悪性骨腫瘍である．多くの転移性骨腫瘍は単純X線像で溶骨像を呈し，前立腺がん，乳がんなどから転移したものは造骨像を示す（図2）．局所症状として疼痛，骨折，麻痺が生じ，全身症状は高カルシウム血症による便秘，口渇，吐き気，意識障害などさまざまである．ただし，無症状のものが多いことにも注意する．

「がんの骨転移＝末期」のイメージとは異なり，転移性骨腫瘍は治療の対象となってきており，手術療法や化学療法などが行われている．近年は，がんそのもの，またはがんの治療により，運動器の障害が生じて移動機能が低下した状態（がんロコモ）の改善が求められるため，治療は日常生活動作（ADL）と生活の質（QOL）を向上させる観点から行う．日常生活の制限が生じている，または生じる可能性がある場合は，治療方針を決定するにあたって，手術に耐えられるか，生存期間はどれくらいか，骨折や麻痺の状態，治療効果の見込みを把握する必要がある．

（河野　博隆）

hypertension

高血圧

● 関連のある病気：
脳梗塞➡12ページ　脳出血➡14ページ
くも膜下出血➡15ページ　心筋梗塞➡48ページ
動脈硬化➡136ページ　脂質異常症➡158ページ

1 血圧を調節するしくみ

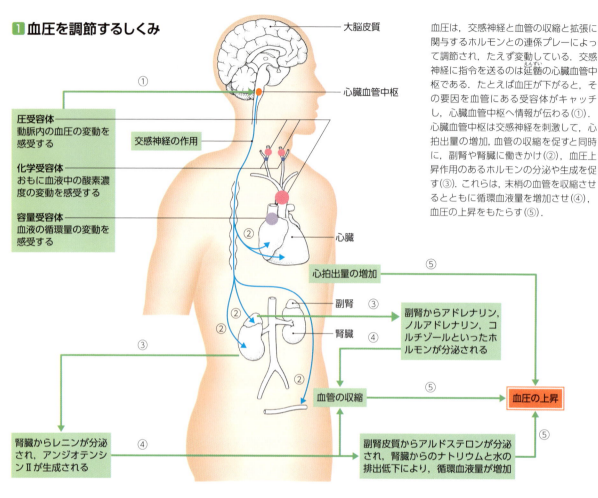

血圧は，交感神経と血管の収縮と拡張に関与するホルモンとの連係プレーによって調節され，たえず変動している．交感神経に指令を送るのは延髄の心臓血管中枢である．たとえば血圧が下がると，その要因を血管にある受容体がキャッチし，心臓血管中枢へ情報が伝わる（①）．心臓血管中枢は交感神経を刺激して，心拍出量の増加，血管の収縮を促すと同時に，副腎や腎臓に働きかけ（②），血圧上昇作用のあるホルモンの分泌や生成を促す（③）．これらは，末梢の血管を収縮させるとともに循環血液量を増加させ（④），血圧の上昇をもたらす（⑤）．

2 高血圧の分類

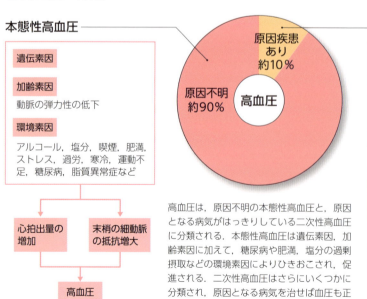

高血圧は，原因不明の本態性高血圧と，原因となる病気がはっきりしている二次性高血圧に分類される．本態性高血圧は遺伝素因，加齢素因に加えて，糖尿病や肥満，塩分の過剰摂取などの環境素因によりひきおこされ，促進される．二次性高血圧はさらにいくつかに分類され，原因となる病気を治せば血圧も正常にもどる．

二次性高血圧　※原因となるおもな病気を示した

腎性高血圧	腎実質性	慢性糸球体腎炎 腎盂腎炎 多発性嚢胞腎
	腎血管性 （腎動脈塞栓）	腎動脈硬化症 線維筋性異形成
内分泌性 高血圧		原発性アルドステロン症 クッシング症候群 褐色細胞腫 甲状腺機能亢進症
血管性高血圧		大動脈炎症候群 大動脈縮窄症
神経性高血圧		脳外傷 脳炎 脳腫瘍

3 高血圧のおもな合併症

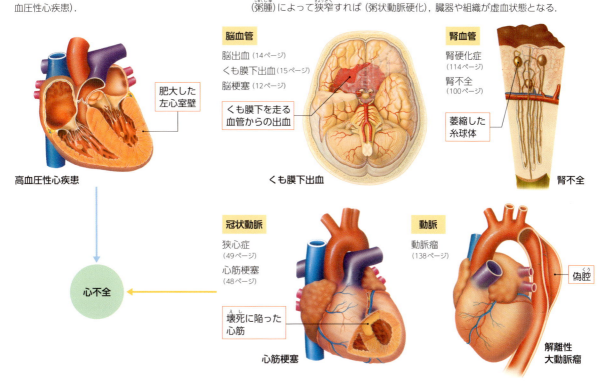

心臓への負荷増加による合併症

正常より高い圧で血液を送り出さなければならない状態になると、左心室が肥大する（高血圧性心疾患）。

血管への負荷増加による合併症

血管に高血圧による負荷がかかると、動脈硬化が促進される。比較的細い動脈が脆弱化すれば（細動脈硬化）、出血しやすくなり、太い動脈がアテローム（粥腫）によって狭窄すれば（粥状動脈硬化）、臓器や組織が虚血状態となる。

　血圧は、心臓から送り出された血液がおよぼす血管壁への圧力であり、通常は動脈の圧を指す。血圧が持続的に高く維持されている状態を高血圧といい、一般的に収縮期血圧（最高血圧）が140mmHg以上、拡張期血圧（最低血圧）が90mmHg以上とされている。血圧のコントロールを行わないと、全身の臓器や組織にさまざまな弊害をもたらす。高血圧は、原因不明の本態性高血圧と、原因となる病気がはっきりしている二次性高血圧に分けられる（図2）。

【血圧調節に関与する因子】　血圧を規定するのは、心拍出量（心臓から送り出される血液の量）と、末梢の細動脈（抵抗血管）の生じる抵抗であり、これらを調節しているのは、交感神経、血管の収縮と拡張に関与するホルモン、さらには循環血液量である（図1）。高血圧は、交感神経の緊張、血管の収縮に働くホルモンの過剰な生成と分泌、そして腎臓からのナトリウムや水分の排出低下による循環血液量の増加などの影響によっておこる。したがって、血圧を下げる薬としては、末梢血管を直接拡張する薬ばかりでなく、交感神経の緊張を抑制する薬、血管を収縮させるレニン-アンジオテンシン系のはたらきを遮断する薬、腎臓からのナトリウムの排出を促す利尿薬がきわめて有効である。

【全身への影響】　高血圧が持続すると、心筋は肥大する（高血圧性心疾患、図3）。これは、心臓に加わった高血圧という負荷に対して、収縮力を高めて心機能を保持するための適応現象である。しかし、いちじるしい血圧の上昇が持続して加わると、適応能力が破綻して心不全となる。

　一方、高血圧の負荷は動脈にも加わり、動脈の組織は傷害され、血管壁の肥厚を生じて動脈硬化病変を形成する。血行の力学的な抵抗をもっとも受けやすい細動脈では動脈硬化が早期から進展し、臓器の機能障害をもたらす。とくに、脳では細い動脈の壊死により出血を生じる脳出血、腎臓では糸球体、輸入細動脈（98ページ図1）を中心としておこる動脈硬化により、腎臓が萎縮・硬化して機能不全に陥る腎硬化症など、重大な合併症を生じる。細動脈の硬化病変は、眼底検査で眼底の動脈をみることにより、直接観察することができる。また、太い動脈では、心筋梗塞や動脈瘤などが生じやすい。これらの合併症は、高血圧を長期にわたりコントロールすることにより、予防することができる。

（矢﨑 義雄）

arteriosclerosis
動脈硬化

●関連のある病気：
脳梗塞→12ページ　狭心症→49ページ
腎硬化症→114ページ　高血圧→134ページ
動脈瘤→138ページ　脂質異常症→158ページ

1 動脈硬化の病態

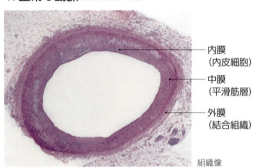

1. 正常な動脈（冠状動脈の例）
 - 内膜（内皮細胞）
 - 中膜（平滑筋層）
 - 外膜（結合組織）
 - 組織像

3. 細動脈硬化

脳や腎臓などに分布する細動脈の硬化は，平滑筋層が壊死し，均一な硝子様物質によって置き換えられて動脈壁が脆弱となる病変である．蛇行し，小動脈瘤を形成することも多い．

- 蛇行
- 小動脈瘤
- 硝子様物質

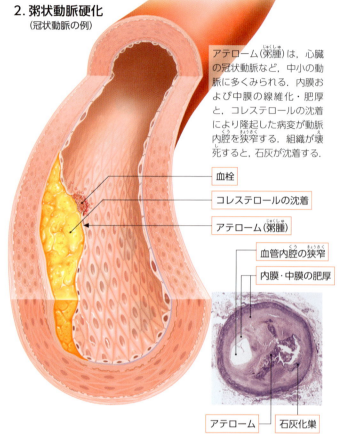

2. 粥状動脈硬化（冠状動脈の例）

アテローム（粥腫）は，心臓の冠状動脈など，中小の動脈に多くみられる．内膜および中膜の線維化・肥厚と，コレステロールの沈着により隆起した病変が動脈内腔を狭窄する．組織が壊死すると，石灰が沈着する．

- 血栓
- コレステロールの沈着
- アテローム（粥腫）
- 血管内腔の狭窄
- 内膜・中膜の肥厚
- アテローム
- 石灰化巣

2 動脈硬化がおこるしくみ

促進する要因 ※太字は3大危険因子		
素因	疾患	生活習慣
・遺伝 ・加齢 ・性別 （男性＞女性）	・**高血圧** ・**脂質異常症** ・糖尿病	・**喫煙**　・ストレス ・肥満　・運動不足 ・過剰な飲酒 ・脂肪分，糖分の 　過剰摂取

→ 血管，血液への影響
- 脂質沈着の促進
- 動脈壁へのストレス増進
- 血管の内皮細胞の傷害
- 血管収縮性の増大
- 血液凝固の促進
- 血栓形成の促進

→ 粥状動脈硬化

粥状動脈硬化の促進にはいくつもの要因が相互に関係しており，あてはまる要因が多ければ進行がはやくなる．

　動脈硬化とは，内膜，中膜，外膜という動脈壁の整然とした層構造（図1-1）が乱れて，弾性を失い硬化した病変をいう．比較的太い動脈では内腔の狭窄をきたして血行障害が生じ（粥状動脈硬化），細い動脈では壁が脆弱となって出血をきたす（細動脈硬化）．症状は，病変がどの動脈でおこるかによって異なる．

【粥状動脈硬化】　比較的太い血管から大動脈に至るまでの動脈硬化は，内膜と中膜の線維化と肥厚，そしてコレステロールの沈着が主で，とくに動脈内腔に隆起する病変をアテローム（粥腫）という（図1-2）．アテロームは，内膜の内皮細胞の損傷をきっかけとして，単球の浸潤によるマクロファージの形成と増殖，そしてコレステロールの取り込みによる泡沫細胞化，血管平滑筋細胞の増殖，線維化など，いくつかの過程を経て形成されると考えられている（図3）．アテロームの形成を促進する要因としては，高血圧，脂質異常症，喫煙などが重要である（図2）．

　アテロームで動脈内腔が狭窄され，血流の循環障害を生じると臓器の虚血性障害をもたらし，ここではじめて症状が出現するようになる．冠状動脈の硬化によ

❸ 粥状動脈硬化の進み方

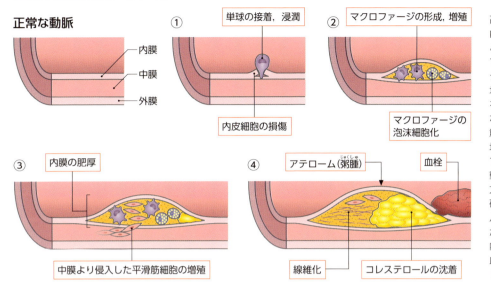

高血圧などにより内膜の内皮細胞が損傷されると，そこに単球が接着して動脈壁内に浸潤し，マクロファージに変化して増殖し，コレステロールを取り込んで泡沫細胞となる．また，中膜の平滑筋細胞が内膜に侵入して増殖・線維化することで，内膜の肥厚は進み，動脈壁が硬化する．一方，泡沫細胞は集積して破壊され，コレステロールが沈着してアテロームが形成される．さらに，内皮細胞が損傷されると血小板が付着して凝集し，血栓が形成される．

❹ 動脈硬化のおこりやすい動脈とおもな障害

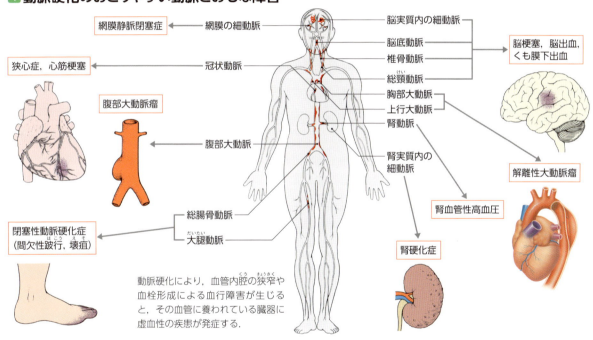

動脈硬化により，血管内腔の狭窄や血栓形成による血行障害が生じると，その血管に養われている臓器に虚血性の疾患が発症する．

り血流障害をきたすと狭心症や心筋梗塞となり（虚血性心疾患），脳動脈が硬化すると脳梗塞などの脳血管障害，総腸骨動脈などが硬化すると閉塞性動脈硬化症が出現する（図❹）．冠状動脈や腎動脈，総腸骨動脈の硬化では，アテロームをカテーテルにより直接切除したりするなど積極的な治療が広く行われるようになった．以前大きな課題であった再狭窄は，術式の改良で減少している．

脂質異常症（158ｼﾞ）をともなった症例では，LDLコレステロールを100mg/dL未満にきびしくコントロールすることにより，すくなくともアテロームの進展が抑制できる可能性が報告されている．

【細動脈硬化】 細い動脈の動脈硬化（図❶-3）では，動脈壁が変性して脆弱となり，蛇行や小動脈瘤の形成，その破綻による出血がおもにおこり，脳出血の最大の原因になっている．腎臓の細動脈の硬化は萎縮と硬化を生じ（腎硬化症），腎機能の不全に至る（図❹）．細動脈は，血流による力学的な負荷の影響をもっとも受けやすいことから，高血圧が細動脈硬化のおもな原因となっている．

（矢﨑 義雄）

aneurysm, varicose veins

動脈瘤，静脈瘤

●関連のある病気：
肝硬変 ➡ 92ページ　食道静脈瘤 ➡ 92ページ
高血圧 ➡ 134ページ　動脈硬化 ➡ 136ページ

1 動脈瘤の形成

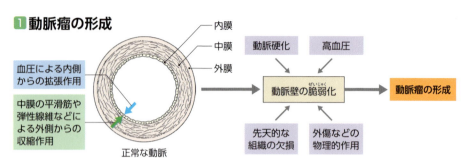

動脈の形状は，血圧によって拡張しようとする内側からの力と，それに対する平滑筋や弾性線維などの外側からの拮抗力（収縮しようとする力）によって保たれている．動脈瘤は，血管組織がさまざまな原因により脆弱化すると，内側からの力が相対的に強まっておこる．

2 動脈瘤の種類

1. 真性動脈瘤

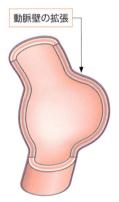

内膜，中膜，外膜という動脈壁の層構造が保たれたまま，こぶを形成したもの．

2. 仮性動脈瘤

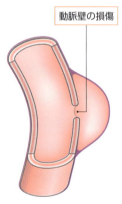

動脈壁が損傷を受けて破れ，動脈の外に漏れた血液が，周囲の結合組織または外膜に覆われてこぶを形成したもの．早急な処置が必要である．

3. 解離性動脈瘤

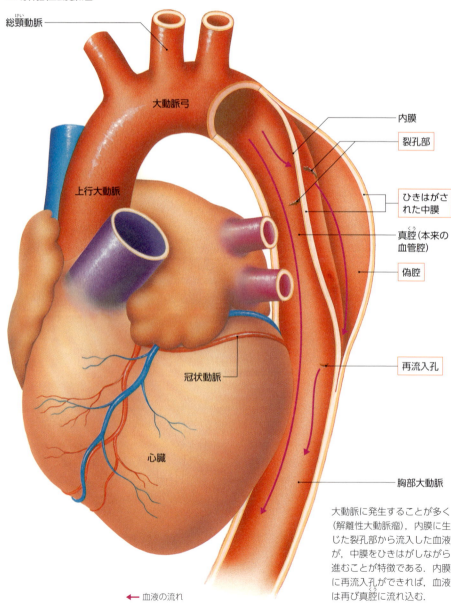

大動脈に発生することが多く（解離性大動脈瘤），内膜に生じた裂孔部から流入した血液が，中膜をひきはがしながら進むことが特徴である．内膜に再流入孔ができれば，血液は再び真腔に流れ込む．

3 下肢静脈瘤

1. 発症のしくみ

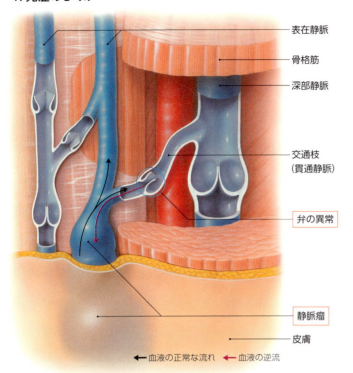

表在静脈
骨格筋
深部静脈
交通枝（貫通静脈）
弁の異常
静脈瘤
皮膚
← 血液の正常な流れ　← 血液の逆流

末梢から心臓にもどる静脈の血流は，静脈弁によって逆流が防がれている．しかし，静脈は動脈とちがって血流が緩慢で停滞をおこしやすく，血液量の増加，静脈壁の損傷などにより弁の機能障害がおこると，逆流や乱流を生じ，静脈は拡張・蛇行して静脈瘤が形成される．

2. 病態

血流障害により，表在静脈が怒張して形成された静脈瘤が皮膚表面に観察される．皮膚の色素沈着や足背（足の甲）の浮腫も生じている．

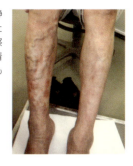

3. おこりやすい部位

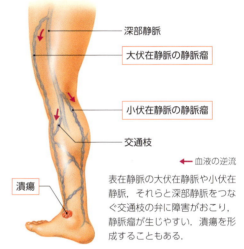

深部静脈
大伏在静脈の静脈瘤
小伏在静脈の静脈瘤
交通枝
潰瘍
← 血液の逆流

表在静脈の大伏在静脈や小伏在静脈，それらと深部静脈をつなぐ交通枝の弁に障害がおこり，静脈瘤が生じやすい．潰瘍を形成することもある．

動脈壁がなんらかの障害により脆弱化して，動脈内腔が拡張してこぶ（瘤）を形成したものを動脈瘤という．一方，静脈圧の上昇や静脈弁の機能不全，血栓などによっておきた血流障害のため，静脈に拡張や蛇行などのこぶ状変形を生じたものを静脈瘤という．

● 動脈瘤

【原因と種類】　高血圧や動脈外傷などの物理的なストレスによる血管組織の損傷，動脈硬化病変や炎症による内膜や中膜の変形，また先天性異常による血管組織の弾性低下によって，動脈壁が脆弱化して動脈の形状保持が困難になると，瘤が形成される（図1）．多くは脳動脈瘤や大動脈瘤である．動脈瘤は，動脈壁の層構造が保たれているかどうかにより，真性動脈瘤，仮性動脈瘤，解離性動脈瘤に分けられる（図2）．

【解離性動脈瘤】　動脈の内膜に障害がおきて断裂が生じると，その部分から高い圧力で血液が中膜に流入し，さらに中膜をひきはがしながら進んで偽腔が生じ，解離性動脈瘤が形成される（図2-3）．再び内膜に裂孔を生じ，偽腔は本来の内腔と通じることが多い．胸部大動脈，とくに上行大動脈や大動脈弓に生じた場合は，主要な血管である冠状動脈，頸動脈を閉塞する危険性が高く，きわめて重篤である．解離がおきたり進展した場合，胸部や背部にはげしい痛みをともないやすい．

● 静脈瘤

【下肢静脈瘤】　静脈は，おもに骨格筋の圧迫や胸腔内の陰圧によって血液を末梢から心臓に還流させており，手足など血流が重力に逆らう場所では，逆流を防ぐために，心臓の方向に開く静脈弁を一定の間隔で有している．しかし，静脈壁の損傷や炎症などにより弁の機能障害が生じると，血液が停滞し，静脈圧は上昇して静脈が拡張・蛇行する．この状態が持続すると，下肢静脈瘤が生じる（図3）．皮下の大伏在・小伏在静脈に多く，長時間の立ち仕事によるうっ血は，病変を進行させる．下肢の屈伸運動が予防に有用である．

【その他の静脈瘤】　肝硬変などにより門脈圧の亢進が生じると，門脈からの血液の還流は側副血行路を介して行われるようになり，その部位の静脈が拡張して静脈瘤を形成する（92ページ図2）．食道の粘膜下にある静脈が拡張する食道静脈瘤のほか，腹壁皮下の静脈が拡張する腹壁静脈瘤の怒張がある．

（矢﨑 義雄）

leukemia

白血病

●関連のある病気：
悪性リンパ腫➡142ページ
成人T細胞白血病・リンパ腫➡176ページ

1 血球の分化・成熟と白血病

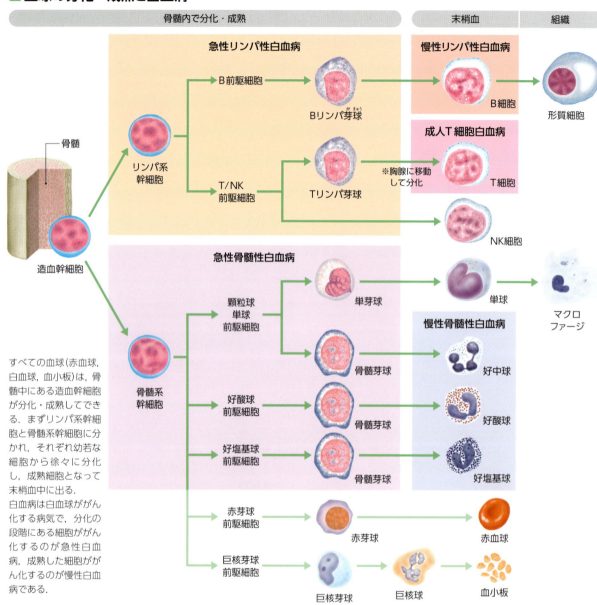

すべての血球（赤血球，白血球，血小板）は，骨髄中にある造血幹細胞が分化・成熟してできる．まずリンパ系幹細胞と骨髄系幹細胞に分かれ，それぞれ幼若な細胞から徐々に分化し，成熟細胞となって末梢血中に出る．
白血病は白血球ががん化する病気で，分化の段階にある細胞ががん化するのが急性白血病，成熟した細胞ががん化するのが慢性白血病である．

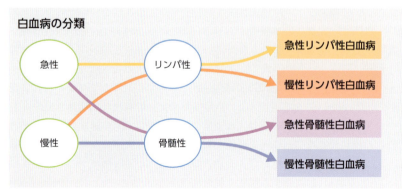

白血病は急性白血病と慢性白血病に大きく分類される．急性白血病，慢性白血病は，それぞれ腫瘍化した細胞の性質からリンパ性と骨髄性に分類されるので，合計で2×2＝4通りに分類されることになる．なお，成人T細胞白血病はこの4種類とは原因がちがっており，別にあつかわれる．

140

2 白血病の血液像

がん化した白血球（白血病細胞）には，白血病の種類により，その形態に特徴的な所見がみとめられる．
なお，4種類の白血病には，それぞれさらに細分化された分類があり，画像はそのうちの一例である．

急性リンパ性白血病

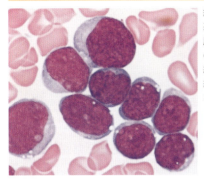

細胞質の青み（好塩基性）が強く，核/細胞質比（核と細胞質の面積比）が大きく，繊細な核網（核内の網目状の構造）の核を有する芽球が増加している．

慢性リンパ性白血病

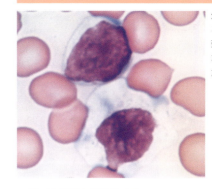

幼若な芽球と比較すると細胞質の青みは弱く，核網が粗造になった成熟リンパ球が増加している．

急性骨髄性白血病

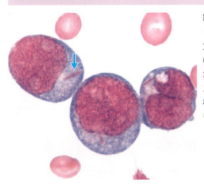

細胞質の青みが強く，核/細胞質比が大きく，繊細な核網の核を有する芽球が増加している．アウエル小体（赤紫色の棒状の封入体，←）も散見される．

慢性骨髄性白血病

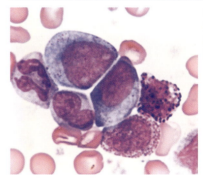

幼若な芽球から成熟した好中球まで各分化段階の骨髄球系細胞がみられる．

血液細胞の一種である白血球ががん化して増殖する病気が白血病である．日本における発生頻度は，1年に人口10万人あたり6～7人とされている．

【分類】 急性白血病と慢性白血病に大きく分類される．また，リンパ系幹細胞が腫瘍化した場合をリンパ性白血病，骨髄系幹細胞が腫瘍化した場合を骨髄性白血病という．

正常であれば，骨髄中の造血幹細胞からリンパ系幹細胞と骨髄系幹細胞に分化した血球は，その系統の中でさらに分化・成熟をとげる（図 1 ）．急性白血病は，まだあまり成熟していない段階の白血球が，ある段階でがん化して分化・成熟をやめて白血病細胞となり，異常なままでとどまることなく増殖して骨髄内を占拠し，赤血球などの生命維持に欠かせない正常な造血幹細胞の育成までもおかしてしまう病気である．一方，慢性白血病では成熟した白血球ががん化して増殖するので，急激な症状は出にくい．

【原因】 完全には解明されていないが，遺伝子レベルでの研究が進み，さまざまな遺伝子異常の蓄積によって白血病が発症することがわかっている．遺伝子異常を誘発する因子として，放射線照射，化学薬品があり，とくに白血病以外の腫瘍に対する抗がん剤使用後の二次性白血病が問題となっている．九州・沖縄に多くみられる成人T細胞白血病では，ウイルスの関与がみとめられている．

【症状と経過】 急性白血病では，発熱，貧血，出血傾向が3大徴候で，症状は急激に現れる．発熱は，正常な白血球が減少することによって免疫力が低下し，感染がおこったときに生じる．貧血や出血傾向は，赤血球や血小板が減少するためにおこる．

慢性骨髄性白血病の症状は軽く，疲れやすさや，脾腫（大きくなった脾臓）による腹部膨満感が初発症状になることもあるが，健康診断などで偶然に発見されることも多い．しかし，無治療だと数年の経過で急性白血病に進展する．慢性リンパ性白血病は日本では少ない．症状としてはリンパ節の腫れ，脾腫があげられるが，高齢者の場合，無症状のまま経過することもある．

白血病の生存率は，化学療法，分子標的治療薬，造血幹細胞移植などによって上昇し，根治に至る患者も増加している．

（神田 善伸）

malignant lymophoma

悪性リンパ腫

●関連のある病気：
白血病 ➡ 140ページ
成人T細胞白血病・リンパ腫 ➡ 176ページ

　リンパ節（図1）などのリンパ組織において，リンパ球から発生する悪性腫瘍である．日本では1年に人口10万人あたり約20人発生しており，年々増加している．

【特徴と原因】　リンパ球は白血球のひとつであり，T細胞とB細胞に大別され，免疫機能を担っている．白血球ががん化した病気という点で，悪性リンパ腫と白血病は同じ系統の病気といえる．しかし，白血病が，個々の細胞がばらばらの状態で血液の中を流れながら増殖する腫瘍であるのに対し，悪性リンパ腫は通常，リンパ組織内でかたまりを作って増殖する固形の腫瘍である．

　悪性リンパ腫も白血病と同様に遺伝子異常の蓄積により発症すると考えられている．ただし，日本南部に多い成人T細胞白血病・リンパ腫は，ヒトT細胞白血病ウイルス-1（HTLV-1）の感染がその発症につながる．

【分類】　悪性リンパ腫には100種類以上の病型があり，病理組織所見によってホジキンリンパ腫と，それ以外の非ホジキンリンパ腫に大別される（図3）．悪性リンパ腫の大半は非ホジキンリンパ腫である．

　ホジキンリンパ腫は，特異な形態のホジキン細胞あるいはリード・シュテルンベルグ細胞の存在が特徴であり，非ホジキンリンパ腫とは，①リンパ組織の壊死や線維化が多い，②隣接した部位に広がる，③予後がよいなどの点で異なる．非ホジキンリンパ腫はがん化するリンパ球によってT細胞系とB細胞系に大別され，腫瘍細胞の形態的特徴，免疫学的特質からさらに分類される．日本では，B細胞系のびまん性大細胞型B細胞リンパ腫が悪性リンパ腫の中でもっとも多い．

【発生する場所と症状】　痛みをともなわないリンパ節の腫大で発症することが多いが，あらゆる臓器に発生する可能性があり，非ホジキンリンパ腫では最初に発生する場所がリンパ節以外のこともある（図2）．症状は腫瘍の発生場所により異なり，リンパ節腫大のほか，発熱，全身倦怠感，体重減少，食欲不振などの全身症状が出たり，免疫機能の低下により感染しやすくなったりする．　　　（神田　善伸）

1 おもなリンパ節

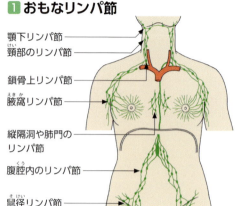

顎下リンパ節
頸部のリンパ節
鎖骨上リンパ節
腋窩リンパ節
縦隔洞や肺門のリンパ節
腹腔内のリンパ節
鼠径リンパ節

リンパ節は長径1〜1.5cm以下のソラ豆型の小器官で，全身に張りめぐらされたリンパ管の経路に存在する．リンパ球が集まっており，リンパ管を流れる異物や細菌を分解処理して生体を防御する．

2 非ホジキンリンパ腫の発生部位と症状

●脳
頭痛，
精神症状，
吐き気・嘔吐

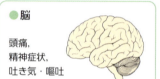

●胃
食欲不振，
体重減少，
嘔吐，
心窩部痛

●眼
かすみ目，
視力の低下，
飛蚊症

●小腸
差し込むような腹痛，
便通異常，
腸閉塞

●扁桃
扁桃腫大，
咽頭痛，
嚥下障害，
鼻づまり

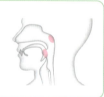

●骨髄
貧血

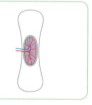

●肺
呼吸困難，
咳，
肺炎

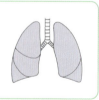

●皮膚
湿疹様の皮膚炎，
皮膚の萎縮，
紅皮症

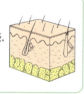

●脾臓
腹痛，
背部痛

ホジキンリンパ腫では，頸部・鎖骨上リンパ節腫脹で発症することがもっとも多いのに対し，非ホジキンリンパ腫ではリンパ節以外の病変（節外性病変）がみられることも多く，症状もさまざまである．また，病変は隣接した部位に進展するとは限らない．

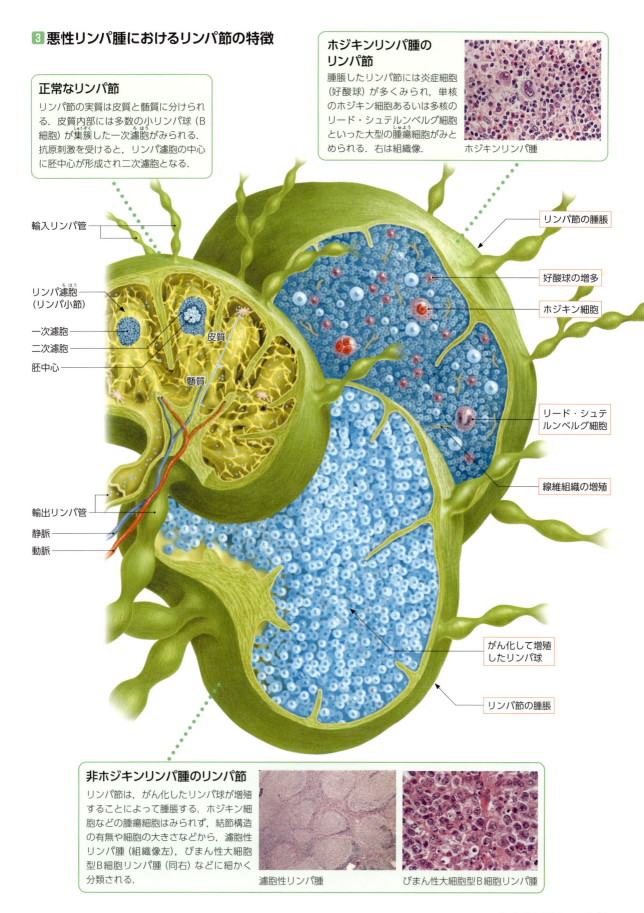

HIV感染症

human immunodeficiency virus infection

●関連のある病気：
口腔カンジダ症 ➡ 40ページ　悪性リンパ腫 ➡ 142ページ

1 HIVの感染・複製と日和見病原体の増殖

HIVの感染には，CD4細胞やマクロファージ系の細胞の表面にあるCD4分子（受容体）以外に，補助受容体（コレセプター）が必要である．主要なコレセプターは，CD4細胞ではCCR5分子とCXCR4分子，マクロファージ系の細胞ではCCR5分子である．HIVの種類によってどちらのコレセプターを使うかは決まっており，CCR5指向性HIV，CXCR4指向性HIV，両方を使用する二重指向性HIVがある．

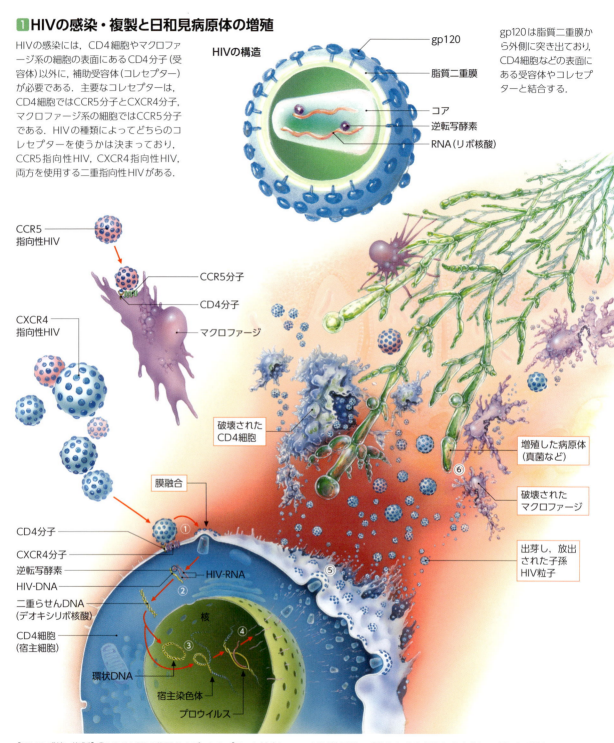

【HIVの感染・複製】①HIVはCD4分子およびコレセプターと結合し，膜融合して宿主細胞内に侵入する（感染）．②逆転写酵素のはたらきにより，HIV-RNAがHIV-DNAに逆転写される．③HIV-DNAは核内に輸送されると宿主細胞のDNAに組み込まれ，プロウイルスとなる．組み込まれないものの一部は環状DNAとなる．④プロウイルスは宿主細胞の転写装置を使って子孫HIV粒子を形成する（複製）．⑤子孫HIV粒子は，感染した宿主細胞から出芽し，新たな感染源となる．
【日和見病原体の増殖】⑥健常時はいつのまにか感染したウイルスや真菌などの日和見病原体を，免疫力などによって排除したり一部の細胞の中に封じ込めたりしているが，HIVに感染したCD4細胞やマクロファージには破壊や機能不全がおこるため，免疫力が低下し，病原体の活動が活性化し増殖する．

144

2 感染後の経過と症状

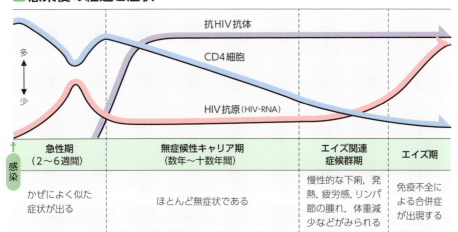

HIVに感染すると，急性期にかぜのような症状が出たあと無症候性キャリア期となるが，この間にも，免疫を担うCD4細胞は減少し続ける．その後，エイズ関連症候群期を経て日和見感染症やカポジ肉腫などの指標疾患がみとめられると，エイズ発症に至る．

3 HIV感染にともなう合併症

HIV感染症ではCD4細胞が減少するため，生体防御機能が全体的に低下する．放置すると，ニューモシスチス肺炎やカンジダ症などの真菌症，サイトメガロウイルス感染症などを発症しやすくなる．たとえば，カンジダは口腔粘膜や皮膚に存在するが，免疫不全状態では増殖して粘膜をおかし，口腔，食道，肺などのカンジダ症をひきおこす．

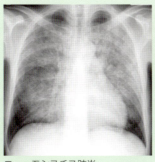
ニューモシスチス肺炎

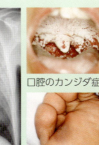
口腔のカンジダ症

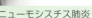
足のカポジ肉腫

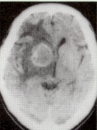
脳の悪性リンパ腫

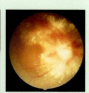
サイトメガロウイルス網膜炎

　ヒト免疫不全ウイルス(HIV)に感染した状態をHIV感染症とよぶ．その結果，免疫を担う血液細胞の中心であるCD4陽性T細胞(ヘルパーT細胞，以下CD4細胞)が減少して免疫不全が進行し，種々の日和見感染症や悪性腫瘍が生じた状態をエイズ(AIDS：acquired immunodeficiency syndrome，後天性免疫不全症候群)という．

【感染経路】　おもに，①血液・体液を介する感染，②母子感染，③性行為を介する感染の3ルートである．体内に侵入したHIVは主としてCD4細胞とマクロファージに感染し増殖する(図1)．

【経過と症状】　感染後，かぜのような症状が出る数週間の急性期を経て，症状のない無症候性キャリア期に移行する(図2)．無治療の場合，感染からエイズ発症までは平均して約10年である．その間，血液中のHIV量は比較的低いレベルにおちついているが，リンパ節などのリンパ組織では毎日10億〜100億個ものHIVが複製されている．この複製の量が血漿中のHIV-RNA量に反映されており，その量が多いほどCD4細胞の減少がはやく，予後も不良である．健常時はCD4細胞の量が1000/μL前後であるが，200〜300/μL以下に減少すると，免疫力が低下し，健康状態であれば抑えることのできる細菌やウイルスなどによる日和見感染症，たとえば帯状疱疹や口腔カンジダ症を合併する(図3)．さらに減少すると，ニューモシスチス肺炎，カポジ肉腫，サイトメガロウイルス感染症，脳の悪性リンパ腫など，エイズの指標となる疾患を発症する．

【診断と治療】　HIV感染症の診断には，抗HIV抗体検査とHIV-RNA測定が重要である．感染後数週間はまだ抗体が作られておらず，抗体検査では診断できないが，HIV-RNAはこれよりはやく出現する．

　HIVの増殖を放置しておくと薬剤に耐性をもつ変異がおこり，また複製力や病原性の増大したウイルスも生じる．したがって，なるべくはやい時期から治療を開始してHIVの複製を抑えることがたいへん重要である．近年，抗HIV薬が急速に進歩し，3剤の併用でHIVの複製が強力に抑えられるようになった．無症候性キャリア期に治療を開始すればエイズを発症することなく，生存期間も非感染者とほぼ同じとなり，他者への伝播も大幅に減少する．

（木村　哲）

eczema, dermatitis

湿疹・皮膚炎

●関連のある病気：
アレルギー ➡ 170

1 皮膚の組織構造

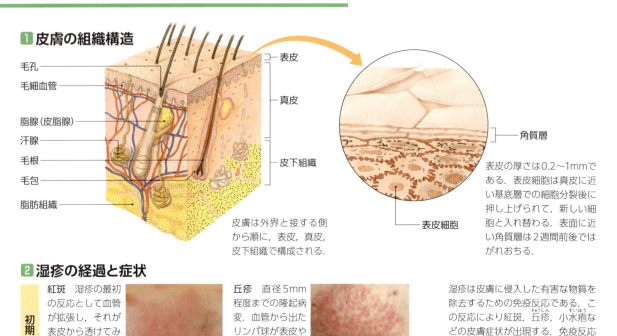

皮膚は外界と接する側から順に，表皮，真皮，皮下組織で構成される．

表皮の厚さは0.2〜1mmである．表皮細胞は真皮に近い基底層での細胞分裂後に押し上げられて，新しい細胞と入れ替わる．表面に近い角質層は2週間前後ではがれおちる．

2 湿疹の経過と症状

初期

紅斑　湿疹の最初の反応として血管が拡張し，それが表皮から透けてみえるため，皮膚は赤みを帯びる．

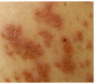

丘疹　直径5mm程度までの隆起病変．血管から出たリンパ球が表皮や真皮に入り込んで皮膚が盛り上がる．

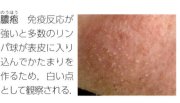

湿疹は皮膚に侵入した有害な物質を除去するための免疫反応である．この反応により紅斑，丘疹，小水疱などの皮膚症状が出現する．免疫反応が終息すると，病変部は痂皮や鱗屑を形成して治癒する．

強い免疫反応

小水疱　免疫反応により表皮細胞の間に隙間が生じ，組織液が貯留するため，水がたまったようにみえる．

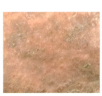

膿疱　免疫反応が強いと多数のリンパ球が表皮に入り込んでかたまりを作るため，白い点として観察される．

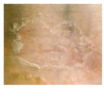

びらん　強い炎症により，表皮が破壊されて細胞が欠損すると，びらんとなる．

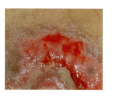

慢性化

免疫反応の終息

痂皮（かさぶた）　免疫反応によって血管から滲み出たタンパク質や赤血球が表皮内で固まって出現する．

鱗屑　角質層は，徐々に薄くはがれ落ちる一方，湿疹の病変で厚くなるため，鱗屑が形成される．

苔癬化　炎症の慢性化で表皮細胞が増殖して表皮の厚みが増し，隆起部分と溝の部分が明瞭となる．

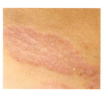

治癒　　　　治癒

　湿疹は皮膚炎ともよばれ，外界から侵入した有害な物質を除去する免疫反応により生じる皮膚病変である．
【皮膚の免疫反応】　皮膚には抗原提示細胞という免疫細胞（免疫を担う細胞）が存在する．この細胞は有害な外来物質を取り込み，リンパ節へ移動してリンパ球（白血球の一種）にその情報を伝達する．これにより，リンパ球だけでなくさまざまな免疫細胞に有害物質の情報が記憶され，同じ物質が再度，皮膚に付着すると，免疫細胞が動員されて免疫反応がおこる．
【経過と症状】　湿疹の症状は多様である（図2）．免疫細胞の多くは血管内に存在するので，多数の免疫細胞を皮膚へよぶためには血管を拡張させる必要があり，その結果，皮膚が紅色となる（紅斑）．紅斑は平坦なことが多いが，少し隆起することもある．皮膚にたどり着いた免疫細胞は有害物質を感知して免疫反応をひきおこし，そのうち一部のリンパ球は表皮内に入り込んで，皮膚は隆起し丘疹となる．免疫反応が強いと，表皮細胞同士の結合がゆるくなり，小さな水ぶくれ（小水疱）が出現する．さらに表皮内に多くのリンパ球が入り込むと，かたまりを形成する（膿疱）．炎症が強いと多

3 さまざまな湿疹

1. アレルギー性接触皮膚炎

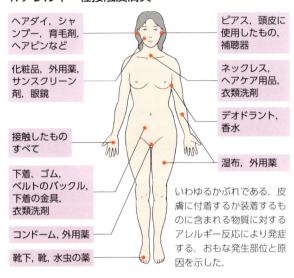

- ヘアダイ，シャンプー，育毛剤，ヘアピンなど
- 化粧品，外用薬，サンスクリーン剤，眼鏡
- 接触したものすべて
- 下着，ゴム，ベルトのバックル，下着の金具，衣類洗剤
- コンドーム，外用薬
- 靴下，靴，水虫の薬
- ピアス，頭皮に使用したもの，補聴器
- ネックレス，ヘアケア用品，衣類洗剤
- デオドラント，香水
- 湿布，外用薬

いわゆるかぶれである．皮膚に付着するか装着するものに含まれる物質に対するアレルギー反応により発症する．おもな発生部位と原因を示した．

2. アトピー性皮膚炎

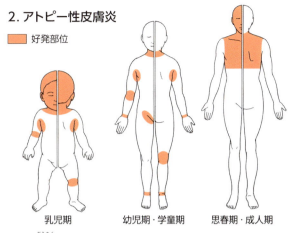

■ 好発部位

乳児期　　幼児期・学童期　　思春期・成人期

寛解と増悪を繰り返す湿疹を主病変とする．患者はアレルギーをおこしやすい素因をもつ．皮膚のバリア機能の低下も原因のひとつであり，バリア機能が脆弱になると，さまざまな物質が皮膚に入り込み，免疫反応がひきおこされる．年齢により好発部位は変化する．

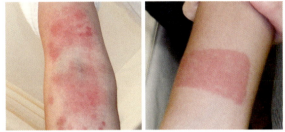

左・ジフェニルシクロプロペノンという化学物質（薬剤）が付着して発症．前腕の付着した場所に紅斑と丘疹が出現している．右・湿布が原因で，貼付した湿布の形に一致して前腕に紅斑がみとめられる．

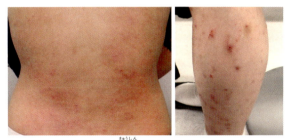

左・背部から腰部に紅斑と丘疹がみとめられる．慢性化により，一部で苔癬化もみられる．右・下肢に丘疹と紅斑が出現している．アトピー性皮膚炎はかゆみが強いので，掻きこわして出血し，痂皮が付着している．

3. 脂漏性皮膚炎

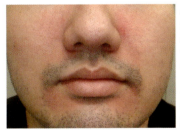

皮脂の分泌が多い部分に出現する湿疹である．皮膚に棲みついているマラセチアというカビが皮脂を分解し，皮膚に炎症をひきおこす脂肪酸を産生するのが原因である．慢性的に寛解と増悪を繰り返す．

4. 皮脂欠乏性皮膚炎

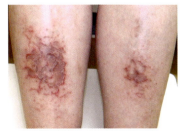

皮膚の表面を覆う細胞間脂質やセラミドの合成，皮脂の分泌が低下して発症する湿疹である．これらが低下しやすい高齢者に多くみられる．湿度が下がる冬季に増悪することが多い．

くの表皮細胞が傷害され，表皮の一部が欠損する（びらん）．また，免疫反応により表皮内に滲み出た体液は，湿疹が消退すると乾燥し（痂皮），厚くなった角質層が皮膚表面に付着した状態になる（鱗屑）．慢性的に湿疹が続くと，表皮は厚くなる（苔癬化）．免疫反応は神経を刺激し，瘙痒（かゆみ）をひきおこす．かゆみは不快な感覚であるが，皮膚をこすることになるので，付着した有害物質を取り除くためには有用である．

【さまざまな湿疹】　湿疹は，原因も病態もさまざまである（図3）．アレルギー性接触皮膚炎は皮膚に付着した有害物質に対するアレルギー反応が関与しておこる．アトピー性皮膚炎は生まれつき皮膚のバリア機能が脆弱なため，さまざまな有害物質が皮膚に入り込み，繰り返し免疫反応がおきた状態である．ほかに，皮脂によって炎症が惹起された脂漏性皮膚炎や，乾燥してかゆみのおこりやすくなった皮膚を掻きこわして発症する皮脂欠乏性皮膚炎などがある．

【治療】　湿疹の症状を緩和させるためには，免疫反応を抑制するステロイドの投与が有用である．皮膚にステロイドの軟膏を塗布することが多い．　（原田 和俊）

urticaria

蕁麻疹

● 関連のある病気：
アレルギー ➡ 170ページ

1 蕁麻疹の病態

1. 正常な皮膚

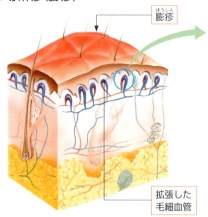

皮膚は，表皮，真皮，皮下組織から構成される．表皮細胞のほとんどは角化細胞であり，強く結合して外界と体内との壁を形成している．真皮にはコラーゲンが含まれ，血管や神経が分布する．皮下組織は脂肪組織に富む．

2. 蕁麻疹（膨疹）

さまざまな刺激により毛細血管が拡張すると，血液中の血漿成分が血管外に漏出する．血管の拡張により皮膚は発赤し，血管から漏れ出た血漿成分は真皮内にたまるため，皮膚は隆起する．この状態を膨疹とよぶ．膨疹は一過性の皮膚病変であり，数十分から24時間以内に消失し，もとの健康な皮膚にもどる．

蕁麻疹の発症に重要な物質はヒスタミンである．ヒスタミンは肥満細胞内の顆粒に蓄えられており，種々の刺激によって細胞外へ放出されると毛細血管壁に作用し，血管の拡張や血管壁の透過性上昇をひきおこして血漿成分を漏出させる．また，真皮に分布する知覚神経を刺激し，かゆみをひきおこす．

3. 膨疹とかゆみがおこるしくみ

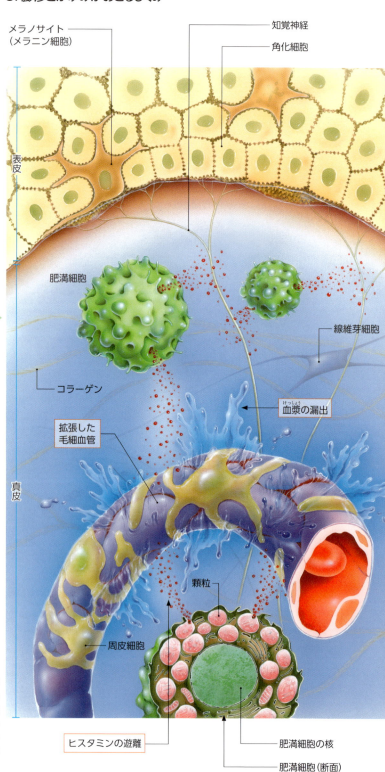

148

2 蕁麻疹の種類

特発性蕁麻疹	原因や誘因が不明な蕁麻疹で,もっとも頻度が高い.膨疹は毎日出現し,感染症や疲労,ストレスなどで症状が悪化する. **急性蕁麻疹**:発症してから6週間以内のもの.適切な治療を行うと1ヵ月程度で治癒する. **慢性蕁麻疹**:6週間を超えて膨疹の出没を繰り返すもの.罹患期間が長期にわたり,数年間におよぶこともある.
刺激誘発型蕁麻疹	**アレルギー性蕁麻疹**: 食物,薬剤,植物などの曝露に対するアレルギー反応により発症する.発症にはIgE(特定の物質に対してアレルギーをひきおこす抗体)が関与する.血液検査や皮膚テストにより原因を特定できる.
	非アレルギー性蕁麻疹: 原因物質の曝露によって発症するが,アレルギー性蕁麻疹とはちがい,物質そのものの作用により発症する.鎮痛薬の内服やサバの摂取などが原因となる.
	物理性蕁麻疹: 皮膚表面のこすれなど機械的な刺激,寒冷刺激,日光照射などの物理的な刺激で発症する.
	コリン性蕁麻疹: 入浴,運動,精神的な緊張などで,発汗を促す刺激が加わり発症する.皮膚症状とともにピリピリした痛みが出現することがある.
	接触蕁麻疹: 皮膚が特定の物質と接触し,接触部位のみに症状が出現する.アレルギー反応によって発症する場合と,物質そのものの刺激で発症する場合がある.
血管性浮腫	皮膚,粘膜の限局した範囲に出現する浮腫である.口唇や眼瞼に好発する.かゆみはなく,数日間続くこともある.

3 蕁麻疹の皮膚症状

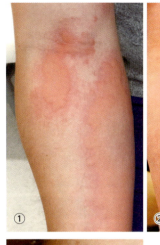
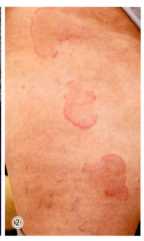
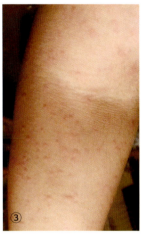

①急性蕁麻疹.右腕に皮膚の発赤と隆起(膨疹)がみとめられる.強いかゆみがある.
②慢性蕁麻疹.右大腿部に皮膚の発赤と膨疹がみとめられる.膨疹は中心部が改善して平坦化しているが辺縁は発赤が強く,隆起している.
③コリン性蕁麻疹.右肘に小さい膨疹が多発している.かゆみは強くなく,ピリピリした痛みがある.

蕁麻疹は,皮膚が一過性かつ限局性に発赤,腫脹し,瘙痒(かゆみ)をともなう状態である.同様の腫脹は,口腔や咽頭などの粘膜にも生じる.

【原因とおこり方】 大半の蕁麻疹は明らかな原因を見いだすことができず,特発性蕁麻疹とよばれる(図2).皮膚のこすれや寒冷刺激,日光照射などの物理的刺激,発汗,薬剤や食物など原因や誘因のはっきりした蕁麻疹(刺激誘発型蕁麻疹)はまれである.特発性蕁麻疹,刺激誘発型蕁麻疹とも,ヒスタミンが肥満細胞から放出されることが発症の発端である(図1-3).ヒスタミンは,血管の拡張や,血管壁からの血漿成分の漏出をひきおこすとともに,真皮に分布する知覚神経を刺激し,かゆみを誘発する.蕁麻疹の特殊型のひとつである血管性浮腫は,蕁麻疹と同様のメカニズムで発症するが,蕁麻疹にくらべ,やや深い場所にある血管がヒスタミンに反応する.

【症状と経過】 皮膚の血管拡張と血漿成分の漏出による浮腫(むくみ)およびかゆみを特徴とする発疹を膨疹(図1-2)といい,蕁麻疹に特徴的な症状である.ひとつひとつの膨疹は,数十分から24時間以内に消失する.膨疹が多発したり,ひとつの膨疹が消失しないうちに周囲に新たな膨疹が出現したりすると,形が変わったようにみえることもある.蕁麻疹の中でもっとも頻度が高い,原因不明の特発性蕁麻疹は1ヵ月以内に治癒することが多いが,数年間にわたって出没を繰り返すこともある.また,膨疹以外に,腹痛,気道閉塞感などが出現する場合もある.

【診断】 蕁麻疹は皮膚の症状(皮疹,図3)とその経過から診断されるため,診断に際して検査は不要である.問診や経過から,発症にアレルギーの関与が疑われる場合は,原因を特定するため,特異的IgE検査(血液検査)や皮膚テストなどが行われる.

【治療】 発症に重要な物質であるヒスタミンのはたらきを抑える抗ヒスタミン薬が投与される.特発性蕁麻疹も,継続的に抗ヒスタミン薬を内服すれば皮膚症状の改善が期待できることがわかっている.刺激誘発型蕁麻疹では,その原因や誘因を回避することで発症を予防できるが,症例数は少ない. (原田 和俊)

herpes simplex, herpes zoster

単純ヘルペス，帯状疱疹

●関連のある病気：
口内炎 ➡ 40ページ

1 単純ヘルペスの特徴と症状

1. 発現経路

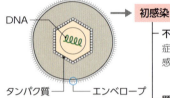

DNA
タンパク質
エンベロープ

単純ヘルペスウイルスは2本の鎖が結合したDNAをもつウイルスで，DNAとこれを包むタンパク質から構成され，エンベロープという膜に包まれている．1型と2型があり，1型は主として口唇のまわりに，2型は主として陰部に病変を作る．

初感染
- 不顕性感染：症状は出現しない．初感染の大部分を占める．
- 顕性感染：免疫の状態，侵入したウイルス量などにより，ときに顕性感染となる．初感染時はウイルスに対する免疫が成立していないので，皮膚症状は重症となる．

潜伏感染
発症すると，免疫によりウイルスは病変部から排除される．しかし，脊髄後根神経節や三叉神経節にある神経細胞に入り込み，DNAのみの形で存在し続ける．

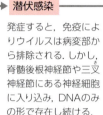
三叉神経節

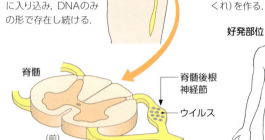
脊髄　脊髄後根神経節　ウイルス
（前）

再発
感冒の罹患，疲労，紫外線照射などで免疫力が低下すると，神経細胞に潜んでいたウイルスが増殖し，口唇のまわり（1型）や陰部（2型）に水疱（水ぶくれ）を作る．

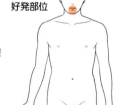
好発部位

2. おもな症状

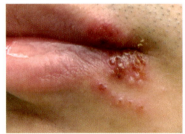

1型 口唇にヒリヒリ感を自覚したあと，小さい水疱やただれ（びらん）が出現する．その後，痂皮（かさぶた）が付着し，消失する．

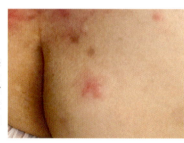

2型 殿部に小さい水疱やただれが出現している．外陰部にみられることも多い．再発時は症状が軽く，明らかな皮膚症状が出ないこともある．

単純ヘルペス（単純疱疹）と帯状疱疹はヘルペスウイルスによる感染症である．単純ヘルペスは単純ヘルペスウイルス，帯状疱疹は水痘・帯状疱疹ウイルスによってひきおこされる．どちらもヘルペスウイルスに分類されるが，異なる病原体である．単純ヘルペスウイルスの初感染時は不顕性感染のことが多いが，水痘・帯状疱疹ウイルスの初感染は水痘として発症する．

●**単純ヘルペス**
【症状と特徴】　口唇のまわりや陰部に小さい水疱（水ぶくれ）が現れる（図1）．発症の重要な誘因は，感冒に罹患したり，紫外線を長時間浴びたり，過度のストレスに晒されたりして生じる免疫力の低下である．その結果，神経細胞に潜んでいた単純ヘルペスウイルスが増殖し，神経を伝わり皮膚に到達し，病変が出現する．
【治療と経過】　治療としては，抗ウイルス薬を内服する．単純ヘルペスは再発が多い疾患であり，多い人では2ヵ月に1回程度，症状が出現する．近年，あらかじめ抗ウイルス薬を処方し，発症と同時に患者の判断で内服を開始できる治療法が行えるようになった．

●**帯状疱疹**
【症状と特徴】　強い痛みをともなって水疱が出現する．水疱はからだや顔面などの左右のどちらか一方に分布する（図2）．水痘の治癒後，水痘・帯状疱疹ウイルスは神経細胞に潜んでおり，免疫力が低下すると増殖し，病変を形成する．発症には年齢の関与が大きく，50歳を超えると発症率が上昇する．
【治療】　抗ウイルス薬を内服するが，皮疹が広範囲で重症の場合や高齢者で顔面に水疱が出現した場合には，入院して抗ウイルス薬の点滴を行う．帯状疱疹は単純ヘルペスにくらべ，繰り返し罹患することは少ない．
【帯状疱疹後神経痛】　帯状疱疹の問題点は，水疱の消失後に強い痛みが残ることである（帯状疱疹後神経痛，図2-4）．高齢者や治療が遅れた場合に発症しやすい．痛みは数日から数週間で改善する場合が多いが，数ヵ月から年単位で継続することもある．痛みに対しては，神経の興奮を抑える薬剤を内服する．　（原田　和俊）

2 帯状疱疹の特徴と症状

1. 発現経路

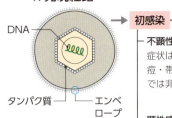

水痘・帯状疱疹ウイルスはDNAとこれを包むタンパク質から構成され，エンベロープに包まれている．単純ヘルペスウイルスと構造や性質は似ているが，異なる病原体である．

初感染

不顕性感染
症状は出現しない．水痘・帯状疱疹ウイルスでは非常に少ない．

顕性感染
ウイルスは空気感染（飛沫核感染）により気道粘膜から体内に入り込んで増殖し，血液を介して全身に広がる．皮膚では紅斑や水疱，膿疱を形成し，痂皮となって治癒する．この状態が水痘である．

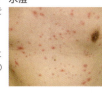
水痘

潜伏感染
水痘は，痂皮化すると感染性は消失する．その後，ウイルスは単純ヘルペスと同様に脊髄後根神経節や三叉神経節にある神経細胞に入り込み，DNAのみの形で存在し続ける．

三叉神経節

脊髄　脊髄後根神経節
（前）　ウイルス

再発（帯状疱疹）
加齢や悪性腫瘍の罹患，過度の疲労などで免疫力が低下すると，神経細胞に潜んでいたウイルスが増殖し，皮膚に到達して，紅斑や丘疹，水疱が片側性に出現する．

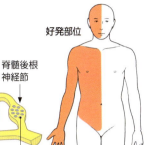
好発部位

2. 帯状疱疹の病態

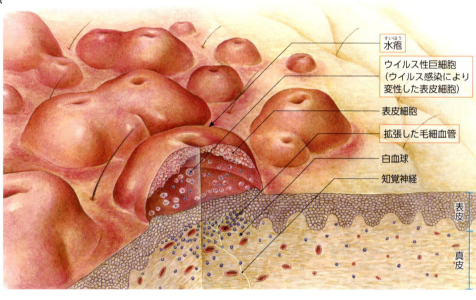

水痘・帯状疱疹ウイルスが皮膚に到達すると，真皮の毛細血管の拡張をひきおこし，表皮細胞に感染する．
ウイルスは表皮細胞内で増殖し，細胞を破壊しながら周辺の細胞へ感染を拡大させる．表皮細胞同士は強く結合しているが，ウイルス感染により破壊されると細胞の間の結合が外れるため，水疱が形成される．

水疱
ウイルス性巨細胞（ウイルス感染により変性した表皮細胞）
表皮細胞
拡張した毛細血管
白血球
知覚神経
表皮
真皮

3. おもな症状

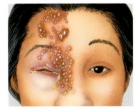
右三叉神経第1枝に沿って出現した帯状疱疹．神経が分布する右の額，眼瞼から鼻背にかけて水疱が分布している．

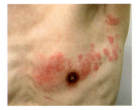
左肋間神経の領域に出現した帯状疱疹．肋間神経に沿って，水疱がみとめられる．

4. 経過

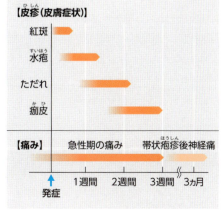

【皮疹（皮膚症状）】
紅斑
水疱
ただれ
痂皮
【痛み】急性期の痛み　帯状疱疹後神経痛
発症　1週間　2週間　3週間　3カ月

帯状疱疹は紅斑からはじまり，しだいに水疱を形成する．一部の水疱は破れてただれとなり，これらの病変には痂皮が付着するようになる．傷が深いと瘢痕を形成する．皮疹が消失しても痛みが続くことがあり，帯状疱疹後神経痛とよばれる．

公益財団法人長寿科学振興財団，健康長寿ネット，「帯状疱疹の診断」より一部改変

alopecia

脱毛症

●関連のある病気：
自己免疫疾患➡171ページ

1 毛組織の構造

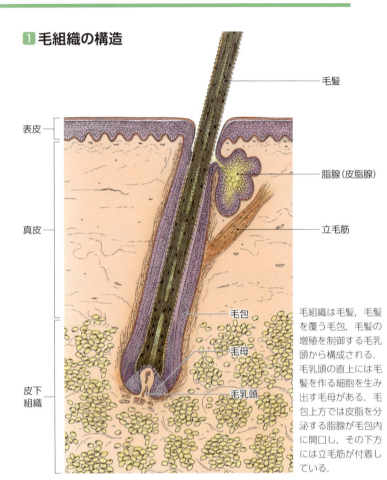

毛組織は毛髪，毛髪を覆う毛包，毛髪の増殖を制御する毛乳頭から構成される．毛乳頭の直上には毛髪を作る細胞を生み出す毛母がある．毛包上方では皮脂を分泌する脂腺が毛包内に開口し，その下方には立毛筋が付着している．

2 男性型・女性型脱毛症の病態

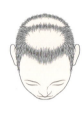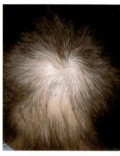

男性に発症する場合は，前頭部や頭頂部の毛髪が軟毛化して細く短くなる．発症には男性ホルモンが関与する．

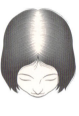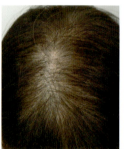

女性に発症する場合は，頭頂部や側頭部の毛髪のボリュームが低下する．発症に性ホルモンの異常が関係しない症例が多い．最近は，男性との症状の違いから女性型脱毛症という病名が用いられるようになっている．

3 男性型脱毛症のしくみ

病態の基盤は毛周期を繰り返す過程における成長期の短縮で，男性ホルモンのテストステロンが関与する．テストステロンが毛乳頭の細胞に存在するⅡ型5α還元酵素によってジヒドロテストステロンへ変換され，毛乳頭の細胞に作用すると，毛母細胞の分裂が抑制されて毛包の成長が抑えられる．その結果，成長期が短縮し，毛髪は細く短くなる（軟毛化）．

1. 毛周期

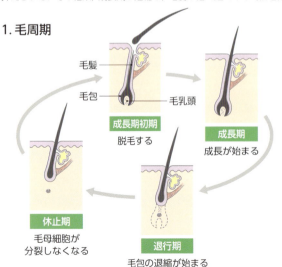

2. 男性ホルモンによる軟毛化

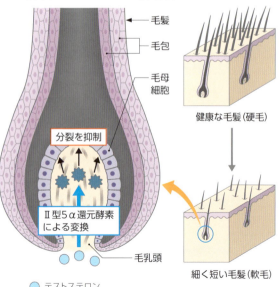

4 円形脱毛症

1. 特徴と経過

円形脱毛症では，毛包のまわりを多数のリンパ球という免疫細胞が取り囲むようになる．リンパ球は通常，ウイルスやがん細胞を除去するが，円形脱毛症の場合，毛髪を形成する下部毛包を破壊する．リンパ球によってダメージを受けた毛包からできた毛髪は脆弱で，太さも一定ではない．このため，途中で毛髪がちぎれることもある．

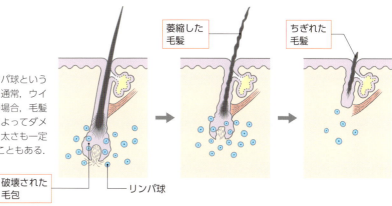

2. おもなタイプ

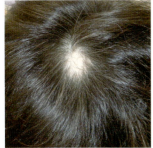
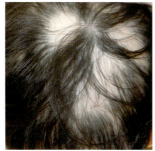
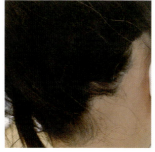
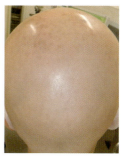

単発型 頭頂部に直径3cm程度の脱毛斑がみとめられる．

多発型 広範囲にわたり脱毛斑が多発し，一部は融合している．

蛇行型 右の耳介後部から後頭部の生え際が後退している．

全頭型 頭部の毛髪はすべて消失し，確認できない．

3. ダーモスコピー像

病変部に明るい光を当て，病変を拡大して観察する検査がダーモスコピーである．特徴的な毛髪が見いだされ，円形脱毛症の診断に有用である．

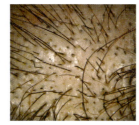
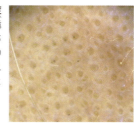

急性期の円形脱毛症 免疫系に攻撃され脆弱となった毛髪はちぎれやすい．多数のちぎれた毛髪，折れ曲がった毛髪がみとめられる．

慢性期の円形脱毛症 毛髪は確認できず，毛穴を示す黄色の点がみとめられる．長期間経過しても毛穴は消失しない．

脱毛症は，毛髪が抜けて数が少なくなる状態や，毛髪は抜けないが大半が細く短くなる状態をいう．おもな疾患は男性型・女性型脱毛症や円形脱毛症である．

●男性型脱毛症，女性型脱毛症

【特徴と症状】 毛髪のボリュームが低下する脱毛症であり，毛周期において成長期が短縮するのが特徴である（図3-1）．男性型と女性型では症状が異なり，男性型では前頭部や頭頂部，女性型では頭頂部や側頭部の毛髪のボリュームが低下する（図2）．

【発症のしくみ】 男性型では，毛髪の成長を調整している毛乳頭の細胞で，酵素により男性ホルモンのテストステロンが強い作用のジヒドロテストステロンへ変換され，毛包の成長を抑制するため成長期が短縮する（図3）．女性型でも成長期は短縮するが，メカニズムは不明な点が多く，性ホルモンの関与もはっきりしない．

【治療】 男性型では，ジヒドロテストステロンへ変換する酵素の機能を抑制するフィナステリドやデュタステリドを内服する．毛髪の成長を促進するミノキシジルの外用は，男性型にも女性型にも有効である．

●円形脱毛症

【特徴と原因】 毛髪のもとになる毛母細胞や，毛髪を包み込む毛包の下部が免疫系により破壊される自己免疫疾患である（図4-1）．心理的なストレスが発症の契機とされているが，関与がはっきりしないことも多い．

【症状と経過】 毛髪の形成に異常をきたすためちぎれやすく，容易に脱落する脆弱な毛髪となる．毛髪が脱落すると，脱毛斑が出現する．脱毛斑は単発のこともあるが，多発する症例もある（図4-2）．長期間にわたり寛解と増悪を繰り返すが，数週間で急速に進行し，頭部の毛髪がすべて消失することもある．重症例では眉毛，睫毛，体毛なども脱毛する．幼少期から高齢期まで幅広い年齢層に発症し，学童期や青年期では，脱毛による患者の心理的なダメージが大きい．

【治療】 免疫系を抑制するステロイドが投与される．通常は外用もしくは注射を行うが，急速に脱毛が悪化している場合には，点滴することもある．（原田 和俊）

diabetes mellitus

糖尿病

● 関連のある病気：
脳梗塞➡12ページ　糖尿病網膜症➡29ページ　歯周病➡39ページ
心筋梗塞➡48ページ　糸球体腎炎➡98ページ
動脈硬化➡136ページ　脂質異常症➡158ページ

1 膵臓のインスリン分泌部位

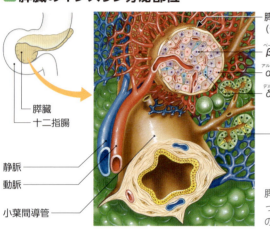

内分泌細胞とホルモン

	分泌するホルモン	ホルモンのはたらき
β細胞	インスリン	ブドウ糖の細胞内への取り込みと利用
α細胞	グルカゴン	グリコーゲンの分解，糖新生
δ細胞	ソマトスタチン	インスリンやグルカゴンの分泌抑制

膵臓は，消化酵素を含んだ膵液を十二指腸に分泌する外分泌細胞が多く集まった臓器である．血液中にインスリンなどのホルモンを分泌する内分泌細胞のかたまりも島状に点在し，膵島（ランゲルハンス島）とよばれる．

2 インスリンのはたらき

1. インスリンの作用部位

膵臓から分泌されたインスリンは，門脈から肝臓に流入後，心臓に入って全身の細胞にいきわたる．インスリンのおもな作用部位は肝臓，筋肉，脂肪組織であり，食後に血糖値が上昇してインスリンが分泌されると，細胞内にブドウ糖（糖）が取り込まれ，貯蔵あるいは消費される．

肝臓における作用
- ブドウ糖をグリコーゲンに変えて蓄える
- グリコーゲンがブドウ糖に分解されるのを抑える，など

筋肉における作用
- 筋肉細胞へのブドウ糖の取り込みを促進
- 筋肉細胞へのアミノ酸の取り込みを促進，など

脂肪組織における作用
- 脂肪細胞へのブドウ糖の取り込みを促進
- 脂質（中性脂肪）の合成の促進，など

2. 高血糖になるしくみ

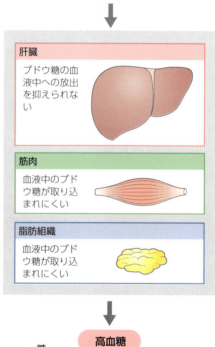

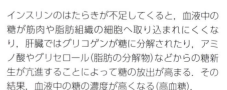

インスリンのはたらきが不足してくると，血液中の糖が筋肉や脂肪組織の細胞へ取り込まれにくくなり，肝臓ではグリコーゲンが糖に分解されたり，アミノ酸やグリセロール（脂肪の分解物）などからの糖新生が亢進することによって糖の放出が高まる．その結果，血液中の糖の濃度が高くなる（高血糖）．

154

3 1型糖尿病と2型糖尿病

	1型糖尿病	2型糖尿病
遺伝素因	あり	強い
原因	ウイルス感染，自己免疫の関与が疑われる	はっきりとしたものはなく，生活習慣の影響が強い
好発年齢	・小児〜思春期 ・中高年もまれではない	・中高年 ・小児も増えている
肥満	少ない	多い
発症・経過	急激	ゆるやか
インスリンの分泌	いちじるしく低下	一定量は維持
インスリンの抵抗性（はたらきにくさ）	なし	・あり ・インスリン作用不足の原因となり，肥満や運動不足で悪化
治療	・インスリン投与が不可欠 ・経口薬が必要な場合もある	・基本は食事療法と運動療法 ・経口薬やインスリン投与が必要な場合もある

4 2型糖尿病の特徴

1. インスリン分泌障害

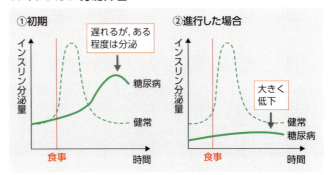

①2型糖尿病の初期には，インスリン分泌反応は健常（------）よりは遅れるものの，ある程度は分泌される．②病気が進行すると，分泌反応は明らかに低下する．①の場合，高血糖は食後だけにとどまるが，②になると，空腹時や食前の血糖値も高くなってくる．

2. インスリン抵抗性

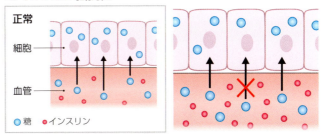

2型糖尿病では体質的にインスリンが働きにくく（インスリン抵抗性），細胞が糖を取り込むには通常より多くのインスリンを必要とする．肥満や運動不足によってインスリン抵抗性が高まると，膵臓への負担が大きくなるため，膵臓は多くのインスリンを出し続けられなくなる．

飢餓状態を乗り越えてきた進化の過程で，からだには，重要なエネルギー源であるブドウ糖（糖）の血中濃度（血糖値）が下がらないようにするしくみが備わっており，そのはたらきを担うのが，アドレナリン，グルカゴン，コルチゾール，成長ホルモンといったホルモンである．反対に血糖値を下げるホルモンがインスリンであり，インスリンの作用不足によって血糖値が慢性的に高くなる状態が糖尿病である．

【インスリンと高血糖】 食物の糖質は腸管でブドウ糖（グルコース）にまで分解される．エネルギー源として利用するには膵島で作られるインスリン（図1）が必要で，血糖値が上昇するとインスリンが分泌され，肝臓，筋肉，脂肪組織などで細胞内へブドウ糖が取り込まれる（図2）．インスリンの分泌反応や細胞でのはたらきが不十分であれば血糖値は上昇し，空腹時126mg/dL以上，食後200mg/dL以上の高血糖が慢性的に続くと糖尿病と診断される．自覚症状がなくても，全身の血管に異常がおこり，糖尿病網膜症，糖尿病性腎症，糖尿病性神経障害などに至ることがある（157㌻図7）．

【1型糖尿病の特徴と原因】 糖尿病は，成因から大きく1型糖尿病と2型糖尿病に分けられる（図3）．わが国の糖尿病患者の大多数は2型糖尿病である．

1型糖尿病は，膵島のβ細胞が破壊されてインスリン分泌が低下するものである．原因は明らかではないが，ウイルス感染や自己免疫の関与が疑われている．発症に生活習慣の関与は大きくないと考えられる．

【2型糖尿病の特徴と原因】 2型糖尿病では，体質的に食後のインスリン分泌が遅れる傾向があり（図4-1），食後の血糖値上昇が健常人より大きくなりやすい．また，分泌されたインスリンに対する全身の細胞の反応性が低く，インスリンが働きにくい（インスリン抵抗性，図4-2）．発症にはこうした遺伝の関与が大きいが，肥満，過食，運動不足などの生活習慣の問題も強く影響している．

なお，クッシング症候群，褐色細胞腫，先端巨大症，甲状腺機能亢進症などの内分泌疾患，慢性膵炎や膵臓がんなどの膵疾患，肝疾患などにより糖尿病になることもあるが，1型糖尿病や2型糖尿病とは区別する．

5 糖尿病の経過

食後の高血糖
- 朝食前の血糖値は高くない
- 食後の血糖値は高い
- 自覚症状はない

→ 進行 →

慢性の高血糖
- 食後だけでなく，食前も血糖値が高い（空腹時126mg/dL以上 食後 200mg/dL以上）
- HbA1c値が高い（6.5%以上）
- 自覚症状はない場合も多い

→ 急性増悪 →

急性合併症

［1型糖尿病］糖尿病性ケトアシドーシス
いちじるしいインスリン欠乏が原因で，高血糖およびケトン体（脂肪の分解産物）の蓄積によるアシドーシス（動脈血pH7.3以下）になった状態．意識障害をきたし，昏睡に陥ることがある．

［2型糖尿病］高浸透圧高血糖状態
いちじるしい高血糖（600mg/dL以上）と高度の脱水により，循環不全や意識障害をきたすもの．高齢者に多く，いちじるしいアシドーシスはみとめない（動脈血pH7.3～7.4）．

→ 管理不十分 →

慢性合併症

細小血管症，大血管症（図7）

糖尿病は無症状ではじまることが多く，その状態が何年も続く．血液検査で診断されるが，空腹時の検査では発見が遅れやすい．進行して高血糖がいちじるしくなると，自覚症状が現れる．たとえ自覚症状がなくても，適切な管理をせずに高血糖が続いた場合は合併症を生じる．

6 糖尿病による血管の障害

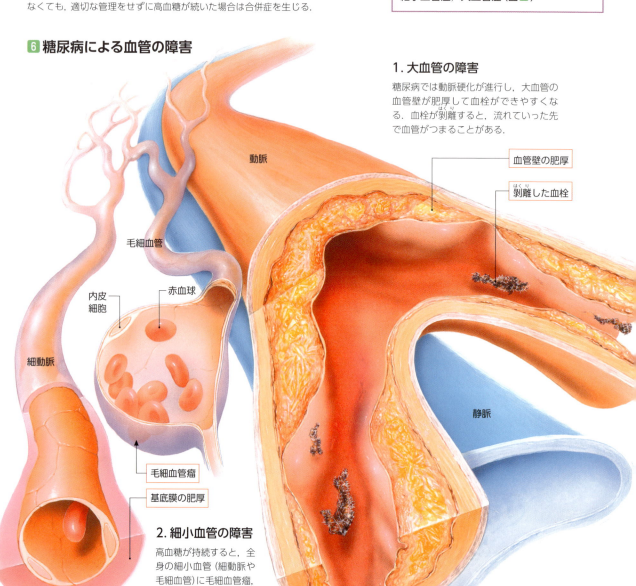

1. 大血管の障害
糖尿病では動脈硬化が進行し，大血管の血管壁が肥厚して血栓ができやすくなる．血栓が剥離すると，流れていった先で血管がつまることがある．

2. 細小血管の障害
高血糖が持続すると，全身の細小血管（細動脈や毛細血管）に毛細血管瘤，基底膜の肥厚などの異常を生じる．

7 慢性合併症

細小血管症（糖尿病の3大合併症）

糖尿病網膜症

硝子体出血

眼底像

糖尿病の発病後，数年〜10年前後で網膜の毛細血管に異常がおこり，血液が漏れ出る点状出血や，脂質などが網膜に沈着する白斑を生じる．進行すると，硝子体中に出血するなどさまざまな異常をひきおこす（29%-図3）．

糖尿病性腎症

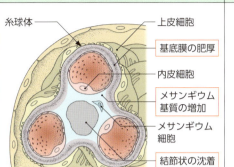

糸球体／上皮細胞／基底膜の肥厚／内皮細胞／メサンギウム基質の増加／メサンギウム細胞／結節状の沈着

腎臓では，糸球体という細小血管のかたまりが血液を濾過している．高血糖が続くとメサンギウム基質が増加し，やがて結節状の沈着が出現して血液濾過機能が低下する．早期では尿中へのアルブミン（分子量の小さいタンパク質）排泄の増加がみられ，進行すると尿タンパクが陽性になる．

糖尿病性神経障害

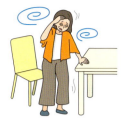

合併症のうち，もっともはやく現れ，頻度も高い．高血糖による神経細胞の代謝異常や，神経を養う細小血管の障害によっておこる．多発神経障害が多く，手足のしびれ，足底の違和感，知覚低下，疼痛など症状はさまざまある．進行すると自律神経が障害され，立ちくらみ（起立性低血圧）や消化管の運動障害による下痢，便秘，また勃起障害などをおこす．

大血管症（動脈硬化による合併症）

脳梗塞，心筋梗塞

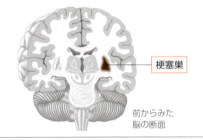

梗塞巣／前からみた脳の断面

脳や心臓など重要な臓器の血流が妨げられ，脳梗塞や心筋梗塞をおこす．糖尿病では脳梗塞発症の危険性は2〜4倍になり，気づかないうちに小さな梗塞巣が多発することもある．心筋梗塞の場合，自覚症状に乏しい場合があるので注意を要する．

糖尿病性足病変

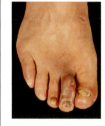

多発神経障害や血液循環障害に，外傷，感染症などが重なって，足潰瘍や下肢の壊疽（組織の壊死）をひきおこす．

【症状】 1型糖尿病は急激なインスリン分泌低下によって細胞に糖を取り込めなくなり，高血糖をきたして発症することが多い．のどの渇きと多飲，多尿による脱水，全身倦怠が急激におこり，しばしば腹痛や吐き気などの消化器症状をともなう．これは高度のインスリン欠乏によって脂肪の分解，代謝がおこり，血液が酸性に傾くこと（アシドーシス）によって生じる．

2型糖尿病の初期は多くが無症状であり，定期的な健康診断で血糖値やHbA1c値（ヘモグロビンA1c値：過去1〜2ヵ月間の平均血糖値を反映）に異常がないか確認することが重要である．高血糖の持続は血管の障害による合併症をひきおこす可能性を高めるからである．治療目標値は年齢や全身状態により異なる．

【合併症】 合併症には急性と慢性があり，急性合併症は糖尿病性ケトアシドーシスや高浸透圧高血糖状態である（図5）．慢性合併症は，1型，2型いずれの場合も，高血糖が持続すれば，糖尿病の症状の有無にかかわらず生じる（図7）．糖尿病が十分に治療されないコントロール不良状態では，からだが過剰な糖にさらされ続け，全身の細小血管，とくに網膜や腎糸球体の毛細血管に毛細血管瘤，基底膜の肥厚などをきたし（図6-2），臓器特有の機能障害を生じる．また，糖尿病には脂質代謝異常，高血圧，肥満などが重なることが多いため，動脈硬化が進み（図6-1），脳梗塞や心筋梗塞，糖尿病性足病変をおこす．

【治療と予防】 1型糖尿病では，インスリンと大量の生理食塩水などで急性期の治療を行い，高血糖による代謝状態を正常にもどす．そののち，食事療法とインスリン自己注射を主とした治療を継続し，様子をみながら運動の管理を行う．2型糖尿病では，肥満の改善，食事療法，運動療法が重要で，必要に応じて薬物療法も用いられる．糖尿病の予防には，体重を適切に管理して肥満にならないようにすることがもっとも重要であり，食事の量，内容（栄養バランス），摂り方に注意する．運動習慣をもつことも，インスリンのはたらきを高めるうえで有効である．

（戸塚 康男）

dyslipidemia

脂質異常症

●関連のある病気：
脳梗塞➡12ページ　脳出血➡14ページ　網膜静脈閉塞症➡29ページ
心筋梗塞➡48ページ　狭心症➡49ページ　腎硬化症➡114ページ
高血圧➡134ページ　動脈硬化➡136ページ

1 コレステロールの循環経路

水に溶けにくい脂質を末梢の組織に運ぶため，肝臓は脂質をリポタンパクの形にして血中へ放出する．使われなかった脂質は肝臓で回収される．

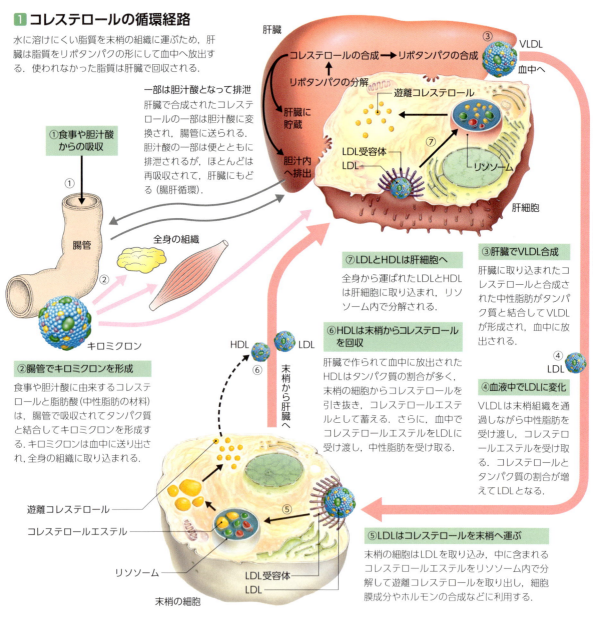

①食事や胆汁酸からの吸収

一部は胆汁酸となって排泄
肝臓で合成されたコレステロールの一部は胆汁酸に変換され，腸管に送られる．胆汁酸の一部は便とともに排泄されるが，ほとんどは再吸収されて，肝臓にもどる（腸肝循環）．

②腸管でキロミクロンを形成
食事や胆汁酸に由来するコレステロールと脂肪酸（中性脂肪の材料）は，腸管で吸収されてタンパク質と結合してキロミクロンを形成する．キロミクロンは血中に送り出され，全身の組織に取り込まれる．

⑦LDLとHDLは肝細胞へ
全身から運ばれたLDLとHDLは肝細胞に取り込まれ，リソソーム内で分解される．

⑥HDLは末梢からコレステロールを回収
肝臓で作られて血中に放出されたHDLはタンパク質の割合が多く，末梢の細胞からコレステロールを引き抜き，コレステロールエステルとして蓄える．さらに，血中でコレステロールエステルをLDLに受け渡し，中性脂肪を受け取る．

③肝臓でVLDL合成
肝臓に取り込まれたコレステロールと合成された中性脂肪がタンパク質と結合してVLDLが形成され，血中に放出される．

④血液中でLDLに変化
VLDLは末梢組織を通過しながら中性脂肪を受け渡し，コレステロールエステルを受け取る．コレステロールとタンパク質の割合が増えてLDLとなる．

⑤LDLはコレステロールを末梢へ運ぶ
末梢の細胞はLDLを取り込み，中に含まれるコレステロールエステルをリソソーム内で分解して遊離コレステロールを取り出し，細胞膜成分やホルモンの合成などに利用する．

リポタンパクの構造

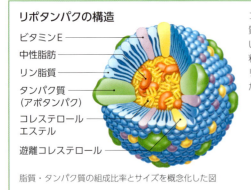

ビタミンE
中性脂肪
リン脂質
タンパク質（アポタンパク）
コレステロールエステル
遊離コレステロール

脂質・タンパク質の組成比率とサイズを概念化した図

コレステロールや中性脂肪などの脂質は水に溶けにくいので，特定のタンパク質（アポタンパク）と結合し，脂質（リポ）とタンパク質からなるリポタンパクという構造をとって血中に存在している．リポタンパクにはキロミクロン（乳状脂粒），VLDL（超低比重リポタンパク），LDL（低比重リポタンパク），HDL（高比重リポタンパク）などの種類があり，比重の低いものほど脂質が多く，タンパク質が少ない．全身を循環する際，細胞やほかのリポタンパクと脂質を交換する．

おもなリポタンパク

キロミクロン　VLDL　LDL　HDL

158

2 脂質異常症の血清の比較

正常　　脂質異常症（軽度）

LDL

HDL

LDLが多い

HDLが少ない

左は正常の20歳代男性症例．右は軽度の脂質異常症の50歳代男性症例．脂質異常症では正常にくらべて，比重が軽く上に浮くLDLは多く，比重が重く下に沈むHDLは少ない．

3 脂質異常症の診断基準

血清脂質値（空腹時採血）		診断名
LDLコレステロール	140mg/dL以上	高LDLコレステロール血症
	120〜139mg/dL	境界域高LDLコレステロール血症
HDLコレステロール	40mg/dL未満	低HDLコレステロール血症
トリグリセリド	150mg/dL以上	高トリグリセリド血症

血中の脂質のうち脂質異常症と関係するものは，LDLコレステロール（LDLに含まれるコレステロール），HDLコレステロール（HDLに含まれるコレステロール），そして中性脂肪（トリグリセリド）の3種類である．空腹時採血の結果，HDLコレステロールの値が低く，LDLコレステロールとトリグリセリドのどちらかの値が高いと，血管などの末梢組織に脂質が蓄積することになり，脂質異常症とよばれる．

4 脂質異常症の原因と脂質コントロール

脂質異常症は，コレステロールが体内を循環する経路における，コレステロールの「取り込み」「排泄」「肝臓での合成」「体内での利用」といった各段階の障害によって生じる．それぞれの段階に特異的な治療薬により，血中の脂質バランスをコントロールできる．

💊 治療薬のはたらき

脂質の過剰摂取，排泄障害
- 脂質量の割合が高い食生活
- 胆石などによる胆汁のうっ滞

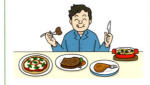

- 💊 腸管での脂質の吸収を抑制
- 💊 便中への排出を促進

肝臓での合成・代謝異常
- 脂質の合成亢進と取り込み障害
- 脂質の代謝能力の低下
- 脂質を分解する酵素の異常

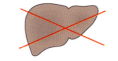

- 💊 コレステロールの合成と血中への放出の抑制 💊 脂質の取り込み促進 💊 中性脂肪の合成抑制

体内での利用障害
- 末梢の細胞でのLDLの取り込み障害

- 💊 リポタンパクの変性を抑制

　血液中には多くの脂質があり，全身を循環している．なかでもコレステロールと中性脂肪（トリグリセリド）が重要で，その血中濃度が標準から大きく逸脱した状態が脂質異常症である．放置すると血管に脂質が蓄積して動脈硬化をまねき，心筋梗塞や脳梗塞（または心血管障害や脳血管障害）など生命予後やQOL（生活の質）にかかわる合併症（161ページ図 6 ）をひきおこしかねない．

【脂質の特徴】　コレステロールは，細胞膜の構成成分，副腎や性腺（精巣，卵巣）で分泌されるホルモンの材料，肝臓で生成される胆汁酸の材料として，また，中性脂肪はエネルギー源として利用されるなど，いずれも人体に必須である．脂質は食事によって外部から吸収されたり，肝臓で合成されたりするが，水に溶けにくいため，血中ではタンパク質（アポタンパク）とともに，微細な球状構造をとるリポタンパクを形成して全身に運ばれる（図 1 ）．リポタンパクは比重に応じて，キロミクロン，VLDL，LDL，HDLなどと区別される．

【分類】　脂質異常症は，高LDLコレステロール血症，高トリグリセリド血症，低HDLコレステロール血症などに分けられる（図 3 ）．LDLはコレステロールを全身の末梢組織に運ぶ役割をもつが，高LDLコレステロール血症では末梢血管などに脂質が過剰に供給されてさまざまな疾患の原因となるため，LDLは悪玉コレステロールとよばれる．一方，HDLは全身を循環し，末梢の細胞から余分なコレステロールを引き抜いて肝臓まで運ぶ役割をもち，末梢の脂質を回収することから善玉コレステロールとよばれる．したがって，低HDLコレステロール血症では，血管に脂質が蓄積してしまう．高トリグリセリド血症は，トリグリセリドを豊富に含むキロミクロンとVLDLが増加した病態と考えられる．これらは血液中にとどまる間に変性して末梢組織に蓄積すると同時に，血液の凝固能を促進するため微小な血栓を生じ，動脈硬化を増悪させる．

【原因】　リポタンパクの生成過程や循環経路における多様な障害によって生じる（図 4 ）．たとえば血中のLDLを取り込むLDL受容体に先天的な機能障害があると，LDLは肝臓や末梢組織で利用されないまま血液にとどまるため，血中濃度は高くなる．食事による脂質の過剰摂取や肝臓での処理能力の異常によっても血中の脂質のバランスがくずれ，脂質異常症に至る．

脂質異常症 *dyslipidemia*

5 脂質の変性と動脈硬化病変

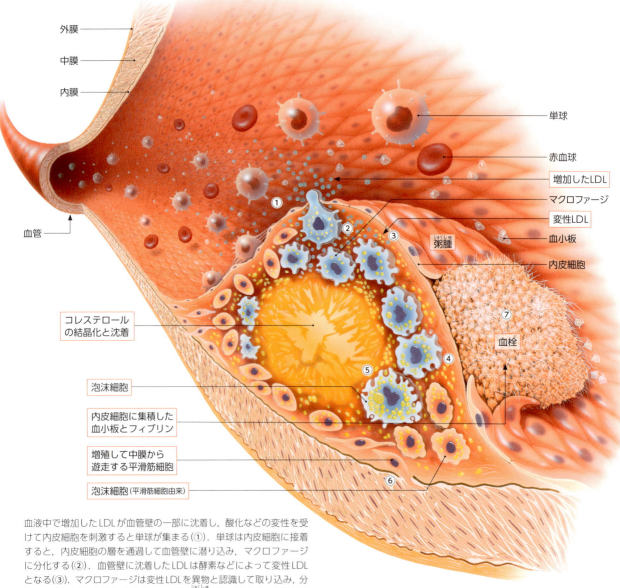

血液中で増加したLDLが血管壁の一部に沈着し，酸化などの変性を受けて内皮細胞を刺激すると単球が集まる（①）．単球は内皮細胞に接着すると，内皮細胞の層を通過して血管壁に潜り込み，マクロファージに分化する（②）．血管壁に沈着したLDLは酵素などによって変性LDLとなる（③）．マクロファージは変性LDLを異物と認識して取り込み，分解して蓄え（④），泡沫細胞となって（⑤），粥腫が形成される．変性LDLの成分は血液中の単球などをより多くよび集めるため，粥腫の形成が促進される．また，泡沫細胞が分泌する増殖因子で平滑筋が増殖し，血管壁が肥厚する（⑥）．変性LDLを検知して炎症反応をおこした内皮細胞の表面では，血小板とフィブリンが集積して血栓が形成される（⑦）．

写真の数字は図中の番号に対応する．動脈硬化を体外で再現する実験によるものであり，生体内でも同じメカニズムで病変が形成されると考えられる．

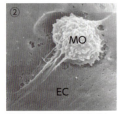

単球（MO）は偽足を出し，内皮細胞（EC）の辺縁部を巻き上げながら内皮細胞の層を通過しはじめる．

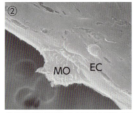

内皮細胞（EC）の層をはがして通過中の単球（MO）を裏側からみたもの．
（画像②2点提供：内藤 眞）

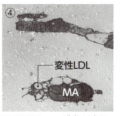

マクロファージ（MA）は，変性LDLを細胞内に取り込む．

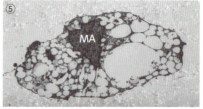

脂質を大量に取り込んだマクロファージ（MA）は，動脈硬化の初期病変に特徴的な泡沫細胞となる．
（画像④⑤提供：竹屋元裕，内藤 眞）

❻脂質異常症の症状と合併症

脂質異常症では，過剰な脂質が末梢組織に蓄積し，動脈硬化などがおこる．大血管から末梢血管に至る動脈硬化によって，臓器ごとに異なる合併症も生じる．

症状

●**黄色腫**(眼瞼の例)

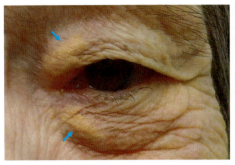

変性して血液中に増加した脂質は，コラーゲン組織を含む末梢組織に蓄積しやすい．そのため，とくにコラーゲンが豊富な眼瞼や肘などの組織に黄色調の脂肪腫（←）を形成することがある．
（画像提供：小泉和人）

●**動脈硬化**(冠状動脈の例)

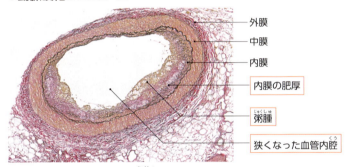

動脈硬化がひきおこされると，粥腫の形成，平滑筋の増殖による内膜の肥厚，血栓の形成などがかさなり，血管の内腔が狭くなる．（画像提供：内藤 眞）

合併症

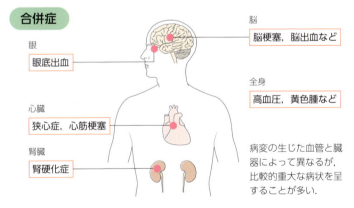

病変の生じた血管と臓器によって異なるが，比較的重大な病状を呈することが多い．

狭心症

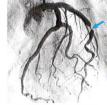

冠状動脈（左前下行枝）に狭窄（←）がみられる．造影像．
（画像提供：西村重敬）

脳梗塞

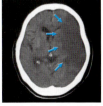

梗塞によって脳の組織に壊死（←）が生じる．CT像．
（画像提供：江口恒良）

眼底出血

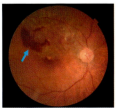

網膜の静脈から出血（←）した網膜静脈閉塞症．眼底像．
（画像提供：桂 真理）

【**脂質異常症と動脈硬化**】　コレステロールを多く含み末梢に脂質を供給するLDLの増加（高LDLコレステロール血症）と，タンパク質（アポタンパク）を多く含み末梢から脂質を引き抜いて肝臓に運ぶHDLの減少（低HDLコレステロール血症）は，動脈硬化をひきおこす最大の要因である．血液中で増加したLDLは血管壁に沈着して変性し，単球や平滑筋を巻き込みつつ，粥腫を形成して動脈硬化を進める（図❺）．

脂質異常症自体は自覚症状がないため，血液検査を受けるまで気づくことがない．黄色腫（図❻）などをみとめた場合は，動脈硬化が発症・進行している可能性を考え，早期に検査，治療することが望ましい．

【**合併症**】　脂質異常症による動脈硬化が進行すると，狭心症，心筋梗塞，脳梗塞，脳出血などが生じる．高血圧，高尿酸血症（163㌻），糖尿病（154㌻）が加わった場合，これらの合併症はより重篤になる．

近年の食事には脂質が豊富であり，幼少期から動脈硬化の要因が存在する．血管の病変形成は青年期から徐々に進行しているが，中年期以降，脂質異常症が加わると一層進展し，症状が顕在化する．60歳代では，がんで死亡する割合がピークをむかえるのに対し，70歳代以降は血管の病気で死亡する割合ががんを逆転し，高齢になるほどこの割合は増えていく．また，女性ホルモンのエストロゲンはHDLを増加させる作用があるので，女性は男性にくらべるとHDL値が高いが，閉経後，エストロゲン分泌の停止とともにHDLが減少すると，LDLの増加とともに動脈硬化のリスクが高まる．

【**予防と治療**】　発症には過食，運動不足，ストレス，喫煙などが関係するため，予防として生活習慣の改善が有用である．肉類や乳製品などの動物性脂肪に代わる，不飽和脂肪酸を含む脂質の摂取や，腸管内でコレステロール吸収を抑制する食物繊維の摂取は，病変進展の抑制に有用である．また，摂取総カロリーの制限と適度な運動によるカロリー消費は，余分な脂質を消費してHDLを増加させる．生活習慣の改善で効果が不十分でも，作用機序の異なる薬（159㌻図❹）の使用が可能である．　　（和田 洋一郎）

gout

痛風

●関連のある病気：
腎不全➡100ページ　尿路結石症➡102ページ
関節リウマチ➡130ページ　高血圧➡134ページ
脂質異常症➡158ページ

1 痛風発作のおこるしくみ

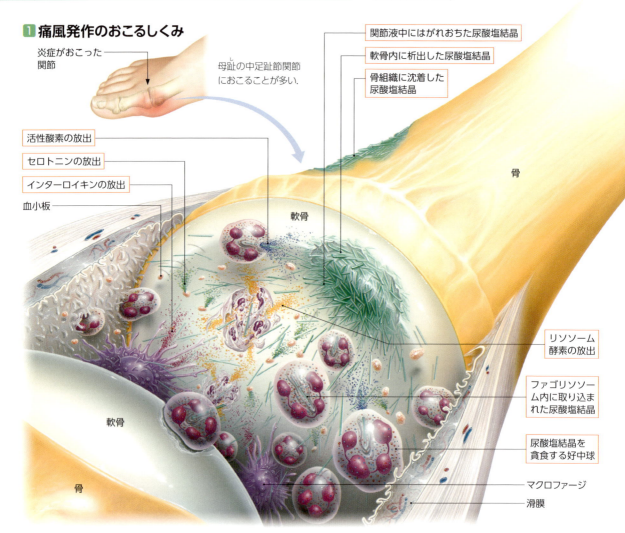

- 炎症がおこった関節
- 母趾（し）の中足趾節関節におこることが多い．
- 活性酸素の放出
- セロトニンの放出
- インターロイキンの放出
- 血小板
- 軟骨
- 骨
- 関節液中にはがれおちた尿酸塩結晶
- 軟骨内に析出した尿酸塩結晶
- 骨組織に沈着した尿酸塩結晶
- リソソーム酵素の放出
- ファゴリソーム内に取り込まれた尿酸塩結晶
- 尿酸塩結晶を貪食する好中球
- マクロファージ
- 滑膜

痛風発作は，尿酸塩結晶が関節液中にはがれおちた際，血清中から関節液中に浸入した補体やキニンといった炎症にかかわる物質を活性化し，好中球などの血液細胞が尿酸塩結晶を排除しようとすることでおこる炎症反応である．好中球は，タンパク質分解酵素を含むファゴリソーム内に尿酸塩結晶を取り込むが，分解できずにこわれてしまう．このときに好中球から関節液中に放出されるリソソーム酵素が，炎症をおこすもっとも重要な因子である．その他，血小板からのセロトニン，マクロファージからのインターロイキン，好中球からの活性酸素などが関係する．プロスタグランジン，ロイコトリエンなどの物質も炎症が劇症化する一因となる．

　痛風は，多くは足の指（足趾）とくに第1趾（母趾）の中足趾節関節の激痛，発赤，熱感をともなう関節炎（痛風発作）を特徴とする病気である．体内に尿酸が過剰にたまる高尿酸血症が背景にあり，肉類，アルコールなどを好む食習慣のある男性，ストレスのたまりやすい生活をする男性に好発する．女性ではきわめてまれである．初発年齢は30歳代にもっとも多く，発作はそれ以降の年代に多いが，近年は若年層にも増えている．

【高尿酸血症と痛風】　ヒトを含む霊長類では，尿酸は細胞内での代謝の最終産物のひとつであるが，遺伝的に細胞の代謝機構に問題がある場合や核酸を多く含む食品を過剰に摂取した場合，アルコールを多飲した場合などには，尿酸の産生過剰がおこり尿酸値が上昇する（図2）．高尿酸血症の約10％に尿酸の産生過剰がみられる．一方，約90％の高尿酸血症は腎臓からの尿酸の排泄低下が原因である．排泄低下は腎臓の先天的な問題や肥満，利尿薬などによりおこる．成人の正常な血清尿酸値の平均値は男性5.1mg/dL，女性4.0mg/dLであるので，尿酸が血清に溶ける上限値（7.0mg/dL）の濃度との差が小さく，容易に高尿酸血症となりやすい．高尿酸血症の状態にある患者が，なんらかの刺激・誘因により関節液中に尿酸塩結晶の析出をきたした場

❷ 高尿酸血症のおこるしくみ

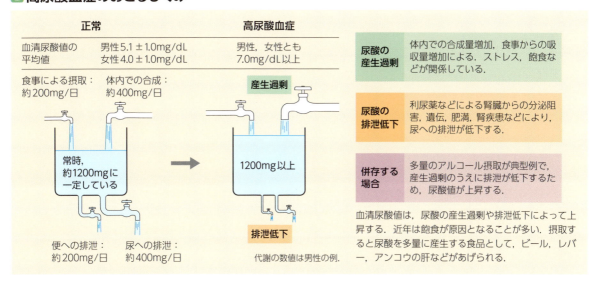

❸ 手足にできた痛風結節

1. 手にできた痛風結節とX線像

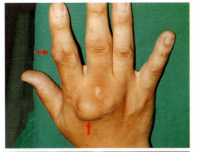
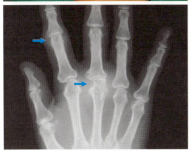

2. 足にできた痛風結節とX線像

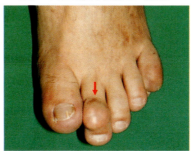
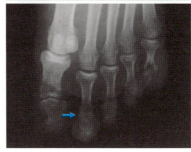

3. 肘にできた痛風結節

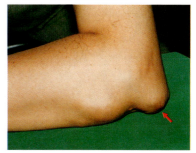

（画像提供：西田琇太郎）

痛風結節は尿酸塩が軟骨の内外，滑膜，腱および皮下組織などに沈着したもので，無痛性である．血流の乏しい部位や足趾の関節，肘関節，手指，くるぶしなどの伸側部にできやすい（←）．この結節は反応性肉芽組織とよばれ，大量の尿酸塩結晶と巨細胞，組織球からなる．単純X線像で骨が欠けているようにみえるのは，骨組織に沈着した尿酸塩結晶がX線を透過してしまうためである（←）．

合，痛風発作が出現する．

【症状】 軟骨などに析出した尿酸塩結晶が長時間の歩行，靴によるしめつけなどで関節液の中に遊離すると，好中球などの血液細胞は結晶を異物として認識し，排除しようとする．そのために突然，激烈な炎症がおこる（図❶）．これが痛風発作で，多くは母趾の関節がはげしく痛み，発赤をともない腫脹する．数時間でピークに達し，5～7日間で自然におさまる．一般に発作は，初期には単関節炎であるのが特徴で，初期から多発関節炎である関節リウマチとは異なる．

【予後】 1回の痛風発作がおさまっても，放置しておくと3～6ヵ月後に再発する．再発の間隔は発作を繰り返すたびに短くなり，最終的には関節が破壊され，変形する．このような反復する発作のほかに，耳介や皮下に生じる痛風結節（図❸），尿路結石症（102ページ），痛風腎とよばれる腎障害をともなう場合がある．とくに痛風腎は深刻な状態であり，放置すれば最終的には腎不全（100ページ）に陥り，透析療法が必要となる．

【治療と予防】 痛風発作，高尿酸血症ともに薬物療法が行われる．痛風は肥満，高血圧，脂質異常症などとの合併が多い．過食，アルコール摂取，過労といった生活習慣の是正が不可欠である． （吉野谷 定美）

内分泌腺の病気

endocrinopathy

● 関連のある病気：
下垂体腺腫 ➡ 16 橋本病 ➡ 44 バセドウ病 ➡ 44
甲状腺がん ➡ 46 高カルシウム血症 ➡ 176
低カリウム血症 ➡ 177 低カルシウム血症 ➡ 177

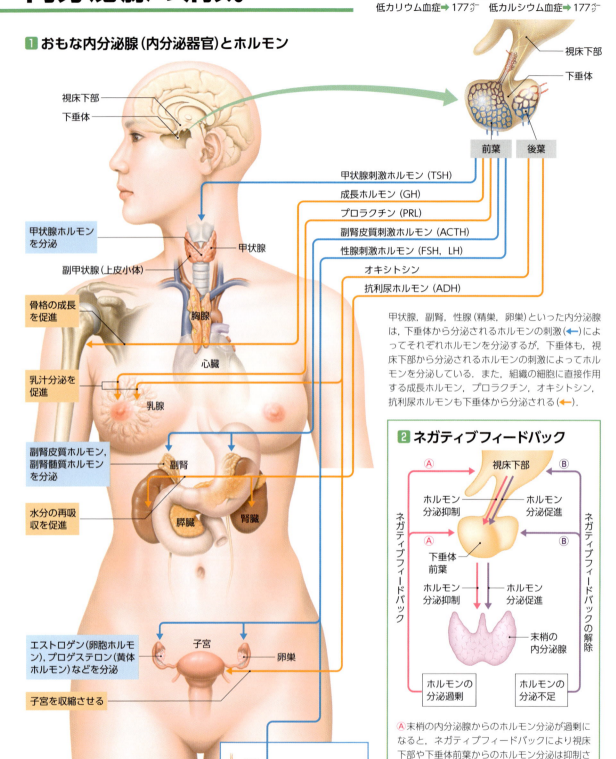

3 下垂体ホルモンの分泌異常による病気

下垂体は前葉と後葉に分かれており，それぞれからホルモンが分泌される．下垂体前葉に腫瘍が生じると（右図），前葉ホルモンの過剰症がおこることがある．また，腫瘍や炎症で下垂体前葉の機能が失われた場合は，前葉ホルモンの欠乏症になる．一方，後葉ホルモンは視床下部で作られるため，視床下部および視床下部から後葉に運ばれる経路に病変があると，後葉ホルモンの欠乏症がおこる．

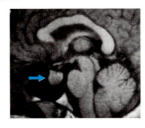

MRI像

下垂体前葉に腫瘍（下垂体腺腫，←）がみられる．矢状断．

	ホルモンとはたらき	過剰症とその症状	欠乏症とその症状
下垂体前葉ホルモン	甲状腺刺激ホルモン（TSH）	甲状腺機能亢進症	甲状腺機能低下症
	甲状腺ホルモンの産生・分泌を促進	甲状腺腫大，暑がり，頻脈，食欲亢進など	寒がり，貧血，皮膚の乾燥，眼瞼の浮腫，コレステロールの増加
	成長ホルモン（GH）	巨人症（成長期），先端巨大症（成人）	成長ホルモン分泌不全性低身長症
	全身の細胞に直接作用したり，肝臓や軟骨でインスリン様成長因子Ⅰの産生を高めたりして成長を促進	手足や鼻，あご，眉（眉弓）が大きくなり突出　先端巨大症	低身長，成長の遅延，歯の発育遅延など
	プロラクチン（PRL）	高プロラクチン血症	プロラクチン欠乏症
	乳腺の発育，乳汁産生・分泌の促進，性腺機能の抑制	女性：無月経・乳汁漏出症候群 男性：性機能の低下	分娩後の乳汁分泌不全
	副腎皮質刺激ホルモン（ACTH）	クッシング病	副腎皮質機能低下症
	副腎皮質ホルモン（おもにコルチゾール）の産生・分泌を促進	中心性肥満，高血圧，糖尿病など　クッシング病の中心性肥満	吐き気，食欲不振，下痢，低血糖，虚脱など
	性腺刺激ホルモン（FSH, LH）	思春期早発症	低ゴナドトロピン性性腺機能低下症
	女性：卵巣の発育，卵胞ホルモンや黄体ホルモンの産生促進 男性：精巣の発育，テストステロンの産生促進	2～3年以上はやい思春期徴候 女児：乳房発育，陰毛，月経 男児：精巣発育，陰毛，ひげ，声変わり	外生殖器発育不全，二次性徴の欠如または進行停止，月経異常，性欲低下
下垂体後葉ホルモン	抗利尿ホルモン（ADH）	ADH分泌過剰症	尿崩症
	腎臓での水分の再吸収を促進	ADH不適合分泌症候群（低ナトリウム血症，全身倦怠，食欲低下，意識障害）	尿量の異常な増加，口渇，多飲

　食事，運動，環境など外界や体内の変化に対応して恒常性を維持するはたらきをもつ物質をホルモンとよぶ．内分泌腺は，ホルモンを作って血中に分泌する器官で，下垂体，甲状腺，副甲状腺，副腎，膵島（膵臓内の組織，154㌻図❶），性腺（精巣，卵巣）がある（図❶）．これらの内分泌腺に異常が生じた病態が内分泌疾患であり，ホルモンの量が多くなりすぎたり，不足したりするため，健康を維持することができなくなる．

【ネガティブフィードバック】　甲状腺，副腎，性腺といった末梢の内分泌腺が分泌するホルモンの量は，司令塔である視床下部や下垂体からのホルモン分泌によって制御されている（図❷）．視床下部や下垂体は，そのためにつねにホルモンの血中濃度を感知している．たとえば甲状腺ホルモンの分泌が過剰になると，視床下部や下垂体はそれを感知して自身のホルモン分泌を抑制することで，甲状腺のホルモン分泌にブレーキをかける．このしくみはネガティブフィードバックとよばれ，オンになったりオフになったりすることで，血液中のホルモン量は一定範囲内に調節されている．

【下垂体の病気】　下垂体そのものにおこる病気としては，腫瘍や炎症性疾患がある．腫瘍ができると，脳腫瘍としての症状に加え，内分泌機能の異常がみられる．たとえば，ホルモンを産生する腫瘍（機能性腺腫）が生じた場合は，ホルモンが過剰になり，先端巨大症（成長期は巨人症），高プロラクチン血症，クッシング病などをひきおこす（図❸）．

　また，腫瘍や炎症などにより下垂体の機能が失われると（汎下垂体機能低下症），下垂体が分泌するホルモンに制御されている甲状腺，副腎皮質，性腺の機能も低下し，ホルモンの欠乏によるさまざまな症状が現れる．下垂体の機能低下では，ほかに成長ホルモン分泌不全性低身長症，尿崩症も発生する．

内分泌腺の病気 endocrinopathy

4 甲状腺の病気

1. 甲状腺の位置と構造

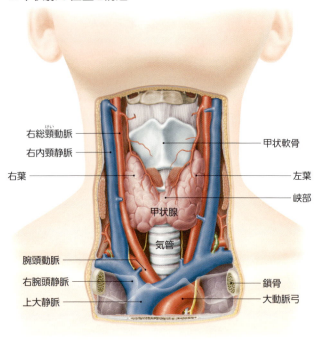

甲状腺は，甲状軟骨（のどぼとけ）の下方で気管を前方から包み込むように位置し，左葉，右葉，それらをつなぐ峡部からなる．袋状の構造をもつ大小の濾胞が集まってできており，2種類の甲状腺ホルモンを分泌する．

2. バセドウ病（甲状腺機能亢進症）

甲状腺が自己抗体によって刺激され，甲状腺ホルモンの合成・分泌が亢進する．
【症状】眼球突出，甲状腺腫大，体重減少，食欲亢進，発汗促進・暑がり，頻脈・動悸，手指振戦（細かく震える），下痢などがみられる．

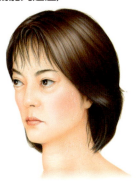

3. 橋本病（慢性甲状腺炎）

免疫系の異常により甲状腺の破壊がおこる．甲状腺ホルモンの分泌は保たれる場合が多いが，不足が生じて甲状腺機能低下症となることもある．
【症状】進行すると，全身の新陳代謝の低下により，顔面の浮腫などさまざまな症状が出現することがある．

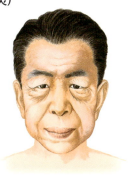

4. 亜急性甲状腺炎（甲状腺中毒症）

ウイルス感染などにより甲状腺に炎症が生じて濾胞が破壊され，甲状腺ホルモンが血中に漏れ出て過剰になる．甲状腺の機能が活発になっているわけではない．
【症状】上気道炎（かぜ症候群）の症状に続いて，前頸部にはげしい痛みを生じ，はっきりとした圧痛のある硬いしこりを触れるのが特徴である．

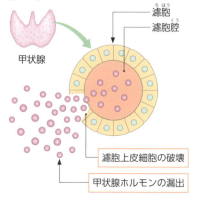

5. 甲状腺腫瘍

良性と悪性があり，多くは良性である．悪性でも比較的進行が緩慢で治療しやすいものが多いが，検査によって鑑別することが重要である．
【症状】通常，自覚症状は頸部のしこりのみである．

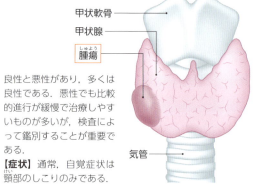

5 副甲状腺の病気

1. 副甲状腺の位置

甲状腺の右葉と左葉の裏側に，上下ひとつずつ，合計4つあり，長さ4～5mmの楕円形をしている．副甲状腺が分泌する副甲状腺ホルモンは，カルシウム代謝の調節に重要な役割を果たす．

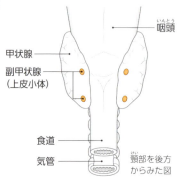

頸部を後方からみた図

2. おもな病気

副甲状腺ホルモンの分泌が過剰になる原発性副甲状腺機能亢進症と，欠乏する副甲状腺機能低下症がみられる．

	原発性副甲状腺機能亢進症	副甲状腺機能低下症
原因	副甲状腺の腺腫，過形成，がん	免疫系の異常，頸部（甲状腺）の手術
症状	高カルシウム血症，低リン血症，尿路結石，病的骨折	低カルシウム血症，高リン血症，手足のけいれん，口のまわりのしびれ感

6 副腎の病気

1. 副腎の構造と産生ホルモン

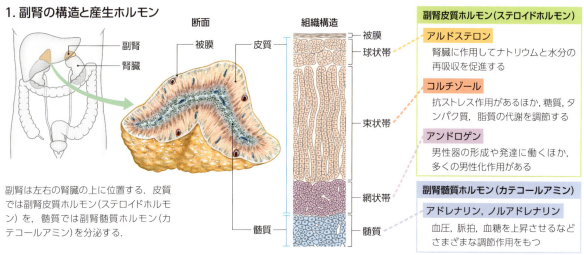

副腎は左右の腎臓の上に位置する．皮質では副腎皮質ホルモン（ステロイドホルモン）を，髄質では副腎髄質ホルモン（カテコールアミン）を分泌する．

副腎皮質ホルモン（ステロイドホルモン）
- アルドステロン：腎臓に作用してナトリウムと水分の再吸収を促進する
- コルチゾール：抗ストレス作用があるほか，糖質，タンパク質，脂質の代謝を調節する
- アンドロゲン：男性器の形成や発達に働くほか，多くの男性化作用がある

副腎髄質ホルモン（カテコールアミン）
- アドレナリン，ノルアドレナリン：血圧，脈拍，血糖を上昇させるなどさまざまな調節作用をもつ

2. おもな病気

病名	ホルモンの産生異常	特徴と症状
原発性アルドステロン症	アルドステロン過剰	アルドステロンを産生する腺腫や，両側の副腎の過形成によっておこる．高血圧や低カリウム血症を生じ，二次性高血圧（134㌻-図❷）のおもな要因とされている．アルドステロンの分泌を制御するレニンの活性低下がみられる．
クッシング症候群	コルチゾール過剰	副腎の腺腫やがん，両側の副腎の過形成などでおこり，中心性肥満や満月様顔貌，糖尿病，高血圧，骨粗鬆症，筋力低下などが現れる．ネガティブフィードバックにより，副腎皮質刺激ホルモン（164㌻-図❶）の分泌は抑制されている．
アジソン病（副腎皮質機能低下症）	ステロイドホルモン不足	結核などの感染症や，免疫系の異常による副腎の組織の破壊が原因で，全身倦怠感，食欲不振，低血圧，体重減少，皮膚や粘膜の色素沈着などが生じる．副腎皮質刺激ホルモンの分泌過剰がみられる．
褐色細胞腫	カテコールアミン過剰	カテコールアミンを産生する腫瘍である．過剰となったカテコールアミンが各臓器の細胞のアドレナリン受容体に結合し，高血圧，糖尿病，頭痛，動悸，発汗過多，体重減少などさまざまな症状をひきおこす．

【甲状腺の病気】　気管上部を取り巻くように位置する甲状腺（図❹-1）は，全身の新陳代謝を高め，成長を促進する2種類の甲状腺ホルモン（サイロキシン，トリヨードサイロニン）と，骨のカルシウム沈着を促進するカルシトニンを分泌している．甲状腺の病気（図❹-2〜5）は内分泌疾患の中でも頻度が高いが，多くは良性である．代表的なものには，甲状腺ホルモンが過剰になるバセドウ病（甲状腺機能亢進症）や，甲状腺ホルモンが不足する甲状腺機能低下症の原因となる橋本病がある．これらの病気では，薬物療法などでホルモン量は正常になるが，多くの場合，治療や検査は生涯にわたって継続する．甲状腺はからだの表面に近く，首の腫れやしこりによって異常に気づくことも多い．

【副甲状腺の病気】　副甲状腺は甲状腺の裏側にあって，上皮小体ともよばれ，血液中のカルシウム濃度を正常に保つ副甲状腺ホルモンを分泌している（図❺-1）．副甲状腺に腺腫やがんなどが生じ，副甲状腺ホルモンの分泌が過剰になるのが原発性副甲状腺機能亢進症で，血中カルシウム濃度が異常高値になり，尿路結石（102㌻）や病的骨折（116㌻）につながる（図❺-2）．一方，免疫系の異常や頸部の手術などによって，副甲状腺ホルモンの分泌が不足するのが副甲状腺機能低下症で，低カルシウム血症になり，手足の筋肉のけいれんや，口のまわりのしびれ感などが生じる．

【副腎の病気】　左右の腎臓の上にのる副腎は，被膜に覆われた実質が皮質と髄質からなり，皮質はさらに3層に分かれている（図❻-1）．皮質は層ごとに，異なる作用をもつ副腎皮質ホルモン（ステロイドホルモン）を分泌し，髄質は副腎髄質ホルモン（カテコールアミン）を分泌する．これらのホルモンの産生異常はさまざまな疾患に関係している（図❻-2）．副腎の腫瘍によりホルモンが過剰分泌になると，原発性アルドステロン症やクッシング症候群が生じ，感染症などによるホルモンの分泌低下はアジソン病をおこす．　　（戸塚 康男）

allergy, autoimmune disease

アレルギー，自己免疫疾患

●関連のある病気：
アレルギー性鼻炎➡34ページ　橋本病➡44ページ
バセドウ病➡44ページ　気管支喘息➡54ページ
関節リウマチ➡130ページ　蕁麻疹➡148ページ

1 免疫に関わるおもな器官

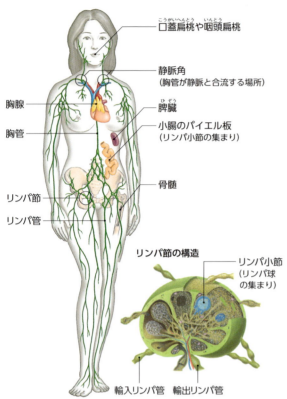

骨髄と胸腺は免疫の中枢器官にあたる．リンパ球（B細胞やT細胞）は骨髄の多能性造血幹細胞から作られ，それぞれ骨髄，胸腺で成熟し，免疫担当細胞としての教育を受け，血流やリンパ管を介してリンパ節や脾臓などの末梢リンパ組織へ入る．外来の抗原がリンパ節へ運ばれると，リンパ球は抗原を認識して活性化し，リンパの流れや血流にのって全身へ分散され，防御態勢を整える．

2 免疫に働くおもな細胞

	名称	おもな作用
自然免疫	マクロファージ，樹状細胞，好中球	細菌，ウイルス，寄生虫成分などの異物（抗原）を直接捕捉し，貪食して分解する．また表面の受容体が異物と反応し，これらを攻撃する物質を遊離する．マクロファージと樹状細胞は分解成分をT細胞に抗原提示をする．
自然免疫	自然リンパ球（ILC）	抗原と反応する能力はもたないが，傷害された粘膜・皮膚から遊離されるサイトカインに反応して，T細胞と同様の作用を発揮する．
獲得免疫	T細胞	表面の受容体と，マクロファージなどが提示した抗原が反応して活性化され，増殖しながらさまざまなサイトカインを放出して，ほかの免疫細胞の機能を調節する．
獲得免疫	B細胞	濾胞性ヘルパーT細胞（図4）の助けにより抗体を産生するほか，T細胞に抗原提示する．

3 抗体の基本構造

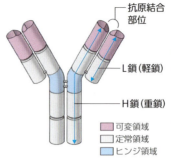

抗体は2本のH鎖と2本のL鎖からできている．可変領域は抗体を作る遺伝子の断片によってコード（決定）されており，B細胞はこの遺伝子断片を組み合わせて，あらゆる抗原に対応できる特異的な抗体を作る．抗体によっては，可変領域が抗原と結合すると，H鎖の定常領域が抗体のはたらきを助ける補体を活性化し，さまざまな作用を発揮する．

4 T細胞と自然リンパ球の分化と機能

[T細胞]　まだ抗原と出会ったことのないナイーブT細胞が抗原提示によって活性化・分化し，その機能を発揮する．分化したヘルパーT細胞は，機能により6つのサブセットに細分される．
[自然リンパ球（ILC）]　3つのサブセットに分化し，傷害された部位から遊離されるサイトカインの種類に応じて，いずれかがすばやく反応する．

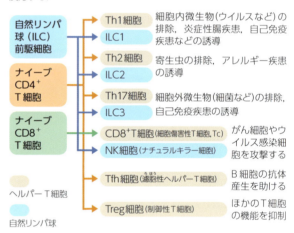

生体は自己と非自己である異物（抗原）を識別し，抗原となる病原菌などの侵入がひきおこす有害な作用に反応することで，自己を守っている．生体のもつこのような自己防御のはたらきを免疫といい，抗原に対する防御反応が過剰になり生体に傷害（病気）をもたらす場合をアレルギーという．また，非自己にのみ反応すべき免疫のはたらきが自己に向けられることで病気がひきおこされることがあり，これを自己免疫疾患という．
【自然免疫と獲得免疫】　マクロファージ，樹状細胞や好中球などが抗原を直接捕捉し，貪食する生体防御のはたらきは自然免疫とよばれる（図5）．自然リンパ球（ILC，図2）も自然免疫に働く．一方，抗原を認識することで活性化したT細胞と，抗体を作るB細胞が関係する生体防御のはたらきは，獲得免疫とよばれる．

168

5 からだを守る免疫のしくみ

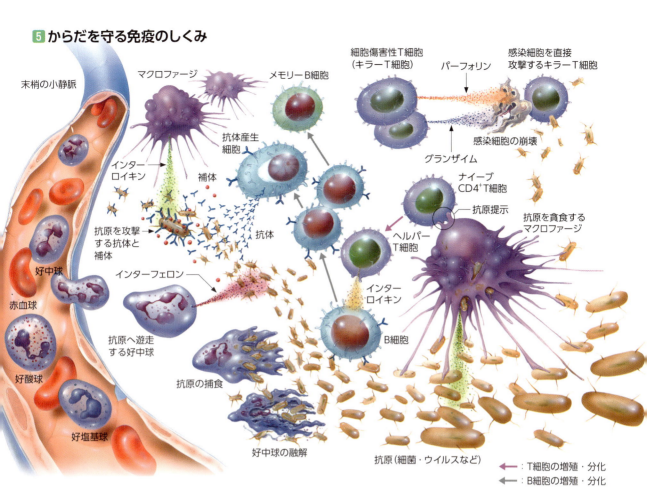

生体には，生まれつき備わった自然免疫と，T細胞とB細胞の連携による獲得免疫がある．それらのしくみを概念図で示した．

[自然免疫] 好中球やマクロファージが，外来のどのような抗原に対しても，そのつど何度でも反応して抗原を食食する．

[獲得免疫] マクロファージやB細胞から抗原提示を受けたナイーブ$CD4^+$T細胞の活性化をもってはじまる．活性化してヘルパーT細胞に分化すると，サイトカイン（インターロイキン，インターフェロンの総称）を放出してB細胞を刺激し，抗体産生細胞やメモリーB細胞への増殖・分化を促す．抗体産生細胞の産生する抗体は特定の抗原にのみ対応するもの（特異的）で，抗原毒素の中和，マクロファージなどの食食作用の促進，補体の活性化の促進に働く（液性免疫）．メモリーB細胞は，抗原を長期間にわたって記憶することで，同種の抗原の再侵入に即時に免疫反応をひきおこして対応し，再度の感染を防ぐ．また，抗原を提示されたナイーブ$CD8^+$T細胞は細胞傷害性T細胞（キラーT細胞）に増殖・分化し，抗原に感染した細胞を直接攻撃することによって，感染の広がりを防ぐ（細胞性免疫）．

通常，免疫といえば獲得免疫を指し，次の2つがある．

[細胞性免疫] T細胞が抗原と，ウイルスなどに感染した自己の細胞を直接攻撃する免疫作用である．T細胞は，骨髄で作られたあと，胸腺で非自己にのみ反応するよう教育を受け，末梢のリンパ組織に入る（図1）．感染巣などから運ばれた抗原を認識すると活性化し，増殖・分化する．一部は細胞傷害性T細胞（キラーT細胞）となり，自己に有害な細胞を攻撃する（図5）．

[液性免疫] B細胞が，T細胞が放出した情報伝達作用をもつサイトカインによる刺激を受けて増殖・分化し，抗体産生細胞（形質細胞）となって作る抗体による免疫作用である．抗体は免疫グロブリン（Ig）というタンパク質で，IgG，IgM，IgA，IgD，IgEがあり，IgE抗体は即時型アレルギー（170ﾍﾟ図6）に関係する．

[抗体産生の多様性] 抗体は，さまざまな抗原に一対一で対応する特異的なタンパク質である．抗体産生細胞がどのような抗原に対しても個別に対応する抗体を作ることができるのは，遺伝子のつなぎかえ（再構成）という独特の遺伝子構成の機構をもっているからである（図3）．すなわち，B細胞は抗体の遺伝子を構成する際に，可変領域における遺伝子の断片の組み合わせを変えることで，特定の抗原に対応できる新しい抗体遺伝子を再構成しているのである．

[抗原認識と免疫系の発動] T細胞は，マクロファージやB細胞から抗原の情報提示を受けてはじめて抗原を認識できる．抗原のタンパク質断片（ペプチド）は，MHC（主要組織適合抗原）という個体の標識を示す分子と結合して細胞表面に運ばれ，T細胞へ提示される．

アレルギー，自己免疫疾患　*allergy, autoimmune disease*

6 アレルギーのおこり方とおもな病気

I型アレルギー（即時型アレルギー）

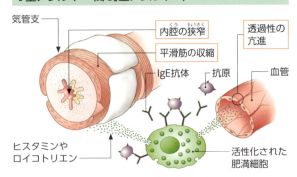

抗原との1次接触で作られたIgE抗体が，再び同種の抗原に反応しておこる．肥満細胞や好塩基球（白血球の一種）上の2個のIgE抗体が抗原によって橋渡しされると，肥満細胞や好塩基球は活性化され，ヒスタミンやロイコトリエンなどの化学伝達物質を放出する．これらが末梢の血管や神経，平滑筋などを刺激することで発症するのが，蕁麻疹，花粉症，気管支喘息，薬物・蜂毒・蕎麦によるアナフィラキシーショックなどである．

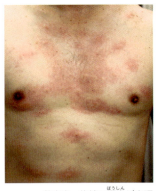

蕁麻疹．体幹に膨疹が出現している．
（画像提供：河瀬ゆり子）

II型アレルギー（細胞傷害型アレルギー）

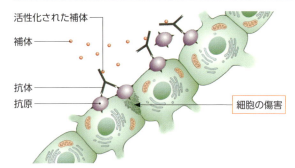

細胞表面にある抗原や，細胞表面に結合した薬剤などの化学物質にIgG抗体やIgM抗体が結びつき，それに活性化された補体が作用して細胞を傷害する．細胞表面に結合したIgG抗体にマクロファージなどが結合して細胞を傷害し，発症することもある．特発性血小板減少性紫斑病，自己免疫性溶血性貧血，重症筋無力症が代表的疾患である．

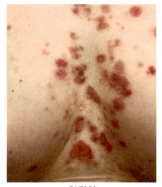

落葉状天疱瘡（自己免疫疾患のひとつ）における弛緩性水疱が前胸部に散在している．
（画像提供：河瀬ゆり子）

III型アレルギー（免疫複合体型アレルギー）

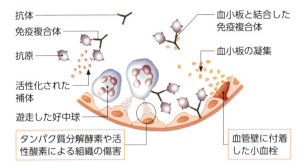

抗原と抗体が結びついた免疫複合体により活性化した補体は，好中球を局所に集める．その好中球が免疫複合体を貪食する際に放出するタンパク質分解酵素や活性酸素が組織を傷害する．また免疫複合体が血小板に結合し，血小板を凝集させると小血栓ができるが，それが血管壁に付着して組織を傷害する．血清病，全身性エリテマトーデスによるループス腎炎のほか，糸球体腎炎の一部が代表的疾患．

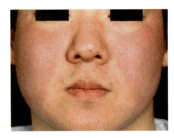

全身性エリテマトーデスにおける蝶型紅斑．皮膚では好中球ではなくリンパ球浸潤をみとめ，IgG抗体，IgM抗体，補体の沈着のほか，血管拡張などが生じて，浮腫性の紅斑がみられる．

IV型アレルギー（遅延型アレルギー）

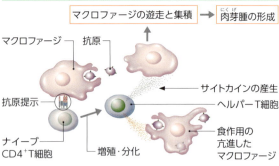

I型～III型が抗体を介する液性免疫の過剰反応の結果であるのに対し，IV型はT細胞による細胞性免疫の過剰反応の結果としておこる．①増殖・分化したヘルパーT細胞の作用によって，マクロファージが局所に集積したり，肉芽腫を作ったりするタイプ（接触皮膚炎，ツベルクリン反応など）と，②細胞傷害性T細胞が直接細胞を傷害するタイプ（臓器移植の際の拒絶反応）とがある．注射や内服でおこる薬疹もIV型の代表的な疾患で，①と②のいずれの場合もある．

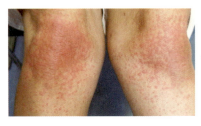

①のタイプのアレルギー性接触皮膚炎．漿液性の丘疹が膝に多発している．
（画像提供：河瀬ゆり子）

7 自己免疫疾患の発症を防ぐからだのしくみ

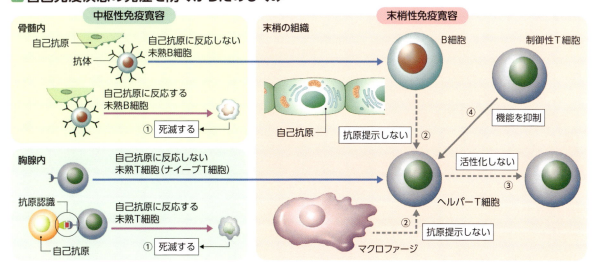

生体には，自己抗原への反応を回避するしくみが何重にも備わっている．①自己抗原に反応する未熟リンパ球（B細胞，T細胞）は死滅する（中枢性免疫寛容）．②リンパ球が末梢組織へ到達しても，自己抗原は組織内に隔絶されており，抗原提示細胞（マクロファージやB細胞）とは接触しにくく，T細胞に抗原提示をしない（末梢性免疫寛容）．③自己抗原が提示されても，活性化に不可欠な補助刺激シグナルが発動しないため，T細胞は活性化しない．④①〜③の機構が働かなくても，制御性T細胞がほかのT細胞の機能を抑制する．

8 おもな自己免疫疾患

	疾患	自己抗原
臓器特異的自己免疫疾患	橋本病(44ｼﾞ)	甲状腺
	バセドウ病(44ｼﾞ)	甲状腺（TSH受容体）
	重症筋無力症(176ｼﾞ)	アセチルコリン受容体
	アジソン病(167ｼﾞ)	副腎皮質
	自己免疫性溶血性貧血(177ｼﾞ)	赤血球
	特発性血小板減少性紫斑病(177ｼﾞ)	血小板

	疾患	代表的な傷害部位
全身性自己免疫疾患	全身性エリテマトーデス(177ｼﾞ)	皮膚，血管，腎臓
	関節リウマチ(130ｼﾞ)	関節
	多発性筋炎，皮膚筋炎(177ｼﾞ)	筋肉，皮膚，肺
	シェーグレン症候群(176ｼﾞ)	外分泌腺
	全身性強皮症(177ｼﾞ)	皮膚，肺，消化管
	混合性結合組織病(176ｼﾞ)	血管，皮膚，筋肉，肺

【過敏反応としてのアレルギー】 免疫系は，ウイルスや細菌などの病原微生物だけでなく，花粉やハウスダストなど，多数の人には無害な外来物質（抗原）の侵入に対しても生体防御の反応をひきおこすことがある．アレルギーは，このような抗原抗体反応のうち病的なものであり，一般には，抗原の侵入後，数分から数十分以内に症状のおこる即時型アレルギー（Ⅰ型アレルギー）を指している（図6）．Ⅰ型アレルギーは，組織中の肥満細胞または血液中の好塩基球に固着したIgE抗体と外来の抗原が反応することで遊離される，化学伝達物質によっておこる．なお，IgE抗体を産生しやすい素因をアトピー素因という．

一方，広い意味でのアレルギーは，異物として認識される抗原に対する免疫系の過敏反応すべてを指すので，Ⅰ型のほかにⅡ型〜Ⅳ型アレルギーも含まれる．なお，ひとつの疾患が複数の型のアレルギーからなることもある（たとえば，アトピー性皮膚炎ではⅠ型とⅣ型，気管支喘息も同様の可能性がある）．

【免疫系の破綻としての自己免疫疾患】 自己免疫疾患は，自己の構成成分が抗原となって（自己抗原），それに対する免疫反応がひきおこす病気である．自己免疫疾患のほとんどはⅡ型〜Ⅳ型アレルギーに属する．

免疫系は，進化の過程で自己抗原に対しては免疫反応をおこさないという「免疫寛容」を獲得してきた．一卵性双生児間における移植では拒絶反応がみられないのはその一例である．自己抗原に対して特異的に無反応な抗原認識の特徴は，自己が自己を攻撃する免疫系の破綻を回避するための巧みなしくみといえる（図7）．自己免疫疾患には，免疫寛容の破綻により自己が非自己（異物）と誤認され，特定の臓器の自己抗原に反応する臓器特異的自己免疫疾患と，全身の臓器や組織の自己抗原に反応する全身性自己免疫疾患がある（図8）．橋本病（甲状腺が自己抗原），重症筋無力症（アセチルコリン受容体が自己抗原）などは前者に，全身性エリテマトーデスや関節リウマチなど，膠原病(176ｼﾞ)とよばれる疾患の多くは後者に含まれる． （伊藤 幸治）

cancer

がんの発生と転移のしくみ

1 細胞周期

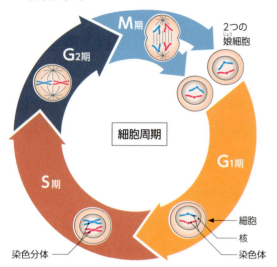

通常,細胞には寿命があり,たえずDNAの複製をともなう細胞分裂を繰り返して新しいものと入れ替わっている.このサイクルを細胞周期という.細胞の核でDNAの複製が行われると1本の染色体は2本の染色分体が合わさったものとなり（S期・DNA合成期),短いG$_2$期（分裂準備期）を経て,染色分体が2つの娘細胞に均等に配分されるM期（分裂期）に移行する.分裂が完了すると,比較的長いG$_1$期（DNA合成準備期）のあと,新たなS期に移る.
DNAの複製の過程で損傷がおこると（遺伝子変異),細胞のもつDNA修復機構によって修復されるが,修復が損傷に追いつかなくなった場合,細胞死（アポトーシス）を誘導する.

2 がん細胞の発生

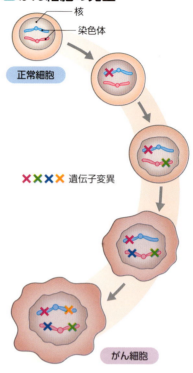

がん細胞が集まってがんを形成する.

ウイルス,紫外線,放射線,化学物質,慢性の炎症などにより,遺伝子（DNA）はたえず損傷を受ける.また,DNAの複製の際にも損傷が生じる.こうした遺伝子変異の蓄積ががんの原因となる.つまり,ひとつの変異だけで正常細胞ががん細胞となるわけではなく,いくつもの遺伝子変異がおこった結果,がん化が生じる.遺伝子変異は長い期間で徐々に蓄積することがわかっており,がんの発生率は高齢になるほど高くなる.

がん細胞の特徴

無制限に増殖する	・指令に関係なく分裂する ・分裂を何度でも繰り返す ・細胞死（アポトーシス）を回避する
遺伝子変異がおこりやすい	遺伝子が不安定で,変異率が高い
浸潤する	正常な組織に侵入する
転移する	異なる組織に侵入し,無制限に増殖する

3 大腸がんにおける多段階発がん

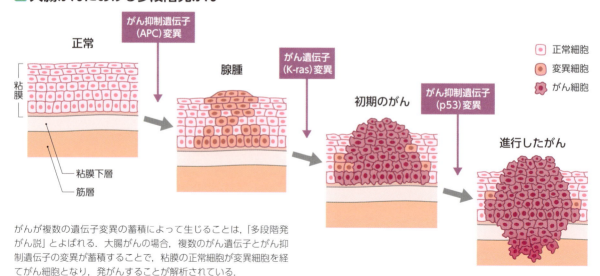

がんが複数の遺伝子変異の蓄積によって生じることは,「多段階発がん説」とよばれる.大腸がんの場合,複数のがん遺伝子とがん抑制遺伝子の変異が蓄積することで,粘膜の正常細胞が変異細胞を経てがん細胞となり,発がんすることが解析されている.

4 免疫監視機構とがん細胞

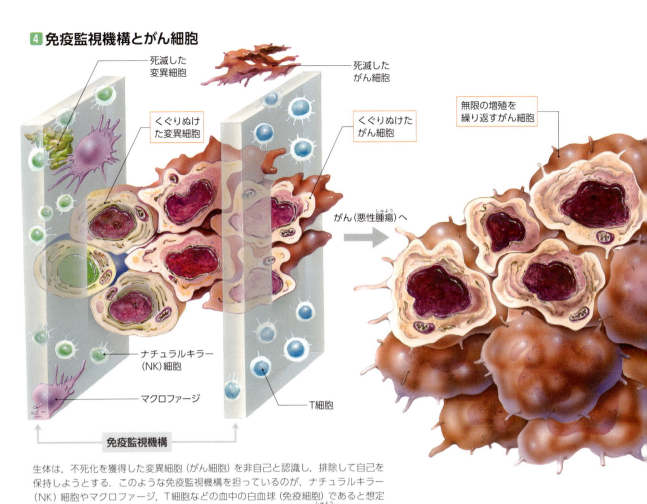

生体は，不死化を獲得した変異細胞（がん細胞）を非自己と認識し，排除して自己を保持しようとする．このような免疫監視機構を担っているのが，ナチュラルキラー（NK）細胞やマクロファージ，T細胞などの血中の白血球（免疫細胞）であると想定されている．この機構をくぐりぬけながら，がん細胞は異常増殖して腫瘍を形成する．

　ヒトのからだは約60兆個の細胞から構成されていて，そのひとつひとつの細胞の核の中にある，DNA（デオキシリボ核酸）によって形成された遺伝子が生命現象をつかさどっている．

　たとえば放射線などにより遺伝子に傷がついて（変異），それが蓄積すると，細胞はやがてがん化して無秩序にどんどん分裂，増殖し，正常組織の中にかたまりを作る．これが，がん（悪性腫瘍）という病気である．がんは全身のほとんどの器官・組織に発生する．

【がんの発生と成長の過程】　がんは遺伝子の異常による病気であるといえる．正常の状態では，からだの組織を構成する細胞はたがいに調和を保ち，秩序正しく機能している．それぞれの組織の細胞にはきめられた寿命があり，失われた細胞は細胞分裂により補われる（図1）．しかし，細胞は一生の間に，環境中から放射線や発がん性の化学物質・ウイルスなどの発がん性因子の作用を受け，遺伝子がたえず傷つけられている．また，DNAの複製にともなう自然突然変異も生じることがある．その結果，細胞がもともともっているがん遺伝子や成長因子の遺伝子が活性化され，あるいは細胞の勝手な増殖を抑えるように働いているがん抑制遺伝子の作用をとめてしまうことにより，正常組織の中に，無秩序に細胞分裂を繰り返す変異細胞が発生する（図2）．がん細胞の誕生である．

　しかし，本来，細胞は遺伝子の傷を防ぐ巧妙なDNA修復機構をもっているので，このような変異細胞が現れる確率はきわめて低く抑えられている．また，がんの発生は多段階的であり，複数の遺伝子変異がひとつの細胞に集積することにより，はじめてがん細胞となるのであり（図3），遺伝子に傷を受けた細胞すべてががん化するわけではない．DNA修復機構や細胞死（アポトーシス），非自己を認識・排除するシステムである免疫監視機構（図4）などの何重もの生体防御の関門があり，それをくぐりぬけた細胞だけががん化し，ねずみ算式に増殖を繰り返し，肉眼でがんとして観察されるかたまりに成長する．なお，がんの成長は初期の間はゆっくりで，進行がんになると急速に進展していくことが多い．

がんの発生と転移のしくみ *cancer*

5 がんの広がり方

原発巣からの離脱

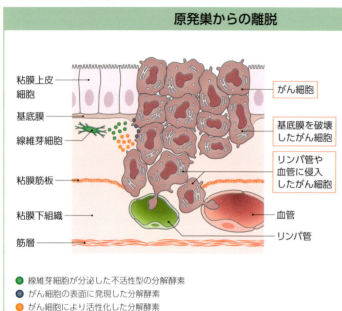

- 粘膜上皮細胞
- 基底膜
- 線維芽細胞
- 粘膜筋板
- 粘膜下組織
- 筋層
- がん細胞
- 基底膜を破壊したがん細胞
- リンパ管や血管に侵入したがん細胞
- 血管
- リンパ管

● 線維芽細胞が分泌した不活性型の分解酵素
● がん細胞の表面に発現した分解酵素
● がん細胞により活性化した分解酵素

がんでは，細胞どうしを結び付けているカドヘリンなどの接着因子の量が減り，細胞間の結合が弱くなる．そのため，がん細胞はばらばらになりやすく，原発巣から離れる．さらに，コラーゲン分解酵素（MMP・マトリックスメタロプロテアーゼ）を利用し，基底膜をはじめ隣接する組織構造（マトリックス）を壊して周辺の組織へ浸潤する．進行すると，隣接器官，近接のリンパ管や血管，胸腔や腹腔へ広がる．

浸潤

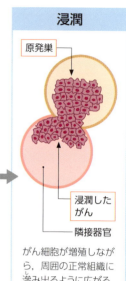

- 原発巣
- 浸潤したがん
- 隣接器官

がん細胞が増殖しながら，周囲の正常組織に滲み出るように広がる．原発巣の隣接器官にまで達することがある．

転移

●リンパ行性転移

がん細胞はリンパ管に侵入すると，リンパの流れにのって近接のリンパ節に移動して増殖し，病巣を形成する．がんが進行すると，原発巣から離れたリンパ節に転移するようになる．

- がん細胞
- リンパ節
- リンパ管

●血行性転移

- 肺
- 肝臓
- 骨
- がん細胞
- 血管

血管に侵入したがん細胞は血流にのって肺や肝臓など全身の器官へ移動し，病巣を形成する．また，リンパ管を経てがん細胞が血管に入り，転移に至ることもある．

●播種

- 胃
- 胃がん（原発巣）
- 転移巣
- 腹膜
- 腹腔
- 背側

臓器を包む胸膜や腹膜にがん細胞が浸潤すると，胸腔や腹腔にばらまかれたように広がり，胸膜や腹膜にいくつもの転移巣を形成する．播種は，肺がん，胃がん，大腸がんで多くみられる．

【がんの進行】　一般に，がんは微小である間はおとなしいが，成長にともない性質が変わって，がん細胞が急速に増殖するようになり，ばらばらになって周辺部の正常組織の中に入り込む（浸潤，図5）．この浸潤性はがんの特徴であり，隣接した器官へ浸潤するだけでなく，がんが発生した部位（原発巣）から離れたところに病変が生じる（転移）原因となる．

【転移の特徴と種類】　がんが発見されたら，まず手術で原発巣を取り除くことが，第一の選択である．たとえば脳腫瘍（16ページ）は頭蓋内というかぎられたスペースに発生するので，比較的腫瘍が小さくても生存を危うくする．しかし，多くのがんは転移をおこすことにより，はじめて患者の予後を悪くする．したがって転移の克服は，がん治療の成績を向上させるためにきわめて重要であると考えられている．

なお，がんの転移はすべての器官におこるわけではない．原発巣から離れた先でうまく定着したがん細胞だけが生き残って転移巣（腫瘍）を形成するが，がんの種類（部位）によって，ある程度選択性があり，転移巣ができやすい器官があることが知られている．また，

6 血行性転移のしくみ

血管内に侵入したがん細胞は，血流にのって肺や肝臓などの器官内の血管に至ると，内皮細胞に接着して血管外の組織へ移動し，転移巣（腫瘍）を形成する．

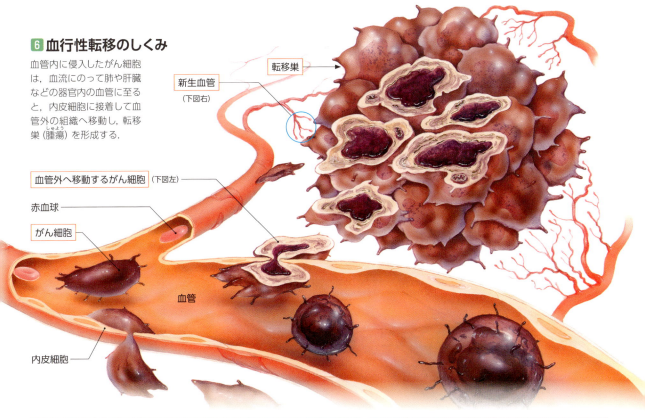

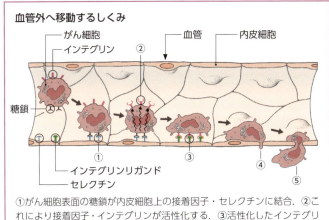

①がん細胞表面の糖鎖が内皮細胞上の接着因子・セレクチンに結合．②これにより接着因子・インテグリンが活性化する．③活性化したインテグリンが内皮細胞上のインテグリンリガンドと強固に結合し，内皮細胞に接着する．④がん細胞が内皮細胞同士の接着部に入り込み，血管の基底膜の成分を分解する．⑤がん細胞が血管外へ移動する．

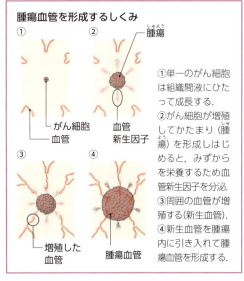

①単一のがん細胞は組織間液にひたって成長する．②がん細胞が増殖してかたまり（腫瘍）を形成しはじめると，みずからを栄養するため血管新生因子を分泌．③周囲の血管が増殖する（新生血管）．④新生血管を腫瘍内に引き入れて腫瘍血管を形成する．

転移のしくみは一様でなく，リンパ行性転移，血行性転移，播種の3つがある．

【転移のしくみ】 がん細胞は，正常細胞にくらべて細胞どうしの結合がゆるいため，がんが進行するにつれ，原発巣から離脱して周囲の組織に侵入するようになる．隣接器官に直接浸潤するほか，近くの血管やリンパ管に入り，流れにのって全身の器官に運ばれたり，漿膜（胸膜や腹膜）を貫いて胸腔や腹腔に広がり，そこで転移巣を形成する（図5）．たとえば血行性転移の場合（図6），原発巣から遊離して周囲の組織に浸潤したがん細胞は血管内に侵入し，血流にのる．血液中を流れるがん細胞は血管の内皮細胞に接着し，血管の基底膜の成分を分解して血管外へ移動し，結合組織内に浸潤する．転移先に定着したがん細胞は周囲の血管を増殖させ（新生血管），腫瘍内に誘導して腫瘍血管を形成することで，みずからを栄養して増殖する．

このようにがんの転移は複雑な過程を経るが，いずれかのステップを阻止する転移抑制薬を開発することで，がん治療の成績が向上すると期待されている．

（石川 隆俊）

全身のその他の病気

●悪性黒色腫（メラノーマ）
皮膚，毛髪，眼などの色調に関係するメラニン（黒褐色の色素）を作るメラノサイトという細胞から発生する悪性腫瘍．おもに皮膚や爪に生じるが，眼や粘膜にできることもある．多くは黒～褐色の色素斑として現れ，左右非対称の形状，不整な輪郭，色調のむらなどの特徴がある．ほくろとの鑑別が重要である．紫外線の曝露が発症の誘因とされる．リンパ性，血行性に全身への転移をおこしやすい．　　　➡網膜剥離 30㌻

●圧挫症候群（クラッシュ症候群）
長時間にわたり，おもに四肢を重量物により圧迫され，その圧迫が解除されて血流が回復した際に全身症状がひきおこされるもの．圧迫により筋細胞が破壊されると（横紋筋融解），細胞内のカリウムやミオグロビンが流出し，圧迫が解除された際に，これらの物質が血中に流入し，高カリウム血症による不整脈や高ミオグロビン血症による腎不全が生じて重篤な状態となる．

●ギラン・バレー症候群
急性の運動麻痺をきたす末梢神経障害（ニューロパチー）．ウイルス・細菌感染などをきっかけに免疫反応がおこり，末梢神経が障害されて生じる自己免疫疾患と考えられる．発症1～3週間前に，上気道炎や下痢など，先行感染のあることが多い．症状は，四肢の運動麻痺のほか，顔面神経麻痺，軽度の感覚障害など．　➡自己免疫疾患 171㌻

●筋ジストロフィー症
筋そのものに異常がある筋原性疾患（ミオパチー）のうち，骨格筋が変性・壊死し，筋力が低下する遺伝性・進行性の病気．遺伝形式によりいくつかに分類され，四肢や腰部の筋，顔面筋（表情筋）など，おかされる部位が異なる．もっとも頻度が高く，男児に発症するデュシェンヌ型では，幼児期にころびやすい，つまずきやすいなどの症状が現れる．進行すると，青年期には起立不能に陥り，呼吸筋障害や心筋障害に至る．

●血管炎
血管壁に炎症を生じる疾患の総称．大動脈から毛細血管まで，炎症のおこる血管はさまざまで，血管内腔の狭窄や閉塞をひきおこす．太い動脈に慢性的に炎症が生じる高安動脈炎，小児にみられる，全身性に炎症を生じる川崎病，腎臓，肺，皮膚，神経などに分布する細い血管に炎症をおこし，臓器のはたらきが低下する顕微鏡的多発血管炎などがある．共通の症状は発熱，体重減少，全身倦怠感である．原因は明らかではないが，自己免疫が関与すると考えられている．　➡脳梗塞 12㌻，糸球体腎炎 98㌻

●血友病
血液凝固因子の先天的な欠乏によりひきおこされる遺伝性疾患．第Ⅷ因子が欠乏しているのが血友病A，第Ⅸ因子が欠乏しているのが血友病Bである．伴性潜性遺伝（伴性劣性遺伝，X染色体の異常が遺伝する）であり，母親が保因者の場合に男児が発症する．出血しやすくなったり，血がとまりにくくなったりする出血傾向により，関節や筋肉などの深部に出血するのが特徴である．

●高カルシウム血症
血清中のカルシウム濃度が正常値（おおよそ8.8～10.2mg/dL）以上に高くなる状態．悪性腫瘍，原発性副甲状腺機能亢進症などがおもな原因となっておこる．カルシウムの代謝異常の結果として生じる．また，がんが骨へ転移すると骨破壊がおこり，カルシウムが血中に流出する．高濃度状態が続くと，腎臓での尿濃縮機能を障害し，多尿，口渇，多飲などをきたす．
➡肺がん 60㌻，骨腫瘍 132㌻，内分泌腺の病気 164㌻

●膠原病
全身の結合組織（組織や器官の間隙を満たす支持組織）に炎症がおこり，血管，腎臓，皮膚，関節など多臓器に機能障害をきたす疾患の総称．膠原線維（コラーゲン）の特徴的な変化（フィブリノイド変性）に関係した疾患とされていたため，この名がついた．自己に対する免疫反応が関与して生じ，全身性自己免疫疾患ともよばれる．全身性エリテマトーデス，全身性強皮症，関節リウマチ，多発性筋炎，皮膚筋炎などの古典的膠原病のほか，シェーグレン症候群，混合性結合組織病なども含まれる．
➡肺炎 56㌻，関節リウマチ 130㌻，自己免疫疾患 171㌻

●更年期障害
閉経の前後それぞれ5年間，あわせて10年間を更年期といい，その時期にさまざまな不定愁訴，つまり器質的疾患がともなわない症状がみられる症候群をいう．卵巣機能の低下にともなうエストロゲン（女性ホルモン）の減少という身体的要因に加え，心理的要因や社会的要因が関与して発症する．顔のほてり，発汗，動悸，不眠，イライラなどの症状がみられるが，個人差が大きい．

●混合性結合組織病
全身性エリテマトーデス，全身性強皮症，多発性筋炎，皮膚筋炎にみられる症状をいくつかあわせもつ全身性自己免疫疾患．女性に多く，好発年齢は30～40歳代である．特徴的な症状は，手指の色が変化するレイノー現象や手指の腫脹が持続することである．予後は比較的良好だが，肺高血圧症を合併すると致命的な状態に陥ることがある．　　　　　　　　　➡自己免疫疾患 171㌻

●シェーグレン症候群
涙腺や唾液腺などの外分泌腺に慢性の炎症がおこる自己免疫疾患．涙液や唾液の分泌が低下し，眼や口腔の乾燥症状を示すのが特徴である．中年女性に好発する．他の膠原病を合併しない一次性と，関節リウマチなど他の膠原病を合併する二次性に分けられる．一次性のものでは，涙腺，唾液腺以外に病変がおよぶことがあり，関節炎，慢性甲状腺炎，間質性肺炎などが現れる．
➡自己免疫疾患 171㌻

●脂肪塞栓症
骨折などの外傷や手術のあとに，骨髄や皮下から脂肪組織が遊離して血管に入り塞栓をおこすもの．症状は塞栓をおこした部位により異なり，肺では呼吸不全，脳では意識障害などをきたす．　➡骨折 116㌻

●重症筋無力症
全身の骨格筋が脱力し，疲れやすくなる自己免疫疾患．神経が骨格筋に接合する神経筋接合部にはアセチルコリン受容体があり，筋への情報伝達を担っているが，この受容体に対する自己抗体が作られることで情報伝達が障害されておこる．眼瞼下垂，眼球運動障害による複視，顔面筋（表情筋）の筋力低下による無表情な顔貌，嚥下・構音障害などが現れる．重症化すると呼吸困難に陥る．
➡自己免疫疾患 177㌻

●ショック
なんらかの原因で心臓のはたらきが低下し，全身に血液を供給するのに必要な心拍出量が減少したため，急激に全身の組織・臓器に酸素不足がおこって生理機能が障害される状態．外傷や手術による出血で循環血液量が低下したためにおこる出血性ショック，急性心筋梗塞などによるいちじるしい心拍出量の減少でおこる心原性ショック，薬物などに対するⅠ型アレルギー反応でおこるアナフィラキシーショック，細菌感染によりひきおこされる敗血症性ショック，外傷による激痛や脊髄損傷などによっておこる神経原性ショックなどがある．症状はショックの種類により異なるが，顔面や皮膚の蒼白，虚脱，冷や汗，血圧低下，呼吸障害，乏尿などが典型的である．
➡心不全 52㌻，アレルギー 170㌻

●成人T細胞白血病・リンパ腫
ヒトT細胞白血病ウイルス1型（HTLV-1）の感染によっておこる病気．白血病として発症するもの，悪性リンパ腫として発症するものがある．感染経路は母乳や性行為などである．リンパ節の腫大，紅斑・腫瘤，高カルシウム血症などがみられる．おもに中年以降に発症し，九州，沖縄などに多い．
➡白血病 140㌻，悪性リンパ腫 142㌻

●脊髄損傷
転倒，交通事故，高所からの転落などにともなう強い外力によって，脊髄が損傷された状態．脊椎骨折に合併しておこることが

多い．損傷により，脳と全身の組織との間の情報伝達が障害され，運動麻痺や感覚障害が生じるほか，深部静脈血栓症，肺炎，排尿障害などがみられることがある．重度の損傷では，受傷直後，一時的に損傷部位から下の脊髄の機能がすべて消失する脊髄ショックをおこす． ➡骨折 116㌻

●全身性エリテマトーデス
全身の多くの臓器が障害される炎症性の自己免疫疾患．SLEともよばれる．遺伝的素因やウイルス感染，細胞の核（自己抗原）に対して抗体を産生する免疫異常が発症に関与すると考えられている．生殖可能年齢の女性に好発する．発熱，全身倦怠感などの全身症状，関節の痛み（関節炎）などの関節症状，頬部や鼻梁にまたがる蝶形紅斑や，日光過敏症などの皮膚症状がみられる．ループス腎炎とよばれる腎臓の病変も多く生じ，予後に影響する． ➡自己免疫疾患 170㌻

●全身性強皮症
皮膚，消化管や肺など全身の臓器に硬化病変がおよぶ全身性自己免疫疾患．中年女性に好発する．原因は不明であるが，免疫反応により膠原線維（コラーゲン）が過剰になるという異常が発症に関与しているとされる．手指の皮膚の色が変化するレイノー現象が初発症状となることが多く，手指の浮腫に続いて皮膚の硬化がおこり，四肢から体幹へと広がる．病変が内臓におよぶと，肺線維症，逆流性食道炎などを生じる． ➡自己免疫疾患 171㌻

●多発性筋炎，皮膚筋炎
骨格筋に発生する広範囲の炎症性の病気が多発性筋炎である．浮腫性紅斑や色素沈着などの皮膚病変をともなう場合は，皮膚筋炎とよばれる．原因は不明であるが，遺伝的素因，ウイルス感染などによって自己への免疫反応がひきおこされると考えられている．女性に多く，発症すると発熱や筋肉痛，筋肉の萎縮，筋力低下などの症状が現れる．炎症が平滑筋や心筋に波及すると，嚥下障害や不整脈などがおこる． ➡自己免疫疾患 171㌻

●多発性骨髄腫
白血球の一種であるリンパ球のうち，B細胞が分化して抗体を産生するのが形質細胞であり，これががん化して骨髄腫細胞となって骨髄内で増殖したもの．骨髄腫細胞はMタンパクとよばれる1種類の抗体を大量に産生し続け，正常な抗体が減少するため，易感染性となり肺炎などをおこす．また，骨髄腫細胞が増殖して正常な造血が行われなくなることで貧血が生じるほか，骨髄腫細胞によって破骨細胞が活性化されて骨を破壊するため，骨折や高カルシウム血症などが現れる．

●低カリウム血症
血清中のカリウム濃度が3.5mEq/Lより低下した状態．カリウムは神経細胞間の情報伝達や，心筋を含む筋肉のはたらきなどに関わっており，不足するとさまざまな症状が現れる．カリウム摂取量の低下，嘔吐や下痢などによるカリウム喪失，利尿薬などによるカリウムの尿中への多量排泄，インスリン投与などによるカリウムの細胞外から細胞内への移行が原因となる．症状としては，筋力低下や麻痺，多尿などがみられるほか，不整脈に至ることもある． ➡内分泌腺の病気 164㌻

●低カルシウム血症
血清中のカルシウム濃度が約8.5mg/dLより低下した状態．副甲状腺機能低下症，慢性腎不全，ビタミンD欠乏症などにより，骨から血中へのカルシウム遊離や，腎臓でのカルシウム再吸収などの作用が低下しておこる．症状は，しびれ，けいれんなど． ➡腎不全 100㌻，内分泌腺の病気 164㌻

●特発性血小板減少性紫斑病
血小板に対する自己抗体が作られることにより，血小板が破壊されて減少する病気．出血しやすくなり，ささいな打撲でも出血をおこし，多くの場合，紫斑（点状出血や皮下出血）がみられる．発症後6ヵ月以内に治癒する急性型は小児に多く，6ヵ月以上遷延する慢性型は成人に多い． ➡自己免疫疾患 171㌻

●熱傷
高温による皮膚組織の傷害．その深さにより，Ⅰ度（表皮内），Ⅱ度（真皮まで），Ⅲ度（皮下組織まで）に分類される．Ⅰ度では紅斑を生じるが，瘢痕を残さずに治癒する．Ⅱ度では水疱が形成され，傷害が真皮深層にまでおよんだ場合は瘢痕を残す．Ⅲ度では組織が壊死して皮膚は白色や褐色となり，瘢痕を残す．

●熱中症
暑熱環境にいることで，体温調節機能が失調し，熱が体内にこもった状態となってさまざまな障害を生じるもの．めまい，失神（立ちくらみ），筋肉の硬直（こむら返り），口渇，疲労，嘔吐，頭痛などの症状がみられる．重症化すると，高体温，発汗の停止，意識障害などが現れ，死に至ることもある．高齢者におこりやすい．重症度はⅠ～Ⅳ度に分類され，Ⅲ度やⅣ度では入院による治療が必要となる．

●敗血症
感染症による炎症反応が全身におよび，体温変化や頻脈，頻呼吸といった全身症状や多臓器障害がおこって，重篤な状態となるもの．進行すると，心拍出量が減少して敗血症性ショックとなることもある．

●梅毒
細菌の一種である梅毒トレポネーマによる性感染症．約3週間の潜伏期を経たのち，性器や口など感染した部位にしこり（初期硬結）が生じ，やがて潰瘍（硬性下疳）となる第1期，バラ疹（全身の紅斑）や扁平コンジローマ（肛門周囲などに発生する丘疹）がみられる第2期へと経過する．感染後3年を経過すると第3期となるが，近年はまれである．多くは性行為により感染しておこるが（後天梅毒），胎盤を経由した母子感染もみられ，死産や早産となったり，出生後に先天梅毒となって症状が現れたりする．

●播種性血管内凝固症候群
なんらかの基礎疾患に合併して全身の微小血管に血栓が多発し，血流障害が生じて臓器障害をおこす病気．DICともいう．血栓の形成にともなって血小板や凝固因子が大量に消費されることなどにより，出血傾向もみられる．基礎疾患としては，白血病や悪性腫瘍，敗血症などがある．血栓は腎臓や肺などに多くみられ，乏尿や呼吸困難といった症状を生じる．

●貧血
血中ヘモグロビン濃度が不足した状態．酸素の運搬能力が低下し，全身の組織が酸素欠乏状態に陥るため，息切れ，頭痛，疲れやすさなどが現れる．おこり方によって，出血によるもの，赤血球の産生不足によるもの，赤血球の破壊亢進（溶血）によるものに分けられる．もっとも多くみられる鉄欠乏性貧血は，出血や消化性潰瘍によりヘモグロビンを作るのに必要な鉄が不足しておこる．腎性貧血は，腎不全などにより造血に必要なエリスロポエチンの分泌が低下しておこる．自己免疫性溶血性貧血は，赤血球に対する自己抗体ができ，赤血球は正常に作られるが，抗体により破壊されるためおこる． ➡腎不全 100㌻，自己免疫疾患 171㌻

●ベーチェット病
全身に繰り返し炎症を生じる難治性の疾患．口腔粘膜のアフタ性潰瘍（口内炎），下腿の皮膚にできる結節性紅斑，眼に生じるぶどう膜炎，外陰部潰瘍が主症状である．ぶどう膜炎では失明に至ることもある．原因は不明であるが，遺伝素因と環境要因の関与により，好中球の機能が亢進しておこるとされる． ➡口内炎 40㌻

●メタボリックシンドローム
肥満のうち，腹腔内に内臓脂肪が蓄積する内臓脂肪型肥満では，脂質代謝異常，糖尿病，高血圧などの合併リスクが高く，このうち複数が重なった状態をいう．動脈硬化を生じやすい．内臓脂肪の蓄積はウエスト（腹囲）が指標とされ，男性85㎝以上，女性90㎝以上を診断の基準値としている．

参考文献

- 赤澤　晃：気管支喘息の有症率，ガイドラインの普及効果とQOLに関する全年齢全国調査に関する研究報告書，2008.
- 浅野嘉延，吉山直樹（編）：看護のための臨床病態学 第5版，南山堂，2023
- 伊賀立二，小瀧　一，澤田康文（監修）：くすりの地図帳，講談社，2007
- 五十嵐　雅：なっとく解剖生理学 2. ぐるぐる回す循環器，文光堂，2013
- 伊藤正男，井村裕夫，高久史麿（総編集）：医学書院 医学大辞典，医学書院，2003
- 一般社団法人日本動脈硬化学会：動脈硬化性疾患予防ガイドライン2022年版，日本動脈硬化学会，2022
- 医療情報科学研究所（編）：病気がみえるvol.1 消化器 第5版，メディックメディア，2016
- 医療情報科学研究所（編）：病気がみえるvol.2 循環器 第4版，メディックメディア，2017
- 医療情報科学研究所（編）：病気がみえるvol.3 糖尿病・代謝・内分泌 第4版，メディックメディア，2014
- 医療情報科学研究所（編）：病気がみえるvol.4 呼吸器 第2版，メディックメディア，2013
- 医療情報科学研究所（編）：病気がみえるvol.5 血液 第2版，メディックメディア，2017
- 医療情報科学研究所（編）：病気がみえるvol.6 免疫・膠原病・感染症 第1版，メディックメディア，2009
- 医療情報科学研究所（編）：病気がみえるvol.8 腎・泌尿器 第2版，メディックメディア，2014
- 医療情報科学研究所（編）：病気がみえるvol.9 婦人科・乳腺外科 第3版，メディックメディア，2013
- 医療情報科学研究所（編）：病気がみえるvol.11 運動器・整形外科 第1版，メディックメディア，2017
- 医療情報科学研究所（編）：病気がみえるvol.13 耳鼻咽喉科 第1版，メディックメディア，2020
- 薄井坦子：看護のための人間論 ナースが視る人体，講談社，1987
- 薄井坦子：看護のための疾病論 ナースが視る病気，講談社，1994
- 大久保昭行（監修）：健康の地図帳，講談社，1997
- 大地陸男：生理学テキスト 第7版，文光堂，2013
- 大橋健一（著者代表）：系統看護学講座 専門基礎分野 疾病のなりたちと回復の促進[1] 病理学 第5版，医学書院，2015
- 小澤瀞司，福田康一郎（監修）：標準生理学 第8版，医学書院，2014
- 落合慈之（監修）：婦人科・乳腺外科疾患ビジュアルブック，学研メディカル秀潤社，2011
- 落合慈之（監修）：消化器疾患ビジュアルブック 第2版，学研メディカル秀潤社，2014
- 落合慈之，平形明人（監修）：眼科疾患ビジュアルブック，学研メディカル秀潤社，2013
- 鴨下重彦，柳澤正義（監修）：こどもの病気の地図帳，講談社，2002
- 岸本年史（監修），高橋茂樹（著）：STEP精神科 第2版，海馬書房，2008
- 骨粗鬆症の予防と治療ガイドライン作成委員会（編集）：骨粗鬆症の予防と治療ガイドライン 2015年版，ライフサイエンス出版，2015
- 後藤　稠（編集代表）：最新 医学大辞典 第2版，医歯薬出版，1996
- 坂井建雄，河原克雅（総編集）：カラー図解 人体の正常構造と機能【全10巻縮刷版】第3版，日本医事新報社，2017
- 笹野公伸，岡田保典，安井　弥（編）：シンプル病理学 改訂第7版，南江堂，2015
- 佐藤達夫：人体スペシャル 胸部の地図帳，講談社，2008
- 佐藤達夫（監修）：新版 からだの地図帳，講談社，2013
- 佐藤千史，井上智子（編）：人体の構造と機能からみた病態生理ビジュアルマップ[4]膠原病・自己免疫疾患，感染症，神経・筋疾患，精神疾患，医学書院，2010
- 竹内昭博：Qシリーズ 新生理学 第6版，日本医事新報社，2015
- 武見太郎（編集主幹）：医科学大事典（全50巻），講談社，1982〜1983
- 田中越郎：系統看護学講座 専門基礎分野 疾病のなりたちと回復の促進[2] 病態生理学 第2版，医学書院，2016
- 堤　寛（監修）：新クイックマスター 病理学，医学芸術社，2006
- 中井準之助（編集者代表）：解剖学辞典 新装版，朝倉書店，2004
- 中村利孝，松野丈夫（監修）：標準整形外科学 第13版，医学書院，2017
- 井樋栄二，津村　弘（監修）：標準整形外科学 第15版，医学書院，2023
- 南山堂医学大辞典 第20版，南山堂，2015
- 社団法人日本解剖学会（監修），解剖学用語委員会（編集）：解剖学用語 改訂13版，医学書院，2007
- 日本救急医学会熱中症診療ガイドライン 2024 タスクフォース，タスクフォース長 神田　潤（編）：熱中症診療ガイドライン2024，一般社団法人日本救急医学会，2024

- 一般社団法人日本呼吸器学会「呼吸器の病気」https://www.jrs.or.jp/citizen/disease/
- 日本呼吸器学会COPDガイドライン第6版作成委員会（編）：COPD（慢性閉塞性肺疾患）診断と治療のためのガイドライン 第6版 2022，メディカルレビュー社，2022
- 日本皮膚科学会接触皮膚炎診療ガイドライン改定委員会：接触皮膚炎診療ガイドライン2020，日本皮膚科学会雑誌 130（4），523-567，2020
- 公益社団法人日本皮膚科学会，一般社団法人日本アレルギー学会，アトピー性皮膚炎診療ガイドライン作成委員会：アトピー性皮膚炎診療ガイドライン2021，日本皮膚科学会雑誌 131（13），2691-2777，2021
- 公益社団法人日本皮膚科学会「皮膚科Q&A」https://www.dermatol.or.jp/qa/
- 馬場元毅：絵でみる 脳と神経—しくみと障害のメカニズム 第4版，医学書院，2017
- 原 一之：人体スペシャル 脳の地図帳，講談社，2005
- 藤田尚男，藤田恒夫（原著），岩永敏彦（改訂）：標準組織学 総論 第5版，医学書院，2015
- 藤田尚男，藤田恒夫（原著），岩永敏彦，石村和敬（改訂）：標準組織学 各論 第5版，医学書院，2017
- 山内昭雄，鮎川武二：感覚の地図帳，講談社，2001
- 和氣健二郎：細胞と組織の地図帳，講談社，2003
- Dalley II, A. F., & Agur, A. M. R.：佐藤達夫，坂井建雄（監訳）：臨床のための解剖学 第2版，メディカル・サイエンス・インターナショナル，2016
- Fritsch, P., Kahle, K., & Frotscher：平田幸男（訳）：解剖学アトラス 原著第10版，文光堂，2012
- Fukutomi, Y.：*Int Arch Allergy Immunol*，2010
- Marieb, E. N.：林正健二，ほか（訳）：人体の構造と機能 第4版，医学書院，2015
- Netter, F. H.：佐野圭司，島津 浩（監修），金光 晟，高橋國太郎（監訳）：The Ciba Collection of Medical Illustrations 第1巻 神経 第1部 解剖学および生理学，日本チバガイギー，1985
- Netter, F. H.：佐野圭司，寺尾寿夫（監修），田村 晃，高津成美（監訳）：The Ciba Collection of Medical Illustrations 第1巻 神経 第2部 神経系および神経筋疾患，日本チバガイギー，1989
- Netter, F. H.：田崎 寛，鈴木秋悦（監訳）：The Ciba Collection of Medical Illustrations 第2巻 生殖器，日本チバガイギー，1978
- Netter, F. H.：山形敏一（監修），増田久之，石森 章（監訳）：The Ciba Collection of Medical Illustrations 第3巻 消化器 第1部 上部消化管，日本チバガイギー，1978
- Netter, F. H.：山形敏一（監修），増田久之，吉田 豊，石川 誠（監訳）：The Ciba Collection of Medical Illustrations 第3巻 消化器 第2部 下部消化管，日本チバガイギー，1979
- Netter, F. H.：山形敏一（監修），海藤 勇，石森 章（監訳）：The Ciba Collection of Medical Illustrations 第3巻 消化器 第3部 肝臓，胆道および膵臓，日本チバガイギー，1979
- Netter, F. H.：阿部正和（監修），馬場茂明，岡 博，ほか（監訳）：The Ciba Collection of Medical Illustrations 第4巻 内分泌，日本チバガイギー，1980
- Netter, F. H.：前川暢夫（監修），大島駿作，寺松 孝，佐川彌之助（監訳）：The Ciba Collection of Medical Illustrations 第7巻 呼吸器，日本チバガイギー，1981
- Netter, F. H.：西尾篤人，山元寅男（監修），内藤芳篤，山田和廣，ほか（監訳）The Ciba Collection of Medical Illustrations 第8巻 筋骨格 第1部 解剖，生理，代謝障害，日本チバガイギー，1991
- Netter, F. H.：金田清志（監修），松野丈夫，佐藤栄修，ほか（監訳）：The Ciba Collection of Medical Illustrations 第8巻 筋骨格 第2部 先天性および発育性疾患，腫瘍，リウマチ性疾患，関節置換術，日本チバガイギー，1994
- Netter, F. H.：矢部 裕（監修），冨士川恭輔（監訳）：The Ciba Collection of Medical Illustrations 第8巻 筋骨格 第3部 外傷，感染，切断，リハビリテーション，日本チバガイギー，1998
- Rohen, J. W., 横地千仞, Lütjen-Drecoll, E.：解剖学カラーアトラス 第6版，医学書院，2007
- Rubin, E., & Reisner, H. M.（編集）：河原 栄，中谷行雄（監訳）：ルービン カラー基本病理学 第5版，西村書店，2015
- Schünke, M., Schulte, E., & Schumacher, U.：坂井建雄，松村讓兒（監訳）：プロメテウス解剖学アトラス 解剖学総論／運動器系，医学書院，2007
- Schünke, M., Schulte, E., & Schumacher, U.：坂井建雄，大谷 修（監訳）：プロメテウス解剖学アトラス 頸部／胸部／腹部・骨盤部，医学書院，2008
- Schünke, M., Schulte, E., & Schumacher, U.：坂井建雄，河田光博（監訳）：プロメテウス解剖学アトラス 頭部／神経解剖，医学書院，2009
- Watanabe, M. et al.：Comprehensive Registry of Esophageal Cancer in Japan, 2013, *Esophagus* 18（1），1-24, The Registration Committee for Esophageal Cancer of the Japan Esophageal Society, 2021

さくいん

斜体は図および図の説明文中に語があるページ，**太字**はとくに詳しい解説があるページ

数字

1型糖尿病　**155**，*155*，*156*，157
2型糖尿病　**155**，*155*，*156*，157
Ⅰ型アレルギー　35，55，*170*，**171**
Ⅱ型アレルギー　170
Ⅲ型アレルギー　170
Ⅳ型アレルギー　170

ギリシャ文字・A-H

β細胞　155
ACTH（副腎皮質刺激ホルモン）　*164*，165
ADH（抗利尿ホルモン）　*164*，165
ADH分泌過剰症　165
ADL（日常生活動作）　125，133
AIDS（エイズ）　145
AKI（急性腎障害）　100
ALS（筋萎縮性側索硬化症）　46
A型肝炎　90
B型肝炎　90
B細胞　142，*143*，**168**，*168*，169，*169*，*171*
CAPD（持続携行式腹膜灌流法）　101
CD4（陽性T）細胞　145
CKD（慢性腎臓病）　100
COPD（慢性閉塞性肺疾患）　59
C型肝炎　90
DIC（播種性血管内凝固症候群）　177
DNA（デオキシリボ核酸）　173
　──の複製　*172*
　──修復機構　*172*，173
EMR（内視鏡的粘膜切除術）　*81*，81
ESD（内視鏡的粘膜下層剝離術）　*81*，81
E型肝炎　90
FSH（性腺刺激ホルモン）　*164*，165
GH（成長ホルモン）　*164*，165
HbA1c（ヘモグロビンA1c）　157
HDL（高比重リポタンパク）　*158*，*159*，*159*，161
　──コレステロール　159
HIV（ヒト免疫不全ウイルス）　*144*，145
HIV感染症　145
HTLV-1（ヒトT細胞白血病ウイルス-1）　142

I-Y

Ig（免疫グロブリン）　169
IgA　169
IgA腎症　98，*99*
IgD　169
IgE　35，169，*170*，171
IgG　169，*170*
IgM　169，*170*
ILC（自然リンパ球）　168，*168*
ILC1　168
ILC2　168
ILC3　168
IPMN（膵管内乳頭粘液性腫瘍）　*97*
LDL（低比重リポタンパク）　*158*，*159*，*159*，*160*，161
　──コレステロール　159
LH（性腺刺激ホルモン）　*164*，165
MASH（代謝機能障害関連脂肪肝炎）　**91**，*91*，93
MHC（主要組織適合抗原）　169
NK細胞（ナチュラルキラー細胞）　168，173
NSAIDs（非ステロイド性抗炎症薬）　72，75
NSAIDs潰瘍　74
PRL（プロラクチン）　*164*，165
PSA（前立腺特異抗原）　107
QOL（生活の質）　125，133
SCJ（扁平円柱上皮境界）　110
SLE（全身性エリテマトーデス）　177
SSRI（選択的セロトニン再取り込み阻害薬）　22
S状結腸　80，*82*
S状結腸がん　*82*
Th1細胞　*168*
Th2細胞　*168*
Th17細胞　*168*
TIA（一過性脳虚血発作）　12，*13*
TSH（甲状腺刺激ホルモン）　44，**45**，*164*，165
TSH受容体　44，*45*
T細胞　142，168，*168*，**169**，*171*，173
VLDL（超低比重リポタンパク）　*158*，159
YAM（骨密度の若年成人平均値）　125，*125*

あ

アウエル小体　*141*
亜急性甲状腺炎　166
悪性黒色腫　176
悪性骨腫瘍　*132*，133
悪性腫瘍　173
悪性リンパ腫　16，**142**，*143*，145，*145*
悪玉コレステロール　159
足関節　119，*128*
アジソン病　*167*，*167*，171
アシドーシス　156，157
アセチルコリン　18
亜脱臼　*118*，119
圧挫症候群　176
圧受容体　134
圧痛点　85，*85*
アデノイド　43
　──顔貌　*43*
　──増殖症　43，*43*
アテローム　12，*13*，49，*49*，50，**136**，*136*
　──血栓性脳梗塞　12，*13*
アトピー性皮膚炎　**147**，*147*，171
アトピー素因　171
アドレナリン　134，155，167
アドレナリン受容体　167
アナフィラキシーショック　*170*，176
アフタ　40，*41*
アフタ性口内炎　40，*41*
アポクリン化生　67
アポタンパク　*158*，159，161
アポトーシス　*172*，173
アミロイド血管症　14
アミロイドβタンパク質　19
アルコール性肝炎　90，*91*
アルコール性脂肪肝　91
アルツハイマー型認知症　**18**，*18*，19，20
アルドステロン　134，167
アレルギー　**168**，*170*，171
アレルギー性蕁麻疹　149
アレルギー性接触皮膚炎　*147*，147
アレルギー性鼻炎　34，*35*
アンジオテンシンⅡ　134

180

安静時狭心症　*50*, 51
アンドロゲン　*167*

胃　*74*
胃炎　*72*, 72
胃潰瘍　*75*, 77
胃角　*74*
胃がん　**78**, *78*, *174*
異形成　*110*, 111
移行上皮　*104*
移行上皮がん　*105*
胃酸　*75*
萎縮性腟炎　*114*
胃食道逆流症　*63*
異所性妊娠　*114*
胃体部　*74*
一次性ネフローゼ症候群　*114*
一過性脳虚血発作（TIA）　*12*, *13*
溢流性尿失禁　*107*
胃底部　*74*
遺伝子　*172*, *173*
遺伝子変異　*172*
胃粘膜　*74*
イレウス　*114*
インスリン　*96*, *154*, **155**
インスリン抵抗性　*155*, *155*
咽頭がん　*46*
咽頭結膜熱　*46*
咽頭扁桃　*42*, *43*
咽頭リンパ輪　*42*
院内肺炎　*57*
インピンジメント症候群　*122*, *122*, *123*

う

ウイルス性肝炎　*88*, *89*, **90**, *90*
ウィルヒョウ転移　*79*
ウィルムス腫瘍　*104*
烏口鎖骨靱帯　*118*
右心不全　*52*
右側結腸がん　*82*, *83*
うっ血　*52*
うっ血性心不全　*52*, *52*, *53*
うっ滞性乳腺炎　*66*, *66*

え

エイズ　*145*
腋窩神経麻痺　*119*

腋窩リンパ節　*68*, *69*
液性免疫　*169*, *169*
エストロゲン　*108*, *109*, *111*, *161*, *164*
壊疽性虫垂炎　*84*, *85*
エナメル質　*38*
円形脱毛症　*153*, *153*
炎症性ポリープ　*80*, *81*
延髄　*134*

横行結腸　*82*
横行結腸がん　*82*
黄色腫　*161*, *161*
黄色靱帯　*127*
黄体ホルモン　*164*, *165*
黄疸　*88*, *93*, **94**, *94*, *97*
黄斑　*28*, *29*, *30*, *31*
オキシトシン　*164*
オスグッド-シュラッター病　*121*, *121*

か

外痔核　*86*, *86*
外傷性骨折　*116*
外分泌細胞　*96*
開放隅角緑内障　*27*
開放骨折　*116*, *117*
潰瘍　*40*, **75**, *75*
潰瘍性大腸炎　*114*
解離性大動脈瘤　*137*, *138*
解離性動脈瘤　*138*, *139*
化学受容体　*134*
過換気症候群　*70*
角質層　*146*
拡張型心筋症　*53*, *53*
獲得免疫　*168*, *168*, *169*
核白内障　*26*
過形成性ポリープ　*80*, *81*
下行結腸　*82*
下行結腸がん　*82*
過呼吸症候群　*70*
過誤腫性ポリープ　*80*, *81*
仮骨　*116*, *117*
下肢静脈瘤　*139*, *139*
過熟白内障　*26*, *27*
下垂体　*45*, *164*, *165*
下垂体後葉ホルモン　*165*
下垂体腺腫　*16*, *17*, *165*
下垂体前葉ホルモン　*165*

下垂体ホルモン　*165*
仮性動脈瘤　*138*, 139
かぜ症候群　**55**, *55*, *166*
家族性大腸腺腫症　*81*, *81*
肩関節　*118*, *120*, 121, **122**, *122*
肩関節周囲炎　*123*
肩関節脱臼　*118*, 119
肩の痛み　*122*
カタル性虫垂炎　*84*, *85*
褐色細胞腫　*167*
滑膜　*128*, *130*, 131
カテコールアミン　*167*, *167*
痂皮　*146*, *147*, *147*
過敏性腸症候群　*114*
果部骨折　*116*
下部食道括約筋　*62*, 63
下部尿路　*103*
花粉症　*34*, *35*, *170*
カポジ肉腫　*145*, *145*
過眠症　*46*
カルシウム　*125*, *166*, 167
カルシトニン　*167*
加齢黄斑変性　*46*
加齢白内障　*26*, *27*
川崎病　*176*
眼圧　*27*
がん遺伝子　*172*, *173*
肝炎　*88*
肝管　*95*
肝がん　*93*
眼球　*26*
潰瘍性大腸炎　*114*
肝硬変　*93*
肝細胞がん　*93*, *93*
カンジダ症　*145*
カンジダ腟炎　*114*
間質性肺炎　*56*, *57*, *57*
管状絨毛腺腫　*81*
管状腺腫　*80*, *81*
冠状動脈　*48*, *48*, *136*, *138*, 139
肝小葉　*88*, *92*, *93*
肝性昏睡　*88*, **114**
肝性脳症　*114*
関節　*118*
関節軟骨　*128*, *128*
関節包　*122*, *130*, 131
関節リウマチ　*130*, **131**, *163*, *171*, *171*
肝臓　*88*
眼底　*28*, *28*
眼底出血　*28*, *161*
嵌頓痔核　*86*

肝内結石　94, 95
肝内胆管　95
肝内胆管がん　93
肝不全　21, 93, 114
顔面神経　24, 25
顔面神経麻痺　25, 25, 33
がん抑制遺伝子　172, 173

記憶　18
記憶障害　18
気管支炎　55
気管支拡張症　70
気管支喘息　54, 55, 170, 171
偽関節　116, 117
偽腔　138, 139
器質性月経困難症　114
偽小葉　92, 93
季節性アレルギー性鼻炎　34, 35
喫煙　60, 105
気道　55
　——のリモデリング　54
機能性月経困難症　114
機能性腺腫　165
機能性ディスペプシア　73
逆流性食道炎　62, 63, 125
丘疹　146, 146, 147, 170
急性胃炎　72, 72
急性胃粘膜病変　72, 75
急性潰瘍　75, 75
急性化膿性乳腺炎　66, 66
急性肝炎　88, 89
急性冠症候群　50
急性気管支炎　55, 55
急性限局性腹膜炎　114
急性硬膜下血腫　15
急性骨髄性白血病　140, 141
急性糸球体腎炎　98, 99
急性腎炎　98
急性心筋梗塞　49
急性腎障害（AKI）　100
急性心不全　53
急性腎不全　100, 100
急性蕁麻疹　149
急性膵炎　96, 97
急性中耳炎　33, 33
急性乳腺炎　66
急性白血病　141
急性汎発性腹膜炎　114
急性副鼻腔炎　37, 37

急性扁桃炎　42, 43
急性リンパ性白血病　140, 141
急速進行性糸球体腎炎　98
境界悪性腫瘍　112
狭心症　49, 49, 50, 135, 137, 137, 161, 161
胸腺　168
強迫症　23
棘上筋腱の炎症　122
虚血性心疾患　48, 50, 137
巨人症　165, 165
魚椎変形　124
キラーT細胞　169, 169
ギラン・バレー症候群　176
キロミクロン　158, 159
筋萎縮性側索硬化症　46
筋ジストロフィー症　176
筋腫分娩　108
筋性防御　85
筋層内筋腫　108

口すぼめ呼吸　59, 59
クッシング症候群　167, 167
クッシング病　165, 165
くも膜　14
くも膜下腔　14
くも膜下出血　15, 15, 135, 137
クラッシュ症候群　176
グリア細胞　16
グリコゲン　154
グリソン鞘　89, 92, 93
クルーケンベルグ腫瘍　79, 113
グルカゴン　154, 155
グルコース　155
クローン病　114

脛骨粗面　121
形質細胞　169
頸椎　123
頸椎骨折　116
頸椎症　122, 123, 123
頸椎症性神経根症　123
頸椎症性脊髄症　123
茎捻転　112
頸部脊椎症　123, 123
劇症肝炎　88, 89
血圧　134, 135

血液透析　101
血管炎　176
血管性高血圧　134
血管性認知症　18, 20, 21
血管性浮腫　149, 149
月経困難症　114
血行性転移　174, 175, 175
血腫　14, 117
楔状椎変形　124
血清尿酸値　162
血清病　170
結石尿道嵌頓　103
血栓　137, 160
血栓症　51
血栓性外痔核　87
結腸がん　83
血糖値　154, 155, 157
結膜炎　46
血友病　176
腱　131
牽引性網膜剥離　29, 31, 31
肩関節　118, 120, 121, **122**, 122
肩関節周囲炎　123
肩関節脱臼　118, 119
言語障害　18
肩鎖関節脱臼　118
肩鎖靱帯　118
腱鞘　131
腱鞘炎　131, 131
顕性感染　150, 151
原発開放隅角緑内障　27, 27
原発性悪性骨腫瘍　133
原発性アルドステロン症　167, 167
原発性月経困難症　114
原発性骨腫瘍　132, 133
原発性骨粗鬆症　125
原発性脳腫瘍　16, 17
原発性副甲状腺機能亢進症　166, 167
原発閉塞隅角緑内障　27
原発緑内障　27
腱板　122
腱板部分損傷　120, 121
肩峰　122
肩峰下滑液包炎　120, 122, 123

高LDLコレステロール血症　159, 161
口蓋扁桃　42, 43
膠芽腫　16, 17
高カルシウム血症　133, 176

交感神経　*134*
口腔　*40*
口腔カンジダ症　*40*, *41*, 145
口腔粘膜　*40*
口腔梅毒　*41*
高血圧　14, **135**, 161
高血圧性心疾患　135, *135*
高血糖　*154*, 155, *156*
抗原　168, *168*, *170*, 171
抗原抗体反応　171
抗原提示　*169*
抗原提示細胞　146
膠原病　171, 176
好酸球性副鼻腔炎　37
光視症　31, *31*
高次脳機能障害　13
拘縮　122
甲状腺　44, **45**, *164*, 165, *166*, 167
甲状腺がん　46
甲状腺機能亢進症　45, *165*, 166, 167
甲状腺機能低下症　21, 45, *165*, 166, 167
甲状腺刺激ホルモン（TSH）　44, **45**, *164*, 165
甲状腺腫瘍　*166*
甲状腺中毒症　*166*
甲状腺ホルモン　**45**, *164*, 165, *165*, *166*, 167
高浸透圧高血糖状態　*156*, 157
口唇ヘルペス　40, *41*
拘束性換気障害　57
抗体　168, **169**, *170*
抗体産生細胞　169, *169*
好中球　168, *168*, *169*, *170*
後天性免疫不全症候群　145
高トリグリセリド血症　159
口内炎　41
高尿酸血症　161, 162, *163*
更年期障害　176
紅斑　40, **146**, *146*, *147*, *170*
高比重リポタンパク（HDL）　*158*
高プロラクチン血症　165, *165*
硬膜　14
硬膜外血腫　46
硬膜下血腫　14, 15, *15*
肛門　*86*
肛門括約筋　86, *86*
肛門管　*82*, *86*
肛門周囲膿瘍　87
肛門腺　87, *87*

肛門ポリープ　87
抗利尿ホルモン（ADH）　*164*, 165
誤嚥性肺炎　70
股関節　*128*
心の病気　22
骨　*125*
骨芽細胞　*125*
骨棘　*123*, *127*, *128*
骨腫瘍　133
骨新生　*128*
骨髄　168
骨髄系幹細胞　*140*, 141
骨髄性白血病　141
骨折　116, *117*
骨粗鬆症　*124*, 125
骨端線　*120*, 121
骨軟骨腫　133
骨肉腫　*132*, 133
骨びらん　*130*
骨膜反応　*132*
骨密度　*125*
コドマン三角　*132*
鼓膜　*32*
コリン性蕁麻疹　*149*
コルチゾール　*134*, *155*, *165*, *167*
コレステロール　*137*, *158*, **159**, 161
混合性結合組織病　*171*, **176**

さ

細菌性肺炎　*56*, 57
細小血管症（糖尿病の）　*157*
細動脈硬化　*136*, *136*, **137**
サイトカイン　168, *169*, *169*
サイトメガロウイルス感染症　145, *145*
細胞死　*172*, 173
細胞周期　*172*
細胞傷害型アレルギー　*170*
細胞傷害性T細胞　*168*, *169*, *169*, *170*
細胞性免疫　*169*, *169*
細胞分裂　*172*, 173
サイロキシン　167
鎖骨骨折　*116*
坐骨神経　*126*
坐骨神経痛　*126*, *126*
左心不全　52, *52*
左側結腸がん　*82*, 83

し

痔　86
シェーグレン症候群　*171*, **176**
痔核　86, *86*
色素上皮層　*30*, 31
子宮　108, *110*
子宮外妊娠　114
子宮筋腫　108, *108*
子宮頸管　*110*
子宮頸がん　*110*, 111
子宮頸部　108, *108*, *110*
子宮腺筋症　108, *108*
糸球体　*98*
子宮体がん　111
糸球体腎炎　**98**, *170*
子宮体部　108, *108*, *110*
子宮内膜　108, *108*, *109*, 111, *111*
子宮内膜異型増殖症　*111*
子宮内膜がん　111, *111*
子宮内膜症　108, *109*
刺激誘発型蕁麻疹　149, *149*
歯垢　38
自己抗原　171
自己免疫疾患　153, 168, **171**, *171*
自己免疫性肝炎　91
自己免疫性溶血性貧血　*170*, 171, 177
脂質　*158*, *159*, *160*
脂質異常症　*137*, **159**, *159*, 161
歯周炎　38, *39*
歯周病　*39*, 39
思春期早発症　165
視床下部　*164*, 165
視神経　*27*, 27
視神経乳頭　*30*, 31
視神経乳頭陥凹　*27*
歯髄炎　38
シスチン尿症　103
歯性上顎洞炎　37
歯石　38
自然免疫　168, *168*, *169*
自然リンパ球（ILC）　*168*, 168
持続携行式腹膜灌流法（CAPD）　101
舌　*24*, 41
市中肺炎　57
膝蓋骨亜脱臼　*119*
膝蓋骨脱臼　119
膝関節　*119*, *121*, *121*, *128*
湿疹　*146*, *146*
歯肉炎　*38*, 39

ジヒドロテストステロン　152, 153	食道静脈瘤　92, 93, 139	新生血管　175, 175
自閉スペクトラム症　46	食道裂孔ヘルニア　62, 63	腎性高血圧　134
脂肪硝子変性　13	女性型脱毛症　152, 153	真性動脈瘤　138, 139
脂肪塞栓症　176	女性ホルモン　108, 109, 111, 112,	心臓　48
尺側偏位　130, 131	161	腎臓　98
社交不安症　23	ショック　176	──のはたらき　100
重症筋無力症　170, 171, 171, **176**	初発白内障　26, 27	心臓血管中枢　134
十二指腸　74	耳漏　33	心臓喘息　52
十二指腸潰瘍　75, 77	痔瘻　87, 87	心臓破裂　51
絨毛がん　114	脂漏性皮膚炎　147, 147	心臓弁膜症　70
絨毛腺腫　80, 81	腎盂　102, 104	靭帯損傷　118, 119, 119
手関節　131, 131	腎盂結石　102, 103	心タンポナーデ　70
粥腫　12, 13, 49, 49, 50, **136**,	腎盂腎炎　103, **114**	心内膜炎　70
136, 160, 161	腎盂・尿管がん　104, 105	侵入奇胎　114
粥状動脈硬化　136, 136	腎炎　98	腎杯　102
樹状細胞　168, 168	腎芽腫　104	腎杯結石　102, 103
主膵管　95	心筋炎　70	心拍出量　135
出血性胃潰瘍　74, 77	心筋梗塞　48, **49**, 49, 50, 51,	真皮　146
出血性梗塞　13	52, 135, 135, 137, 137, 157,	心不全　**52**, 135
出血性ショック　176	157, 161	腎不全　21, **100**, 135, 163
シュニッツラー転移　79	心筋症　52, 53	心房細動　13
腫瘍血管　175, 175	神経活動　23	心房中隔欠損症　70
腫瘍性ポリープ　81	神経原性ショック　176	蕁麻疹　148, **149**, 149, 170
主要組織適合抗原（MHC）　169	神経原線維変化　18, 19	
上衣腫　16	神経膠細胞　16	
漿液性腺がん　113	神経膠腫　16, 17	
漿液性嚢胞腺腫　113	神経根　123, 126, 127	膵液　97
消化性潰瘍　75, 75, 76	神経根症　123, 123	膵炎　97
上気道炎　33, 37, **55**, 55, 166	神経細胞　150	髄核　126, 126
上行結腸　82	神経鞘腫　16, 17	髄芽腫　16
上行結腸がん　82	神経性間欠性跛行　127, 127	膵がん　97
踵骨骨折　116	神経性高血圧　134	膵管がん　97
小細胞がん　61	神経伝達物質　18, 23	膵管内乳頭粘液性腫瘍（IPMN）　97
硝子体　28, 29, 31	神経網膜　30, 31	水晶体　26, 27
小水疱　146, 146	腎血管性高血圧　137	水腎症　103
小動脈瘤　136	腎結石　102, 103	膵臓　96
上皮小体　164	心原性ショック　51, 176	垂直感染　90
小伏在静脈　139	心原性脳塞栓症　13, 13	水痘　150, 151
上部尿路　103	腎硬化症　**114**, 135, 135, 137, 137	膵島　154, 155, 165
上方関節唇損傷　120, 121	人工肛門　83, 83	水頭症　46
漿膜下筋腫　108	腎細胞がん　104, 104	水痘・帯状疱疹ウイルス　25, 150,
静脈弁　139, 139	心室中隔	151
静脈瘤　139, 139	──欠損症　70	水疱　40, 150, 150, 151
小彎　74, 78	──の穿孔　51	髄膜　14, 16
上腕骨外側上顆炎　120	心室瘤　51	髄膜炎　46
上腕骨顆上骨折　116	真珠腫性中耳炎　33, 33	髄膜腫　16, 17
上腕骨近位骨端線離開　120, 121	滲出性中耳炎　**33**, 33, 43	睡眠時随伴症　46
上腕骨近位部骨折　116	滲出性網膜剥離　31, 31	睡眠時無呼吸症候群　43, 43
上腕骨頭　122	浸潤　174, 174	睡眠障害　20, **46**
職業性膀胱がん　105	針状骨　132	皺襞肥大型胃炎　73
食道がん　64, 65	尋常性天疱瘡　40, 41	ステロイドホルモン　167, 167

ストーマ　83, *83*
スピクラ　*132*
スポーツ障害　121
スワンネック変形　*130*, 131

生活の質（QOL）　125, 133
制御性T細胞　*168*, *171*
星細胞腫　*16*
性索間質　112, *112*
脆弱性骨折　**116**, *124*, 125, *125*
成熟白内障　*26*, *27*
正常眼圧緑内障　27
成人T細胞白血病（・リンパ腫）　*140*,
　　 141, 142, **176**
性腺　165
性腺刺激ホルモン（FSH, LH）　*164*, 165
精巣　*164*, 165
成長軟骨板　121
成長ホルモン（GH）　155, *164*, 165
成長ホルモン分泌不全性低身長症
　　 165, *165*
整復　119
脊髄　123
脊髄症　123, *123*
脊髄損傷　176
脊柱管　*126*, *126*
脊柱管狭窄症　126, **127**, *127*
舌　*24*, *41*
舌炎　41
節外性病変　*142*
舌がん　41, *41*
摂食障害　46
接触蕁麻疹　149
接触皮膚炎　*170*
セメント質　*38*
セロトニン　*22*, *23*
線維輪　*126*
遷延治癒　116, *117*
腺がん　*60*, 61
穿孔性虫垂炎　*84*, 85
腺腫　*80*, *81*, 83
前十字靱帯損傷　119
全身性エリテマトーデス　*170*, 171,
　　 171, **177**
全身性強皮症　*171*, **177**
全身性自己免疫疾患　*171*, *171*
前増殖糖尿病網膜症　*29*, *29*
選択的セロトニン再取り込み阻害薬
　　 （SSRI）　22

善玉コレステロール　159
先端巨大症　165, *165*
センチネルリンパ節　69
疝痛発作　103
前庭部　*74*, 78
先天性股関節脱臼　*119*
蠕動運動　63
前頭側頭型認知症　*18*
全般不安症　23
潜伏感染　*150*, 151
前立腺　106
前立腺がん　*106*, 107
前立腺特異抗原（PSA）　107
前立腺肥大症　103, **106**, *106*, 107

総肝管　95
臓器特異的自己免疫疾患　*171*, *171*
双極症　*22*, 23
象牙質（歯の）　*38*
造血幹細胞　*140*, 141
増殖糖尿病網膜症　*29*, *29*
総胆管　*95*
総胆管結石　*94*, 95
瘙痒　*147*, 149
足関節　*119*, 128
足関節骨折　*116*
即時型アレルギー　*169*, *170*, 171
即時相反応　35
続発性月経困難症　114
続発緑内障　27
粟粒結核症　70
ソマトスタチン　154

大血管症（糖尿病の）　*157*
大細胞がん　*61*
代謝機能障害関連脂肪肝炎（MASH）
　　 91, *91*, *93*
帯状疱疹　145, **150**, *151*
帯状疱疹後神経痛　*150*, *151*
苔癬化　*146*, *147*
大腿骨近位部骨折　*116*
大腿四頭筋　121
大腸がん　82, **83**, *172*, *174*
大腸クローン病　114
大腸ポリープ　81
大腸ポリポーシス　81
大動脈瘤　139

大脳皮質　18, *18*
大伏在静脈　*139*
大葉性肺炎　*56*
大彎　*74*
唾液腺　*24*
高安動脈炎　176
ダグラス窩　108, *109*
多段階発がん　*172*
脱臼　*118*, 119
脱臼骨折　119
脱毛症　153
脱毛斑　153
多発性筋炎　*171*, **177**
多発性硬化症　46
多発性骨髄腫　177
多発性嚢胞腎　114
胆管炎　94
胆管がん　*94*, 95
単球　*137*, 160
単純糖尿病網膜症　*29*, *29*
単純ヘルペス　*150*, *150*
単純ヘルペスウイルス　25, *150*, *150*
単純疱疹　150
男性型脱毛症　*152*, 153
男性ホルモン　106, *152*, *153*, 164
胆石　96
胆石症　*94*, 95
胆石発作　*94*, 95
胆道　*94*, 94
胆道がん　*94*, 95
胆道感染症　*94*, 95
胆嚢　95
胆嚢炎　*94*, 95
胆嚢がん　*94*, 95
胆嚢頸部　*95*
胆嚢結石　*94*, 95
タンパク尿　*98*
弾発指　131

チアノーゼ　70
遅延型アレルギー　*170*
知覚神経　*148*, 149
腟　110
腟炎　114
遅発相反応　35
肘関節　*119*, 128
中耳　*32*
中耳炎　33
中耳腔　*32*

さくいん　185

中手指節関節　131
虫垂　84
虫垂炎　84, 85
中枢性免疫寛容　171
中性脂肪　158, 159
中足趾節関節　162
肘内障　119
中膜（動脈の）　136, 136, 137, 138,
　　139
腸肝循環　158
腸脛靱帯炎　121, 121
超低比重リポタンパク(VLDL)　158
腸閉塞　114
腸腰筋徴候　85, 85
直腸　80, 82
直腸がん　82, 83
直腸子宮窩　109
直腸静脈叢　86, 86
チョコレート嚢胞　108, 109, 113

椎間板　123, 126, 126
椎間板ヘルニア　126, 126, 127
椎体圧迫骨折　116, 124
通年性アレルギー性鼻炎　34, 35
痛風　162
痛風結節　163, 163
痛風腎　163
痛風発作　162, 162, 163
使いすぎ症候群　116, 121

て

手足口病　40, 41
低HDLコレステロール血症　159, 161
低カリウム血症　177
低カルシウム血症　177
抵抗血管　135
低ゴナドトロピン性性腺機能低下症
　　165
低タンパク血症　98
低比重リポタンパク(LDL)　158
デオキシリボ核酸(DNA)　173
手関節　131, 131
テストステロン　152, 153, 164, 165
鉄欠乏性貧血　177
テニス肘　120, 121
転移　174, 174
転移性肝がん　93, 93
転移性骨腫瘍　133, 133

転移性脳腫瘍　17, 17
転移性肺腫瘍　61
てんかん　17, 46

と

頭蓋咽頭腫　16, 17
頭蓋内圧亢進症状　17, 17
凍結肩　122
統合失調症　22, 22, 23
橈骨遠位部骨折　116
橈骨茎状突起部　131
透析療法　100, 101
糖尿病　29, 39, **155**, 156, 161
糖尿病性ケトアシドーシス　156, 157
糖尿病性神経障害　155, 157
糖尿病性腎症　100, 155, 157
糖尿病性足病変　157, 157
糖尿病網膜症　**29**, 29, 155, 157
動脈硬化　39, 135, **136**, 157,
　　160, 161, 161
動脈瘤　135, 135, 138, **139**
特発性間質性肺炎　57
特発性血小板減少性紫斑病　170,
　　171, **177**
特発性蕁麻疹　149, 149
特発性肺線維症　57, 57
ドケルバン病　131, 131
突発性難聴　46
ドパミン　22, 23
トリグリセリド　159, 159
トリコモナス腟炎　114
鳥肌胃炎　73, 73
トリヨードサイロニン　167

な

内痔核　86, 86
内視鏡的粘膜下層剥離術(ESD)　81,
　　81
内視鏡的粘膜切除術(EMR)　81, 81
内側側副靱帯損傷　119
内軟骨腫　132, 133
内分泌細胞　96, 154
内分泌性高血圧　134
内分泌腺　164, 165
内膜（動脈の）　136, 136, 137, 138,
　　139
ナチュラルキラー細胞　168, 173
ナトリウム　134
軟骨下骨　128

軟骨肉腫　133
難聴　33, 33
軟部組織　116, 121

に

肉芽組織　117
肉腫　133
二次性高血圧　134, 135, 167
二次性ネフローゼ症候群　114
日常生活動作(ADL)　125, 133
乳がん　68, 69
乳状脂粒　158
乳腺　66
乳腺炎　66
乳腺症　66, 67
乳腺線維腺腫　70
乳頭腫　67
乳頭部がん　94, 95
ニューモシスチス肺炎　145, 145
ニューロパチー　176
尿管　102, 104
尿管結石　102, 103
尿酸　162, 163
尿酸塩結晶　162, 163
尿道　102
尿道結石　102
尿毒症　100, 100, 107
尿閉　103, 107
尿崩症　165, 165
尿路　105
尿路結石症　**103**, 163
尿路上皮がん　105
認知機能　18
認知症　18

ネガティブフィードバック　44, 164,
　　165, 167
熱傷　177
熱中症　177
ネフローゼ症候群　98, **114**
ネフロン　98, 101
粘膜下筋腫　108

脳　18
嚢下白内障　26
脳血管障害　12, 14, 20

脳血栓症　*12*
脳梗塞　**12**, *12*, *135*, *137*, *137*, *157*, *157*, *161*, *161*
脳出血　**14**, *135*, *135*, *137*, *137*, *161*
脳腫瘍　*16*, **17**, *174*
脳塞栓症　*12*
脳動静脈奇形　*46*
脳動脈瘤　*15*, *139*
脳ヘルニア　*13*, **15**, *15*, *17*
囊胞　*66*, *67*, *112*
膿疱　*146*, *146*
膿瘍　*66*, *85*, *85*, *87*
ノルアドレナリン　*22*, *23*, *134*, *167*

歯　*38*
パーキンソン症状　*20*
パーキンソン病　*46*
肺炎　*57*
肺がん　**60**, *60*, *174*
肺結核　*70*
敗血症　*94*, **177**
敗血症性ショック　*85*, *176*
肺高血圧症　*70*
胚細胞　*112*, *112*
肺水腫　*52*, *70*
肺塞栓症　*70*
梅毒　*177*
排尿障害　*127*
肺胞性肺炎　*56*, *57*
白内障　*27*
白斑　*40*
白板症　*41*
破骨細胞　*125*
パジェット病　*68*
橋本病　*44*, **45**, *166*, *167*, *171*, *171*
播種　*174*, *175*
播種性血管内凝固症候群　*177*
バセドウ病　*44*, **45**, *45*, *166*, *167*, *171*
発育性股関節形成不全　*119*, *128*
白血球　*141*
白血病　*141*, *142*
白血病細胞　*141*, *141*
鼻茸　*37*, *37*
鼻づまり　*37*, *43*
パニック症　*23*
ばね指　*131*, *131*

馬尾　*126*, *127*
はやり目　*46*
汎下垂体機能低下症　*165*
反跳痛　*85*
パンヌス　*130*
反応性肉芽組織　*163*
反復性脱臼　*119*

非アレルギー性蕁麻疹　*149*
皮下骨折　*116*
皮下静脈叢　*86*
鼻腔　*34*
膝関節　*119*, *121*, *121*, *128*
肘関節　*119*, *128*
皮脂欠乏性皮膚炎　*147*, *147*
皮質白内障　*26*
脾腫　*92*, *93*
非腫瘍性ポリープ　*81*
皮疹　*149*
皮垂　*87*
ヒスタミン　*148*, *149*, *170*
非ステロイド性抗炎症薬（NSAIDs）　*72*, *75*
肥大型心筋症　*53*, *53*
ヒトT細胞白血病ウイルス-1（HTLV-1）　*142*
ヒトパピローマウイルス　*110*, *111*
ヒト免疫不全ウイルス（HIV）　*145*
鼻粘膜　*34*
非びらん性胃食道逆流症　*63*
皮膚　*146*
皮膚炎　*146*
皮膚筋炎　*171*, **177**
飛蚊症　*29*, *31*, *31*
鼻閉　*35*, *37*, *43*
非ホジキンリンパ腫　*142*, *142*, *143*
肥満細胞　*148*, *149*, *170*
びまん性大細胞型B細胞リンパ腫　*142*, *143*
表情筋　*24*, *25*
病的骨折　**116**, *133*
皮様囊腫　*113*
表皮　*146*
日和見感染症　*145*
日和見病原体　*144*
びらん　*40*, **75**, *75*, *146*, *147*, *150*
ビリルビン　*88*, *94*
非裂孔原性網膜剝離　*31*, *31*
鼻漏　*37*

疲労骨折　**116**, *121*, *121*
ピロリ菌　*63*, *72*, *75*, *78*
貧血　*177*

ふ

不安定狭心症　*50*, *51*
不安または恐怖関連症群　*22*, *23*
プール熱　*46*
副甲状腺　*164*, *165*, *166*, *167*
副甲状腺機能低下症　*166*, *167*
副甲状腺ホルモン　*166*, *167*
副腎　*164*, *165*, *167*, *167*
副腎髄質ホルモン　*164*, *167*, *167*
副腎皮質機能低下症　*165*, *167*
副腎皮質刺激ホルモン（ACTH）　*164*, *165*, *167*
副腎皮質ホルモン　*164*, *165*, *167*, *167*
腹水　*93*
副鼻腔　*36*
副鼻腔炎　*37*
腹部大動脈瘤　*137*
腹壁静脈の怒張　*92*, *139*
腹膜炎　*85*, **114**
腹膜透析　*101*
不顕性感染　*90*, *150*, *151*
ブシャール結節　*128*
浮腫　*52*, *93*, *98*, *149*, *149*
不整脈　*51*, *70*
物質使用症　*22*, *23*
物理性蕁麻疹　*149*
ブドウ糖　*154*, *155*
不妊症　*114*
不眠症　*46*
プラーク　*38*, *38*
ブルンベルグ徴候　*85*
プロゲステロン　*109*, *164*
プロラクチン（PRL）　*164*, *165*
プロラクチン欠乏症　*165*

へ

平滑筋細胞　*137*
平滑筋腫　*108*
閉塞隅角緑内障　*27*
閉塞性黄疸　*94*, *94*, *95*
閉塞性換気障害　*59*, *59*
閉塞性水頭症　*17*
閉塞性動脈硬化症　*137*, *137*
閉塞性肥大型心筋症　*53*

ベーチェット病　41, **177**
ヘバーデン結節　128, 129
ペプシン　75
ペプチド　169
ヘモグロビンA1c　157
ヘリコバクター・ピロリ　72, 75, 78
　——感染胃炎　73, 73, 78
ヘルパーT細胞　145, 168, 169, 170
ヘルパンギーナ　41, **46**
ベル麻痺　25, 25
変形性関節症　128
変形性股関節症　128, 129
変形性足関節症　128
変形性膝関節症　128, 129
変形性肘関節症　128
変形性指関節症　128, 129
変性LDL　160
変性性認知症　18
変性脊椎すべり症　127
扁桃　42, 43
扁桃炎　43
扁桃周囲炎　42
扁桃周囲膿瘍　42
扁桃病巣疾患　42, 43
扁平円柱上皮境界（SCJ）　110
扁平上皮がん　61
扁平苔癬　40
扁平椎変形　124

蜂窩織炎性虫垂炎　84, 85
膀胱　105
膀胱がん　104, 105
膀胱結石　102, 103
胞状奇胎　114
膨疹　148, 149, 170
房水　27
蜂巣肺　57, 57
乏突起膠腫　16
泡沫細胞　137, 160
膨隆白内障　26
ホジキン細胞　142, 143
ホジキンリンパ腫　142, 143
母指CM関節症　128
補体　170
発赤　148, 149
骨　125
ポリペクトミー　81, 81
ホルモン　164, 165

本態性高血圧　134, 135

膜性腎症　98, 99
膜性増殖性糸球体腎炎　98, 99
マクロファージ　137, 145, 160, **168**, 168, 169, 169, 171, 173
まだら認知症　20
マックバーニー点　85
末梢性免疫寛容　171
慢性胃炎　72, 73
慢性潰瘍　75, 75
慢性肝炎　88, 89
慢性甲状腺炎　45, 166
慢性硬膜下血腫　15
慢性呼吸不全　21
慢性骨髄炎　116, 117
慢性骨髄性白血病　140, 141
慢性糸球体腎炎　98, 99
慢性腎炎　98
慢性腎臓病（CKD）　100
慢性心不全　21, 52
慢性腎不全　100, 101
慢性蕁麻疹　149
慢性膵炎　97, 97
慢性中耳炎　33, 33
慢性乳腺炎　66
慢性白血病　141
慢性副鼻腔炎　37, 37
慢性腹膜炎　114
慢性閉塞性肺疾患（COPD）　58, 59
慢性扁桃炎　42, 43
慢性リンパ性白血病　140, 141

ミオパチー　176
未熟白内障　26, 27
見張りリンパ節　69
耳　32

む

無気肺　70
むし歯　38, 38
無症候性キャリア　90
無症候性心筋虚血　50, 51

メサンギウム細胞　99
メタボリックシンドローム　177
メドゥサの頭　92
メニエール病　46
メモリーB細胞　169
メラノーマ　176
免疫　**168**, 168, 169
免疫監視機構　173, 173
免疫寛容　171
免疫グロブリン（Ig）　169
免疫複合体　98, 170
免疫複合体型アレルギー　170

も

毛周期　152, 153
毛組織　152
盲腸　82, 84
盲腸がん　82
毛乳頭　152, 153
毛包　152, 153, 153
毛母細胞　152, 153
網膜　28, 28, 30
網膜静脈分枝閉塞症　28, 29
網膜静脈閉塞症　**28**, 29, 137
網膜中心静脈閉塞症　28, 29
網膜剥離　30, 31
門脈圧亢進症　92, 93

野球肩　120, 121
薬物性肝障害　91
ユーイング肉腫　133
有痛弧　122
癒着性関節包炎　122, 122
癒着性中耳炎　33
腰痛　126, 126
容量受容体　134
抑うつ症　22, 23

ら

ラクナ梗塞　13, 13
ラムゼイ・ハント症候群　25, 25
ランゲルハンス島　154
卵巣　112, 164, 165
卵巣腫瘍　112, 113
ランツ点　85

ランナー膝　121, *121*
卵胞ホルモン　*164*, *165*

り

リード・シュテルンベルグ細胞　142, *143*
リウマトイド結節　131
リトルリーガーズショルダー　120
利尿薬　135
リポタンパク　*158*, 159
リポヒアリノーシス　13
リモデリング (骨の)　*117*, **125**, *125*
流行性角結膜炎　46
良性骨腫瘍　*132*, 133
緑内障　**27**, *27*, 29
リン酸　125
鱗屑　*146*, 147
リンパ管　*174*
リンパ球　142, *146*, *153*, 168
リンパ系幹細胞　*140*, 141
リンパ行性転移　*174*, 175
リンパ性白血病　141
リンパ節　142, *142*, 174

る・れ

類骨　*117*, 125
涙腺　24
ループス腎炎　170
裂肛　86, *87*, 87
裂孔原性網膜剝離　31, *31*
レニン　*134*, 167
レニン-アンジオテンシン系　135
レビー小体　20
レビー小体型認知症　18, 20, *20*
レム睡眠行動障害　20

ろ・わ

ロイコトリエン　170
瘻管　87, *87*
労作性狭心症　50, *50*
老人性腟炎　114
老人斑　18, *19*
ローゼンシュタイン徴候　85, *85*
ロコモティブシンドローム　116
濾胞　*166*
濾胞上皮細胞　*45*
濾胞性ヘルパーT細胞　168
濾胞性リンパ腫　143

ワルダイエル咽頭輪　42

さくいん ― 189

監修者紹介

矢﨑 義雄（やざき　よしお）
東京大学医学部卒業．医学博士．1991年より東京大学医学部教授，1995年より同大医学部長．1999年より国立国際医療センター病院長，2000年より同センター総長．2004年より独立行政法人国立病院機構理事長，2012年より国際医療福祉大学総長．2018年より学校法人東京医科大学理事長．
『内科学　第12版』（小室一成との共著，朝倉書店），『新臨床内科学　第10版』（医学書院）など，監修書，著書多数．

N. D. C. 491　　190p　　26cm

地図帳・ナース
The Atlas of Human Diseases
病気の地図帳 増補改訂版

発行日——2024年11月20日　　第1刷発行

定価はカバーに表示してあります．

監修——————矢﨑義雄
発行者—————篠木和久
発行所—————株式会社　講談社
　　　　　　　〒112-8001　東京都文京区音羽2-12-21
　　　　　　　電話　編集　03-5395-3560
　　　　　　　　　　販売　03-5395-4415
　　　　　　　　　　業務　03-5395-3615

印刷所—————TOPPAN株式会社
製本所—————株式会社若林製本工場

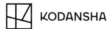

本書のコピー，スキャン，デジタル化等の無断複製は著作権法上での例外を除き禁じられています．本書を代行業者等の第三者に依頼してスキャンやデジタル化することはたとえ個人や家庭内の利用でも著作権法違反です．

Ⓡ〈日本複製権センター委託出版物〉
複写される場合は，事前に日本複製権センター（電話03-6809-1281）の許諾を得てください．

落丁本・乱丁本は購入書店名を明記のうえ，小社業務宛にお送りください．送料小社負担にてお取り替えいたします．なお，この本についてのお問い合わせは，第一事業本部企画部からだとこころ編集宛にお願いいたします．

©KODANSHA 2024, Printed in Japan
ISBN978-4-06-537824-3

〈地図帳シリーズ〉好評既刊

すべて電子書籍あり

新版 からだの地図帳

監修／佐藤達夫（東京医科歯科大学名誉教授、東京有明医療大学名誉教授・名誉学長）

A4変型, ソフトカバー, 214頁,
オールカラー　定価：本体4000円（税別）

[本書の特色]
- 正確さを追求した700点におよぶイラストで、からだの構造を図解。特に、主要な臓器については精緻で迫力のある実物大イラストを掲載。からだの〈つくり〉が実感をもってイメージできる。
- からだの機能をわかりやすく解説。多数の図表・写真で、からだの複雑な〈はたらき〉がスムーズに理解できる。
- 「おもな病気」や「組織学の基礎知識」も掲載した圧倒的な情報量。

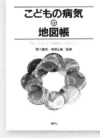

こどもの病気の地図帳

監修／鴨下重彦（元国立国際医療研究センター名誉総長）
柳澤正義（元国立成育医療研究センター名誉総長）

A4変型, ソフトカバー, 181頁,
オールカラー　定価：本体4000円（税別）

[本書の特色]
- 発熱、けいれん、発疹など、こどもに多い主要症状の見方・考え方。
- 頭部外傷、中耳炎、扁桃肥大、気管支喘息、小児下痢症、夜尿症、アトピー性皮膚炎、起立性調節障害、脱水症、スポーツ障害など、日常よくみられる代表的な病気の全体像を徹底図解。
- やけど、誤飲・誤嚥、頭のけがなど、こどもに多い事故とその対応。

くすりの地図帳

監修／伊賀立二（東京大学名誉教授）
小瀧一（医療教育研究所理事長）
澤田康文（東京大学大学院客員教授）

A4変型, ソフトカバー, 169頁,
オールカラー　定価：本体4000円（税別）

[本書の特色]
- 〈くすり〉〈からだ〉〈病気〉のすべてがわかる。
- からだの構造や機能、病気の状態がわかれば、くすりの体内での動き、働き、効くしくみ、副作用が納得して理解できる。
- 催眠・鎮静薬、抗うつ薬、抗狭心症薬、血圧降下薬、喘息治療薬、抗潰瘍薬、脂質異常症用薬、糖尿病用薬など主要薬剤を網羅。

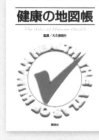

健康の地図帳

監修／大久保昭行（元東京大学教授）

A4変型, ソフトカバー, 182頁,
オールカラー　定価：本体4200円（税別）

[本書の特色]
- 体温、血圧、脈拍、呼吸など、からだの基本的なはたらきが一目でわかる。
- 微熱がつづく、動悸・息切れがする、おなかが痛い、全身がだるい・疲れやすい、ふとりはじめた、からだがかゆい、物忘れがひどい、などの身近な症状をどのようにとらえればよいかを、病気との関連でわかりやすく解説。
- 病院で受ける検査の種類、目的、内容、正常値（基準値）を詳しく紹介。

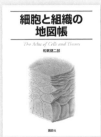

細胞と組織の地図帳

著者／和氣健二郎（東京医科歯科大学名誉教授）

A4変型, ソフトカバー, 158頁,
オールカラー　定価：本体4000円（税別）

[本書の特色]
- ミクロの視点からみた人体器官のしくみと働き。
- 71枚の精緻なイラストレーションで、虫めがねのレベルから電子顕微鏡のレベルまで、人体器官の複雑で美しい微細構造が一目でわかる。
- Ⅰ章 器官を構成する細胞と組織／細胞、上皮、結合組織、軟骨など。
Ⅱ章 器官の構造と機能／血管、扁桃、胸腺、リンパ管など。

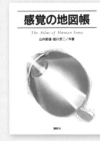

感覚の地図帳

著者／山内昭雄（元東京大学名誉教授）
鮎川武二（元日本歯科大学教授）

A4変型, ソフトカバー, 102頁,
オールカラー　定価：本体3800円（税別）

[本書の特色]
- 視覚、聴覚、平衡感覚、味覚、嗅覚、痛覚、触覚・圧覚、固有感覚、冷温覚、血液成分感覚をひきおこすしくみを、精緻なカラーイラスト、図版、写真でビジュアルに図解。
- どのような刺激がどのような感覚をひきおこすのか？ その物理的・化学的刺激の特徴を詳述。
- 脳へ刺激が到達する道筋、感覚器の発生も解説。

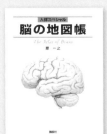

人体スペシャル 脳の地図帳

著者／原一之（東京証券業健康保険組合診療所名誉所長）

A4変型, ソフトカバー, 134頁,
オールカラー　定価：本体4000円（税別）

[本書の特色]
- 進化にともない、原型である脊髄から脳が巨大化し、複雑化していく筋道を明快に解説。脳をどのように理解すればよいかがわかる。
- 脳の各部の構築と機能の要点を、豊富なカラーイラスト、図版等で図解。
- 脳幹、間脳、終脳の精緻な内部構造が一目でわかる図譜を多数収録。

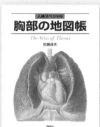

人体スペシャル 胸部の地図帳

著者／佐藤達夫（東京医科歯科大学名誉教授、東京有明医療大学名誉教授・名誉学長）

A4変型, ソフトカバー, 142頁,
オールカラー　定価：本体4000円（税別）

[本書の特色]
- 「心臓や肺はどこにあるのか？」から「心臓や肺はなぜ胸部にあるのか？」までが納得してわかる。
- 心臓、肺、食道、横隔膜、乳腺、胸腺、胸壁の筋・骨のなりたちや構造をビジュアルに提示。
- 医学専門書にも劣らない、臓器・血管・神経・リンパの精緻なカラーイラスト・写真・図版を多数掲載。

講談社

定価は変更することがあります。